女性を診る際に役立つ知識

編著 武谷雄二（東京大学名誉教授）

株式会社 新興医学出版社

Primary Care for Women of Reproductive Age

compiled work

Yuji Taketani

© First edition, 2012 published by
SHINKOH IGAKU SHUPPAN CO. LTD., TOKYO.
Printed & bound in Japan

執筆者一覧

● 編集

武谷　雄二　東京大学 名誉教授

● 分担執筆者 (執筆順)

武谷　雄二	東京大学 名誉教授
田邊　清男	東京電力病院 院長／慶應義塾大学医学部 客員教授
百枝　幹雄	聖路加国際病院 女性総合診療部 部長
牧田　和也	牧田産婦人科医院 院長／慶應義塾大学医学部 産婦人科 非常勤講師
髙松　潔	東京歯科大学市川総合病院 産婦人科 教授
小川真里子	東京歯科大学市川総合病院 産婦人科 講師
青木　陽一	琉球大学大学院医学研究科 環境長寿医科学 女性・生殖医学講座 教授
多賀　理吉	多賀レディースクリニック 院長
古山　将康	大阪市立大学大学院医学研究科 生殖発生発育病態学 准教授
坂西　雄太	佐賀大学医学部 地域医療支援学講座 総合内科部門 講師
尾林　聡	東京医科歯科大学大学院 生殖機能協関学 准教授
小林　昌義	藤田保健衛生大学 心臓血管外科 准教授
古森　公浩	名古屋大学大学院医学研究科 機能構築医学専攻 血管外科 教授
赤坂江美子	東海大学医学部 医学科 専門診療学系（皮膚科学）講師
小澤　明	東海大学医学部 医学科 専門診療学系（皮膚科学）教授
吉村浩太郎	東京大学医学部 形成外科 講師
児玉　浩子	帝京平成大学 健康メディカル学部 健康栄養学科 教授，学科長
小村　徳幸	大阪大学大学院医学系研究科 内分泌代謝内科学
船橋　徹	大阪大学大学院医学系研究科 代謝血管学 教授
後山　尚久	大阪医科大学健康科学クリニック 未病科学・健康生成医学寄附講座 教授
向坂　直哉	大阪医科大学健康科学クリニック 未病科学・健康生成医学寄附講座 講師
堤　英雄	大阪医科大学健康科学クリニック 未病科学・健康生成医学寄附講座 講師
藤原　祥子	大阪医科大学健康科学クリニック 未病科学・健康生成医学寄附講座 准教授
若槻　明彦	愛知医科大学 産婦人科 教授

黒田せつ子	医療法人為久会 札幌共立五輪橋病院 腎臓内科・循環器内科
平松　祐司	岡山大学大学院医歯薬総合研究科 産科・婦人科学 教授
中尾　睦宏	帝京大学公衆衛生大学院・医学部附属病院 心療内科 教授
平島奈津子	昭和大学医学部 精神医学教室 准教授
福島　寛子	東京労災病院 産婦人科 第二部長
久具　宏司	東邦大学医療センター大橋病院 産婦人科 教授
佐川　典正	洛和会音羽病院 総合女性医学健康センター 所長
安達　知子	恩賜財団母子愛育会 総合母子保健センター愛育病院 産婦人科 部長
川名　敬	東京大学医学部 産科婦人科学教室 講師
福田　護	聖マリアンナ医科大学附属研究所 ブレスト＆イメージング先端医療センター附属クリニック 院長

序　文

　これまで医学研究は主として成人男子を対象として診療体系を確立してきた．しかしあらゆる疾患に絶対的頻度，好発年齢，病気の程度や経過に男女差があるといっても過言ではなく，近年そのような視点で診療にあたることの重要性が強調されつつある．

　性差が生ずる所以としてもっとも明示的なものは妊娠，出産に伴う健康障害や生殖器の疾患である．これらは性差というよりはジェンダー特異的であり，女性が受診する訴えや症状の約30％が女性特有のものである．一方，男性が受診する理由の10％程度は男性特有の異常であり，この点に関して明らかに性差がある．

　次いで性差を生ずる要因として男女特有のホルモンの存在が挙げられる．最近の研究によると，エストロゲンは，ほとんどすべての組織や臓器に作用することが明らかにされつつある．また，エストロゲンの分泌が低下する種々の病的，生理的状態により，精神状態，骨代謝，脂質や糖代謝などが変化する．一方，男性ホルモンはエストロゲンとは異なったスペクトラムの生物作用を発揮する．加えて，エストロゲンの作用を打ち消すことや，逆にエストロゲンに転換されてエストロゲンとして作用することがある．このような事実から男女を特徴づける性ステロイドホルモンは男女の疾患の差を決定づける大きな要因といえる．このことを裏づける傍証として，エストロゲンが欠落している女性にエストロゲンを補充すると，さまざまな疾患の発症リスクが変化するということが挙げられる．

　男女の社会文化的な役割分担，地域や時代に伴う生活様式，民度の変化なども疾患の性差と関係するだろう．たとえば，職業に関連する疾患は圧倒的に男性が多い．また女性においては出産の有無，あるいは出産回数により疾病構造が異なることはよく知られている．また医療レベルも性差を規定することになる．たとえば，抗生物質が開発されていない時代には病原菌に対する感受性の性差は死亡率の性差に大きく影響したであろう．また，産婦人科医療が近代化される以前は妊娠出産に関連する疾患や死亡が女性にとってもっとも大きな脅威であった．

　昨今，医療のエンドポイントとして疾患の根治よりも生活の質（QOL）の維持，向上が叫ばれている．当然QOLは個人や年齢による個別化が必要とな

るが，性別を念頭におくことも大変重要である．性差を考慮しない良質な医療はあり得ないといえる．

　性器出血や月経痛など明らかに女性特有の症状を訴える場合には婦人科を受診することになるが，それ以外の症状を有する女性は一般医家を受診する場合が多い．診察に際し，必ず問診や患者背景を聴取するが，性別は一見してわかるため逆にその重要性を看過しがちとなる．特に，前述の如くエストロゲンの全身に及ぶ多彩な作用を考慮すると，少なくとも性別，そして女性の場合にはエストロゲンが作用しているか，換言すれば生殖年齢か否かを把握して診察にあたることは的確な診断や治療に必要となる．

　従来，女性特有の疾患の診断学は産婦人科の教科書に詳述され，それ以外の疾患に関する医学書にはあまり性差を意識した記述がなされてこなかった．本書は各種疾患の診断学を網羅的に記載するものではなく，従来の医学書に欠けていた生殖年齢の女性特有の症候，疾患，病態を解説し，それと関連した薬物療法の留意点や予防医学などについて解説したものである．したがって，産婦人科医，一般医家に加え看護職，保健業務にかかわっておられる方々などにも活用していただくことを意図している．

　本書の出版にあたり診療に多忙を極めている先生方に執筆の労をわずらわせたことを深謝いたすとともに，性差を考慮した診療の重要性に着目し，本書の企画，編集作業に御苦労いただいた新興医学出版社　菊池桂一氏にも御礼申し上げる．

武谷　雄二

目　次

第 1 章　総論
　1. 生殖年齢にある女性を診る際の留意点 …………………………………… 3

第 2 章　女性特有の症状・病気
　1. 月経異常を伴う内科的疾患 ………………………………………………… 11
　2. 月経前症候群 ………………………………………………………………… 19
　3. 婦人科疾患を疑う下腹痛 …………………………………………………… 27
　4. どういうときに更年期障害を疑うか ……………………………………… 35
　5. ホルモン補充療法の今日的位置づけ ……………………………………… 42
　6. 婦人科がんになりやすい女性 ……………………………………………… 53

第 3 章　女性によくある症状・病気
　1. 女性と片頭痛 ………………………………………………………………… 65
　2. 女性と貧血 …………………………………………………………………… 72
　3. 女性の排尿障害 ……………………………………………………………… 77
　4. 女性と便通障害 ……………………………………………………………… 86
　5. 骨粗鬆症のリスクが高い女性とその管理 ………………………………… 94
　6. 女性と静脈瘤，深部静脈血栓症 …………………………………………… 102
　7. 女性によくみられる皮膚病変 ……………………………………………… 113
　8. 女性と美容医療 ……………………………………………………………… 123
　9. 女性とやせ …………………………………………………………………… 129
　10. 女性と肥満 ………………………………………………………………… 136
　11. 女性と冷え ………………………………………………………………… 143
　12. 女性と脂質異常症 ………………………………………………………… 151
　13. 女性と高血圧 ……………………………………………………………… 157
　14. 女性と糖尿病 ……………………………………………………………… 166
　15. 女性と心身症 ……………………………………………………………… 174

16. 女性と心の病気 ……………………………………………………… 182

第4章　女性とくすり

1. 薬剤と性差 …………………………………………………………… 193
2. 妊娠と薬物 …………………………………………………………… 206
3. 低用量経口避妊薬服用女性で気をつけること ……………………… 214

第5章　予防医学

1. 女性と予防接種 ……………………………………………………… 225
2. 知っておくべき乳がん検診のポイント …………………………… 236
3. HPVワクチンについての相談 ……………………………………… 244

索引 ……………………………………………………………………… 256

総　論

生殖年齢にある女性を診る際の留意点

東京大学 名誉教授 　武谷雄二

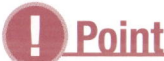

- 女性の症候には女性特有の生理機能が関係することが多い。
- 若い女性を診る際は必ず月経の状態を尋ね，妊娠の有無を念頭におく。
- 月経時に増悪する疾患として片頭痛，うつ，てんかん，喘息などがある。
- 妊娠を予定している女性では，児の発育に特に影響する糖尿病，甲状腺機能低下などに注意する。
- 周期的にみられる血尿，血便，血痰などは子宮内膜症を疑う。
- 下肢の深部静脈血栓症をみたら骨盤内の腫瘍，特に卵巣がんの存在をチェックする。
- 月経を有する女性の貧血の大部分は月経の量が多いことによる。
- 肥満，種々の内科的疾患，抗精神病薬の服用は子宮体がんのリスクを高める。

　一般に女性が来院される原因や症状の約30％は，生殖機能にかかわる女性特有の形態や生理機能と関係するといわれている。一方，男性の受診の理由の多くは性別には関係がなく，男性特有の異常は10％以下ともいわれている。
　生殖年齢にある女性を診る際には女性の月経の状態を把握することが必要なときがある。婦人科医以外の男性医師は，若い女性に月経のことを聞くことは躊躇しがちになる。しかし，若い女性を診察する際には女性特有の生殖機能に関する器質的，機能的異常が病態に関係していることが多く，必ず月経の状態を尋ねるべきである。すなわち，規則的に発来しているか，不規則か，あるいはまったくみられないかによって卵巣の機能状態を推し量ることが可能となる。規則的にみられる場合には4週間に一度排卵が起こっていると考えられ，妊娠しうる，あるいは現在妊娠初期ということを常に念頭において診療にあたる必要がある。

1 月経に随伴する症状

　過半数の女性が月経時に下腹痛，腰痛，月経過多などの症状を訴えているが，これらは婦人科特有の症状であり，生活に支障をきたす場合には婦人科を受診することになる．しかしながら，必ずしも婦人科特有とされていない症状が月経と関連してみられることがある．たとえば月経時に一致して発熱，頭痛，下痢などの症状を呈することもある．

　比較的若い女性が，これまで生理痛を経験したことがあまりないにもかかわらず，突然腹痛により道端などでたおれ，救急車で搬送されることがある．このような場合は女性特有の痛みである可能性が高く，月経時に一致していればいわゆる月経困難症を考える．月経困難症では吐気，嘔吐などを伴うことがあり，バイタルサインは安定し，腹膜刺激症状はなく，通常の鎮痛剤で症状は6時間以内に和らぐ程度のものがほとんどである．翌日になっても痛みが持続していれば別の原因を探ったほうがよい．月経困難症の病態にはプロスタグランジンやロイコトリエンが深くかかわっており，NSAIDsが有効である．月経困難症のなかで，20歳前後ではあまり痛みが強くなかった女性が20代半ば以降に痛みが徐々に増強した場合には，子宮内膜症などの婦人科疾患が原因となっていることが多く，専門医への受診を勧めたほうがよい．

　排卵を伴う月経周期を有する女性において，月経の3～10日前の黄体期に発現する精神的（イライラ，憂うつ，怒りっぽい，食欲亢進など）あるいは身体的（下腹部膨満感，乳房緊満感，頭痛，下腿の浮腫など）症状を訴えることがある．これは月経前症候群といわれるものであり，月経発来とともに減退または消失するのが特徴である．軽度のものは40％以上の女性にみられる．月経周期が不規則な場合には基礎体温を測定し，高温相に一致して症状が発現していることで診断は可能である．病態としては，黄体ホルモンまたはその代謝物に対するセロトニン，GABAなどの脳内神経伝達物質の調節系・作用様式の異常が考えられている．

2 月経時に悪化する婦人科以外の疾患

1．中枢神経疾患

　女性における中枢神経疾患は月経時に発症する，または悪化することがある．代表的なものは片頭痛やうつであり，それ以外にもてんかん，睡眠障害，自殺

企図，摂食の異常などがある．

①片頭痛

女性に多い疾患とされているが，女性における片頭痛の50～60％が月経に関係している[1]．特にエストロゲンが発症に深く関係している．月経時には血中エストロゲン値が急に低下する．このようなエストロゲン値の速やかな下降が発作のトリガーとなるといわれている[2]．一方，妊娠中にはエストロゲンが持続的に高濃度を保っている．また授乳期や閉経後ではエストロゲンがコンスタントに低値である．

これらの時期には片頭痛はあまりみられない．逆に，閉経女性にエストロゲンの補充を行うと片頭痛が出現することもあり注意が必要である．月経に伴う片頭痛は通常前兆がなく，治療薬への感受性が低いのが特徴である．

②精神疾患

躁うつ病の女性は無月経，不規則な月経周期，早発閉経などが多いことが知られている[3]．また，うつは男性より女性の罹患率が高く，エストロゲンとの関連が指摘されている．すなわち，うつはエストロゲンが急激に低下する産後や更年期に好発する[4]．

③てんかん

てんかんを有する女性の約40％は月経に一致して発作を起こす．女性においては黄体ホルモン作用に比してエストロゲンの作用が優位になると，脳の興奮の閾値が低下するようである[5]．

2．喘息

女性における喘息では月経開始時に発作が起こることがよくある．発作の約4分の1は月経の初日にみられる[6]．

3 妊娠に関連する症状

女性を診る際にもっとも重要なことは妊娠の有無である．妊娠に気付かずに薬剤の投与，消化管造影や腹部CTスキャンなどを実施すると胎児への影響が問題となる．月経が10日程度遅れていて，吐気，嘔吐などを訴えたら妊娠を疑う．また，子宮外妊娠では突然腹痛を起こし，ショックになることがある．月経が来ない，あるいは不正な出血を伴って急に下腹部の痛みが生じたら妊娠の有無をチェックすることで，ショックを起こさないうちに診断することも可能である．

❹ 近々妊娠を予定している女性で気を付けること

　妊娠を予定している女性でもっとも気を付けることは血糖値を正常に維持することである。妊娠のごく初期の血糖が高いと胎児の奇形，流産の原因となる。妊娠中の血糖値は非妊娠時よりも厳密に調節しなくてはならない。血糖値が妊娠前からよくコントロールされている女性と妊娠してから同様にコントロールした場合では，胎児の奇形の発生率はそれぞれ1.2％，10.9％と著しい差異がある[7]。

　母体の甲状腺機能は胎児の精神神経発達に重要な役割を果たしている。倦怠感，易疲労感，嗜眠，便秘などの特徴的症状を欠く潜在性の甲状腺機能低下症でも児の精神発育に影響する。甲状腺機能低下のもっとも鋭敏な診断法はTSHの高値であり，TSH値2.5μU/mLを超えた場合には妊娠前に甲状腺ホルモンの補充を考慮する[8]。

❺ 一見婦人科とは無関係な症状で婦人科疾患が原因となるもの

　月経痛，月経の量が多かったり長引いたりする，不正な性器出血がある，おりものや外陰部のかゆみが気になるといった明らかに産婦人科特有な症状があれば産婦人科以外を受診することはまずないであろう。しかし，卵巣腫瘍の茎捻転，破裂による腹腔内の血液貯留，内容物の腹腔内漏出などがあると急に腹膜刺激症状が現れる。また巨大な卵巣腫瘍や子宮筋腫では腹部膨隆のみを訴えることがある。卵巣がん，あるいは良性の充実性の卵巣腫瘍では症状が腹水の貯留による腹部膨満感のみということがある。子宮内膜症の病巣が膀胱や尿管に存在すると各々血尿，水腎症の症状を呈し，腸管に発生すると血便やイレウス様症状をみることがある。

　周期的にみられる血便，血尿，血痰などは一見婦人科とは無関係のように思われるが，規則的に，特に月経と関連してみられる場合には各々，直腸，膀胱，肺などの子宮内膜症を疑う。ほぼ月経に一致してこれらの症状が起こるとその可能性はきわめて高くなる。

　また，周期的に尿閉となる女性がいる。この場合は子宮筋腫や子宮腺筋症を疑う。これらはいずれも子宮が増大するが，月経周期において子宮のサイズはわずかではあるが変動する。特に月経周期の後半期，すなわち月経が近付いた

ころもっとも腫大し、骨盤内の限定的なスペースに収まるように子宮体部が後方に傾き、そのため子宮頸部が前方に偏移して尿道を圧迫することが尿閉の機序である。

10〜15歳で第2次性徴は発現し、卵巣機能は発現しているにもかかわらず初経を経験しない女性で、周期的に下腹部の劇痛がみられたら潜伏月経を考える。これは内分泌学的には成熟を遂げ子宮内では周期的に出血が生じているが、腟が閉鎖しているなど解剖学的に月経血の排出が妨げられており、月経血が貯留するためはげしい腹痛を起こす。

静脈血栓は婦人科疾患と関連していることがある。たとえば、骨盤内を巨大な子宮筋腫や卵巣腫瘍が占拠していると、下肢の静脈環流が障害され下肢に静脈血栓を起こすことがある。また、卵巣がんでは必ずしも骨盤内の静脈を圧迫するほどの大きさがなくても静脈血栓塞栓症を起こすものがある[9]。組織型が明細胞がんである卵巣がんは静脈血栓塞栓症をしばしば伴う。しかも初発症状が血栓である例もある。

経口避妊薬を服用している女性では血栓を起こすことが知られている。現在我が国で繁用されている低用量ピルは欧米の成績では血栓のリスクを3〜4倍増加するといわれている。しかしながら、日本人女性は欧米人と比較し血栓の発生率は低く、我が国での低用量ピルの治験の結果では5,000名以上に投与して血栓症は認められていない。ただし、大手術を予定している場合には血栓塞栓症の合併症を回避するために術前4週間、術後2週間は服用を控えるようにする。

❻ 女性における貧血

生殖年齢にある女性では貧血の率は同年齢の男性と比較して圧倒的に高くなっている。有経女性における貧血の原因のほとんどは月経量が多い、月経期間が長い、不規則な出血が断続していることによるものである。この原因としては子宮筋腫、子宮腺筋症、子宮内膜ポリープなどがある。

❼ 肥満女性に伴う問題

女性における肥満はしばしば月経が数ヵ月に1回という程度になる。このような女性では排卵が障害され、妊娠しにくくなるが、妊娠したとしても耐糖能

の低下を伴うことが多く，妊娠すると糖尿病が顕在化し，子供の形態異常や難産に至ることがある．妊娠を予定している高度な肥満女性に対しては適正な体重を維持するように指導することが大切である．また，妊娠せずに月経が不規則な状態が5～10年続くと子宮体がんのリスクが高まる．排卵が障害されるために黄体ホルモンが分泌されず，子宮内膜が長期にわたりエストロゲンのみにさらされたことが子宮体がんの誘因となる．肥満を伴わなくても不規則な月経自体が続くと子宮体がんを発症しやすくなる．これに該当する女性として，体質的な月経不順もあるが，抗精神病薬の長期服用，肝不全，腎不全などがあり，このような場合で，月経が不規則または不正性器出血があれば子宮体がんのチェックを行う．

文献

1) Brandes JL：The influence of estrogen on migraine. A systemic review. JAMA **295**： 1824-1830, 2006
2) Somerville BW：The role of estradiol withdrawal in the etiology of menstrual migraine. Neurology **22**： 355-365, 1972
3) Barron ML, Flick LH, Cook CA, et al.：Associations between psychiatric disorders and menstrual cycle characteristics. Arch Psychiatr Nurs **22**： 254-265, 2008
4) Schmidt PJ, Rubinow DR：Sex hormones and mood in the perimenopause. Ann NY Acad Sci **1179**： 70-85, 2009
5) Penovich PE, Helmers S：Catamenial epilepsy. Int Rev Neurobiol **83**： 79-90, 2008
6) Marlinez-Moragón E, Plaza V, Serrano J, et al.：Near-fatal asthma related to menstruation. J Allergy Clin Immunol **113**： 242-244, 2004
7) Kitzmiller JL, Gavin LA, Gin GD, et al.：Preconception care of diabetes. Glycemic control prevents congenital anomalies. JAMA **265**： 731-736, 1991
8) 網野信行，萩原英恵，藤原真子，他：妊娠と甲状腺．産婦人科治療 **100**： 149-156, 2010
9) Satoh T, Oki A, Uno K, et al.：High incidence of silent venous thromboembolism before treatment in ovarian cancer. Br J Cancer **97**： 1053-1057, 2007

女性特有の症状・病気

1 月経異常を伴う内科的疾患

東京大学 名誉教授　武谷雄二

!Point

■ 糖代謝異常と卵巣機能とは密接な関係があり，糖尿病では無月経となることがある。

■ 女性における下垂体腫瘍は月経の異常，乳汁漏出で発見されることがある。

■ 肝不全，腎不全，代謝異常などの慢性疾患では月経の異常を伴うことがある。

■ 抗精神病薬，抗てんかん薬，乳がんのホルモン療法などはしばしば月経異常を伴う。

■ 今まであった分泌物（おりもの）がなくなったら，卵巣自体の高度な機能低下（閉経など）が考えられる。

■ 現在の市販の妊娠診断薬は予定月経の数日前から陽性となる。

① 月経異常とは

　月経の異常にはさまざまなものがある。たとえば月経が来ない，月経の周期が不規則，持続期間が3〜7日を逸脱している，経血量が過少または過多，耐えがたい下腹痛などの随伴症状があるなどが含まれる。ここではプライマリーケアにおける月経異常ということなので，月経が発来しない，あるいは月経が不規則になったものを主に扱うことにする。なぜならそれ以外の異常は産婦人科特有の疾患による可能性が高いからである。月経の発来の時期の異常に関しては10歳未満のものを早発月経，14歳を過ぎても月経を経験しない場合を遅発月経とよぶ。18歳を過ぎても自然の月経をみない場合には原発無月経となる。これらは専門医の手に委ねられるべきものであり，ここでは扱わないことにする。

　実地医家の方々が日ごろもっとも頻繁に遭遇する月経の異常として，順調に

発来していた月経がとぎれてしまう（続発無月経），あるいは不規則になってしまう（希発月経）というものである。しかし本人の訴えとしては"最近生理がない"あるいは"生理が乱れている"という表現がよく用いられる。

❷ 月経異常の原因

これまでみられていた月経がこなくなるものとして，妊娠，閉経などの生理的な無月経と視床下部，下垂体，卵巣，子宮の異常，全身疾患，薬剤による無月経がある。

1．妊娠およびその関連疾患

多くはそれまでは月経は順調であり，しかも性交の機会が先行している。注意すべきこととして，子宮外妊娠のごとく異常妊娠は月経が少し遅れた，あるいは予定された月経時期にいつもの月経と異なる少量の出血があるという自覚のみで，月経が乱れているという認識をしていないこともよくある。

2．視床下部性無月経

極端な減食や体重減少，心身のストレス，不規則な生活などが背景によくある。

3．下垂体性無月経

きわめてまれではあるが，原因として下垂体腫瘍，あるいは分娩時の出血性ショックで汎下垂体前葉機能不全（シーハン症候群）などがある。

4．卵巣性無月経

広義には閉経もこれに属する。定義上は40歳未満で閉経を迎える場合を早発閉経という。しかし45歳以下で閉経を迎える女性は骨量低下などのエストロゲン欠落による健康上の問題を生ずる可能性が高く，ホルモン補充などの何らかの介入をしたほうが望ましい。

5．子宮性無月経

子宮内腔を覆っている子宮内膜が広範にわたり欠損したものであり，頻回にわたる子宮内操作の既往が原因としてもっとも多くみられる。先天的に子宮自体が欠損しているものは原発性無月経となる。

6．全身疾患によるもの

糖尿病，甲状腺機能異常，副腎疾患，肝疾患などが挙げられる。

7．薬剤服用

抗精神病薬，抗がん剤，ステロイドホルモンなどが該当する。

③ 内科的疾患による月経異常

　ここでいう内科的疾患とは産婦人科関連疾患以外の原因によるものを取り扱うことにする。いわゆる内科的疾患のよる月経異常でも最終的には前述の視床下部，下垂体，卵巣機能を障害することが月経異常につながる。

1．視床下部性無月経

　多くは機能性の異常であり，過度の心身のストレス，ダイエットなどによりドーパミン，neuropeptide Y，corticotropin-releasing hormone（CRH），β-エンドルフィンなどの神経ペプチドや神経伝達物質の調節系の機能失調が生じる。その結果 gonadotropin-releasing hormone（GnRH）分泌調節系が機能障害を起こし，ゴナドトロピンの分泌が低下し，卵巣機能が障害される。

①レプチンと月経異常

　最近の興味ある研究によると，これまで視床下部性の無月経と考えられていた女性において血中レプチン値が低下しており，特に神経性食欲不振症では著しい低下がある[1]。またレプチンは主として脂肪組織で産生されるが，脂肪の萎縮をきたす HIV 感染ではレプチン産生が低下し無月経などがよくみられる[2]。しかも視床下部性無月経にレプチンを補充すると月経が回復する[3]。

②高プロラクチン血症

　下垂体の腫瘍によらない機能性の高プロラクチン血症では過剰に存在するプロラクチンが GnRH 分泌系を撹乱することにより無月経を起こす。また後述する抗精神病薬などの服用もそれらの抗ドーパミン作用による高プロラクチン血症が無月経の原因となる。

③糖尿病

　糖尿病あるいはメタボリック症候群では月経の異常または無月経が高率にみられる。1型糖尿病においても同様である[4]。糖尿病における月経の異常の原因として GnRH 分泌の障害が1型[4]でも2型[5]でも推定されている。最近，糖尿病や高度な肥満では GnRH 分泌を調節する脳内ペプチドであるキスペプチン（kisspeptin）の分泌が低下しているという傍証がいくつか報告されている[6]。このように生殖機能は糖代謝と密接に関連している。さらに糖代謝と生殖機能とのリンクを示唆する事実として，体質的に月経不順や無排卵を主徴とする多嚢胞性卵巣症候群（polycystic ovary syndrome：PCOS）に対してインスリンへの感受性を高めるメトフォルミンが性機能の改善効果をもたらす[7]。

④甲状腺疾患

高度な甲状腺機能低下症の約3分の1は月経異常を伴う[8]。甲状腺機能低下症における月経異常の機序の一つとして、視床下部におけるthyrotropin-releasing hormone（TRH）分泌が亢進し、TRHのプロラクチン分泌刺激作用により高プロラクチン血症をもたらすことが挙げられる。甲状腺機能亢進症では数パーセントにおいて無月経がみられる[8]。

⑤脳腫瘍

器質的疾患として頭蓋咽頭腫や奇形腫によるものがある。これらは原発無月経を呈することが多く若年女性によくみられる。逆に原発無月経をみたら脳腫瘍も鑑別診断として念頭におく。

⑥てんかん

てんかんではしばしば視床下部—下垂体の機能系の機能異常が生じ、月経異常を起こす。てんかん自体によるものと後述する抗てんかん薬も生殖機能に影響する[9]。

2．下垂体性無月経

①シーハン症候群

汎下垂体前葉機能不全を起こすが、産科ショックがきっかけとなるので診断は比較的容易である。

②下垂体腫瘍

下垂体のホルモン産生腫瘍によるものとしては、もっとも高率にみられるのは下垂体のプロラクチン産生腫瘍である。それ以外にも、GH産生腫瘍（アクロメガリー）、ACTH産生腫瘍（クッシング病）などがある。また大変まれではあるが下垂体のFSH産生腫瘍が月経異常の原因になる。これは血中FSH値が正常または軽度上昇、LHは低値、エストラジオール上昇などの特徴がある。これらの下垂体腫瘍の初発症状としては月経周期が不規則でかつ延長する（希発月経）または乳汁漏出である[10]。女性は腫瘍が産生するホルモンの作用で性機能が最初に撹乱され、月経の異常というサインを出すことにより早い時期に発見されやすいといえる。それに比して男性では腫瘍がある程度発育し、圧迫症状による頭痛が初発症状としてもっとも多くみられる。

③グルココルチコイド分泌過剰（ストレス、クッシング症候群など）

元来、ストレスにより誘起される月経異常は視床下部性とされていた。しかし、動物実験ではストレスにより分泌が亢進するグルココルチコイドは下垂体におけるGnRHに対するゴナドトロピン分泌の反応性を抑制することが示さ

れている[11]。種々の免疫関連の疾患においてステロイドホルモンを投与すると月経が不順となるが，この機序も下垂体への直接作用の可能性もある。

④その他

下垂体の自己免疫疾患，サルコイドーシスなどの慢性肉芽腫，下垂体への放射線照射なども無月経の原因になる。

3．卵巣性無月経

ここで問題となるのは40歳未満で閉経を迎える早発閉経である。多くは特発性であるが，甲状腺の機能不全や1型糖尿病を伴うこともあり，卵巣に対する自己抗体による卵巣炎が不可逆的に卵巣機能不全を起こす。その他，性染色体の異常，FSH受容体の遺伝子変異によるものもある。なお，医原性のものとして抗がん剤の性腺毒性により卵巣機能が一過性に低下，または不可逆的に廃絶されることがある。若年女性への抗がん剤投与の際には生殖能の低下，喪失のリスクがある。

4．子宮性無月経

結核性の子宮内膜炎で子宮内膜組織が萎縮・消失し無月経となることがあるが現在ではきわめてまれである。

5．その他の全身疾患によるもの

肝疾患，腎不全など種々の慢性疾患は月経異常をもたらす。その機序は複雑かつ多様ではあるが，肝疾患においては肝における性ステロイドホルモンの代謝が障害され，卵巣から性中枢への性ステロイドホルモンによる精緻なフィードバック機構が作動しなくなり，月経異常をきたすことが月経異常の一因となる。慢性の臓器障害では全身状態の悪化，低栄養状態，代謝異常，視床下部─下垂体系へ作用する性ステロイドホルモンの代謝異常などが無月経の病態と考えられる。

4　薬剤による月経異常

以下の薬剤はしばしば月経異常の原因となる。

1．抗精神病薬

リスペリドン，スルピリド，クロルプロマジン，ハロペリドール，メトクロプラミドなどの抗精神病薬はドーパミン活性を抑制し，高プロラクチン血症を起こし，その結果月経異常を引き起こすことがある。

2. エストロゲン作用の低下

閉経前の乳がん治療でタモキシフェンなどの抗エストロゲン剤やGnRHアナログなどのホルモン療法を施行するとエストロゲン作用が減弱し無月経となる。

3. 抗がん剤

ある種の抗がん剤は卵巣に直接作用し、原始卵胞を枯渇させることにより、卵巣性無月経を引き起こす。無月経は一過性のこともあるが早発閉経に移行する場合もある。

4. 抗てんかん薬

フェノバルビタール、カルバマゼピン、フェニトインなどの抗てんかん薬は肝の酵素を誘導し、性ホルモン結合蛋白（sex hormone binding globulin：SHBG）濃度を高め、その結果エストラジオールやテストステロンの生物活性が減弱し、月経異常を起こす。また、抗てんかん薬を服用している女性ではよく多嚢胞性卵巣症候群と類似した病態の月経異常がみられる[9]。

5. 経口避妊薬（oral contraceptives：OC）

服用中はむしろ月経は28日周期で正確に起こるが、まれではあるが数周期以上服用するとOCによる定期的な消退出血が出現しなくなることがある。この場合には妊娠しているか否かを必ず確認する。なお、用量が比較的多い、高・中用量ピルを避妊目的で使用していた時代があったが、これらを中止したあと半年程度無月経となることが時にあった。現在利用されているのはほとんどが低用量経口避妊薬であり、服用後に無月経となることはまずない。服薬を中止するとすぐに妊娠しえる状態となる。

⑤ プライマリーケアにおける月経異常へのアプローチ

1. 病歴を慎重に聴取する

月経異常は病歴でほぼ診断がつくものがある。もっとも重要なことは妊娠を見逃さないことである。妊娠に気付かずに薬剤を投与する、あるいは放射線を用いた検査をすると児への異常の原因ともなる。おりもの（帯下）がなくなったか否かという質問は重要である。なぜならおりものがみられなくなった場合にはエストロゲンの低下が高度であり、閉経のごとく卵巣自体の機能が高度に低下していることを意味する。また、最近における生活様式の変化、体重の増減、常用薬物、既往歴などについての詳細な聞き取りも重要である。

2．身体所見

　月経異常を訴える場合には特徴的な身体所見が診断の決め手になることはあまりないが，乳汁漏出は高プロラクチン血症を疑う．また，アクロメガリー，クッシング症候群は特徴的な外見で診断が可能である．視野の異常は下垂体腫瘍を疑う．

3．検査

　避妊を行っていない性交があり，妊娠が否定できない場合には妊娠反応を実施する．現在使われている試薬は大変鋭敏であり，予定した月経の2～3日前（排卵後約10日目であり，28日型の月経周期の女性では先行する月経の開始日から25～26日目）で陽性となる．月経異常の原因の特定にはFSH，プロラクチン，甲状腺ホルモンなどをまずチェックする．FSHの高値は卵巣自体の異常が疑われる．

6　専門医への紹介の判断

　月経が数週間程度遅れた場合で妊娠が否定され，しかも急な治療を要する内科的疾患がない場合には，1～2ヵ月程度経過をみてもよい．極端な減食や精神的ストレスが明らかにみられるならば数ヵ月で月経が発来する可能性は低い．この場合は専門医に委ねることになる．また，月経異常とほぼ同じ時期におりものがほとんどなくなった状態では卵巣自体の機能障害があり，早めに専門医に紹介したほうがよい．

文献

1) Kelesidis T, Kelesidis L, Chou S, et al.：Narrative review：The role of leptin in human physiology：Emerging clinical applications. Ann Intern Med **152**：93-100, 2010
2) Ezechi OC, Jogo A, Gab-Okafor C, et al.：Effect of HIV-1 infection and increasing immunosuppression on menstrual function. J Obstet Gynaecol Res **36**：1053-1058, 2010
3) Chou SH, Chamberland JP, Liu X, et al.：Leptin is an effective treatment for hypothalamic amenorrhea. Proc Natl Acad Sci USA **108**：6585-6590, 2011
4) Dorman JS, Steenkiste AR, Foley TP, et al.：Menopause in type 1 diabetic women. Is it premature? Diabetes **50**：1857-1862, 2001
5) Dandona P, Dhindsa S, Chaudhuri A, et al.：Hypogonadotrophic hypogonadism in type 2 diabetes, obesity and the metabolic syndrome. Curr Mol Med **8**：816-828, 2008

6) George JT, Millar RP, Anderson RA, et al.： Hypothesis： Kisspeptin mediates male hypogonadism in obesity and type 2 diabetes. Neuroendocrinol **91**： 302-307, 2010
7) Katsiki N, Hatzitolios AI： Insulin-sensitizing agents in the treatment of polycystic ovary syndrome： an update. Curr Opin Obstet Gynecol **22**： 466-476, 2010
8) Kakuno Y, Amino N, Kanoh M, et al.： Menstrual disturbances in various thyroid diseases. Endocr J **57**： 1017-1022, 2010
9) Verrotti A, D'Egidio C, Coppola G, et al.： Epilepsy, sex hormones and antiepileptic drugs in female patients. Expert Rev Neurother **9**： 1803-1814, 2009
10) Cannavò S, Venturino M, Curtò L, et al.： Clinical presentation and outcome of pituitary adenomas in teenagers. Clin Endocrinol **58**： 519-529, 2003
11) Breen KM, Davis TL, Doro LC, et al.： Insight into the neuroendocrine site and cellular mechanism by which cortisol suppresses pituitary responsiveness to gonadotropin-releasing hormone. Endocrinology **149**： 767-773, 2008

2 月経前症候群

東京電力病院　田邊清男

! Point

- 月経前症候群（PMS）とは，いらいら等の精神的症状と腹部膨満感等の身体的症状が月経前に出現し，月経開始後消失あるいは減退して，症状が周期的に現れる場合をいう。
- PMSは，どのような症状がどの程度の強さで出現するかを毎日記録させることにより正確に診断される。
- PMSの治療にはカウンセリング，生活指導・食事指導のほか，薬物療法として漢方薬，低用量経口避妊薬，SSRIなどが用いられる。
- 精神症状が強く，社会生活が障害されるより重度の場合はPMDDと診断される。
- うつ病等の精神科的疾患を見逃さない。

　かつて月経前緊張症（premenstrual tension）とよばれた月経前症候群（premenstrual syndrome，以下PMSと略）は，女性には多い疾患でありながら，婦人科医にも十分認知されているとは言い難い疾患であり，その結果患者がひとりで悩んでいたり，あるいはせっかく医療機関を受診しても相手にされない場合も多い。しかも，日常生活に多大な影響を及ぼして，月経を有する女性の生活の質（QOL）を低下させ，その結果甚大なる社会的損失をもたらす原因となっている。PMSにより英国では全労働者賃金の約3％，アメリカでは約8％の損失があるといわれている。今後日本でも女性の社会進出がますます進み，女性の社会で果たす役割は一層拡大することから，日本でも多大なる社会的損失を招くことになろう。

　したがって，PMSを的確に診断し，そのうえで適切な治療を行うことは，PMSに悩む女性にとって大きな福音となるばかりでなく，社会的・経済的損失を防ぐことにつながる。婦人科医はもちろんすべての医師が女性を診る場合，まずPMSという疾患が女性には存在することを認識して，診療にあたるべき

である。

1 PMSとは？

　PMSについて日本産科婦人科学会用語集・用語解説集[1]では，「PMSとは，月経前3〜10日の黄体期の間に続く精神的あるいは身体的症状で，月経発来とともに減退ないし消失するものをいう」と定義している。さらに続けて，「症状としては，いらいら，のぼせ，下腹部膨満感，下腹痛，腰痛，頭重感，怒りっぽくなる，頭痛，乳房痛，落ち着かない，憂うつの順に多い。そのほか浮腫あるいは体重増加を主徴とする場合もある。症状に周期性があることから診断は容易である。40歳から更年期にかけて多い」と解説している。このように，月経前に周期的に起こる，いらいらや怒りっぽい等の精神症状や，下腹部膨満感，乳房痛等の身体症状が，月経とともに消失ないし減退する場合にPMSとよばれる。

　月経発来とともに減退するあるいは消失するタイプ（月経前型）が多いが，月経時に持続するタイプ（月経前・月経型）や，悪化するタイプ（月経型）もあることが知られている。

2 PMSの頻度は？

　月経周期を有する女性の40％程度に月経前にいらいら等の何らかの症状が出現するが，そのうち約25％は日常生活に異常なく，日常生活に障害を受けているのは2〜10％と一般的にはいわれている。日本における実態調査結果では，中等度から重症のPMSと思われる者が約6.5％，月経前不快気分障害（premenstrual dysphoric disorder，以下PMDDと略）（後述）と思われる者が約1.2％おり，これらの者のうち実際に治療を受けている者はごくわずかであり，日本全体で約180万人の女性が治療を受けずにいることが推測される[2]。

3 PMSの原因は？

　PMSの真の原因はまだ不明である。従来より，黄体期のエストロゲンやプロゲステロンなどのホルモンレベルの異常，それに伴う二次的な高アルドステロン血症によるナトリウムと水分の貯留が原因といわれてきた。また，プロゲ

ステロンの脳内代謝産物である allopregnanolone（ALLO）は GABA 受容体を介して不安の抑制や興奮の鎮静作用を有するともいわれており，PMS の女性ではプロゲステロンを ALLO に変換する酵素活性に異常があり，その結果 ALLO が低下し，特に不安やいらいらといった精神症状が発現するとの説もある．その他，プロラクチン異常説，βエンドルフィン活性亢進説，γリノレイン酸不足説，ビタミン B6 不足説なども提唱されている．ストレスと PMS との関連も示唆されており，ストレスを感じているものほど PMS の確率が高くなるという．PMS 患者の家族背景として，神経症傾向，適応障害，感情障害，うつ病が多いことも示唆されている．

最近では黄体期の脳内セロトニンの減少により衝動の抑制困難，抑うつ，いらいら，過食が起こるといわれており，エストロゲンがセロトニンの日内変動を増加させ，プロゲステロンはセロトニンの代謝を促進させるともいわれている．選択的セロトニン再吸収阻害剤（selective serotonin reuptake inhibitor：SSRI）により PMS はコントロールされることからも，PMS とセロトニンとの関連が示唆されている．

4 PMS の症状は？

PMS の症状は，表1 に示したように，身体的症状，精神的症状および社会行動における症状にわけることができる．

頻度的には，身体的症状のなかで多いものは腹痛（約 25％），乳房緊満感（約 25％），腰痛（約 20％），頭痛（約 20％）などであり，精神的症状としてはいらいら（約 50％），怒りっぽい（約 25％），眠気（約 20％），抑うつ感（約 10％）と報告されている[3]．

表1 PMS の症状

- ●身体的症状
  むくみ，腹部膨満感，乳房緊満感（乳房痛），体重増加，頭痛，腹痛，腰背部痛，筋肉痛，関節痛
- ●精神的症状
  いらいら感，易怒性，抑うつ，涙もろい，不安，情緒不安定，集中力の低下，健忘，易疲労感，眠気
- ●社会行動における症状
  倦怠感，めまい，性的興味の変化，食欲の変化，過食

5 PMS の診断は？

　PMSは，①症状がPMSに典型的である，②症状が黄体期に限られる，③症状により日常生活が（ある程度）障害される，④その他の精神疾患がない，⑤症状は最低2周期出現する，などから通常は容易に診断される。ACOG[4]では，表2に示したような①前3回の月経周期において月経開始前5日間のうちに，感情的症状や身体的症状を1つ以上認める，②症状が月経開始4日以内に消失し，月経周期の少なくとも13日までは再発しない，等の診断基準を示している。参考までに，⑤の「社会的または経済的能力に明らかな障害が認められる」の詳細として，「夫あるいはパートナーとの関係の悪化，育児の障害，仕事や学業の効率の低下・欠席・遅刻・欠勤，社会的孤立，法的に問題な行動，自殺企図，身体症状の医学的介入を求める」がMortolaらのPMSの診断基準[5]では述べられている。

　このように，PMSは臨床症状によって診断する。そのためには日々症状を記録していく前方視的な方法を用いる[5〜7]。そして，最低2周期は症状を記録させると，どのような症状がいつ出現するかが明らかとなる。

　鑑別すべき疾患としてはPMDDがあり，PMDDの診断基準としてはDSM-Ⅳで研究用基準案[8]（表3）が示されている。逆にいえば，PMDDの診断基準を満たさない場合にPMSと診断する。PMSとPMDDとの違いは，軽症のも

表2　PMS の診断基準（ACOG Practice bulletin，2000）

感情的症状
　抑うつ，怒りの爆発，いらだち，不安，混乱，社会からの引きこもり
身体的症状
　乳房痛，腹部膨満感，頭痛，手足のむくみ
＜診断基準＞
1. 過去3回の月経周期において，月経前5日間に，上記症状のうち少なくとも1つ以上が存在する。
2. これらの症状は月経開始後4日以内に解消し，13日まで再発しない。
3. これらの症状は薬物療法，ホルモン内服，薬物あるいはアルコール使用によるものではない。
4. これらの症状は次の2周期の前方視的記録により再現する。
5. 社会的または経済的能力に明らかな障害が認められる。

著者注：ACOGの診断基準のもととなったMortolaらの診断基準[5]では，感情的症状および身体的症状の各々最低1つずつ有することとされている。

（ACOG Practice bulletin. Premenstrual Syndrome. Number 15, April 2000. Clinical management guidelines for obstetricians-gynecologists. Int J Gynecol Obstet 73：183-191, 2001[4] より引用）

のがPMSであり，重症で精神症状が前面にあり，日常生活，社会的生活が高度に障害されるものがPMDDといえよう．さらに，PMDDの研究用診断案にも記載してあるように，うつ病，パニック障害，人格障害など他の障害が月経前に増悪（premenstrual exacerbation）することもあるので注意する．

重要なことは器質的疾患やうつ病などの精神科的疾患を見逃さないことであり，特に自殺念慮がある場合には，専門医に紹介すべきである．

6 PMSの治療は？

PMSの治療はその重症度によって異なるものの，生活指導，カウンセリング，薬物療法等からなる．

1. カウンセリング

何よりも患者教育がもっとも重要であり，PMSとPMDDについて正確な情報を与える．そして毎日の症状を記録させ，症状の出現のタイミング，重症度

表3 PMDDの研究用基準案（DMS-Ⅳ）

A. 過去1年の間の月経周期のほとんどにおいて，以下の症状が5つ（またはそれ以上）が黄体期の最後の週の大半の時間に存在し，卵胞期開始数日以内に消失し始め，月経1週間後には存在しなかった．（1）～（4）のいずれかの症状が少なくとも1つ存在する．
　（1）著しい抑うつ気分
　（2）著しい不安，緊張
　（3）著しい情緒不安定
　（4）著しい怒り，易怒性
　（5）日常の活動に対する興味の低下
　（6）集中困難の自覚
　（7）倦怠感，易疲労性
　（8）食欲の著明な変化，過食
　（9）睡眠障害（過眠，不眠）
　（10）圧倒されるまたは制御不能という自覚
　（11）身体症状（乳房の圧痛・腫脹，頭痛，関節痛・筋肉痛，膨張感，体重増加等）
B. この障害は，仕事または学校，または通常の社会的活動や他者との対人関係を著しく妨げる．
C. この障害は，大うつ病性障害，パニック障害，気分変調性障害，または人格障害のような，ほかの障害の症状の単なる悪化ではない（ただし，これらの障害のどれに重なってもよい）．
D. 症状のある月経周期の少なくとも連続2回について，前方視的に行われる連日の評価により確認される（診断は確認の前に暫定的に行ってもよい）．

（American Psychiatric Association：Premenstrual dysphoric disorder. In：Diagnostic and Statistical Manual of Mental Disorders, 4th ed. APA, Washington DC, 2000[8]）より引用）

を認識させる．それに基づいて，体調の悪いときには用事を入れない等，予定を調整させる．

2．食事指導・生活指導

炭水化物の摂取を促進させ（その結果セロトニン前駆物質のトリプトファンが増加する），黄体期における水分・塩分，チョコレート，カフェインやアルコール等の摂取を制限させる等の食事指導を行う．

規則正しい生活，十分な睡眠，日頃からの運動（体操），ヨガや瞑想，リラクゼーション，入浴等を活用する．またマッサージや，趣味に没頭するなど気分転換を図る．仕事場の環境を整え，ライフスタイルを再考させ，ストレスをためないように工夫する．自律訓練や心理療法も有効なことがある．ハーブ療法などもよい．

3．薬物療法

①対症療法

薬物療法としては，まずカルシウム，マグネシウムなどの塩類やビタミンE，ビタミンB₆などのビタミン類の補充，γリノレイン酸の摂取，さらに対症療法として，むくみに対する利尿剤，頭痛・腰痛に対するNSAIDs，乳房痛に対してはドーパミンアゴニストを処方する．

②漢方療法

漢方薬としては桂枝茯苓丸，加味逍遙散，当帰芍薬散，五苓散，柴苓湯，桃核承気湯などが用いられている．

③ホルモン療法

一般に低用量経口避妊薬が用いられているが，RCTでは有効性は示されていない．しかし，最近利尿剤であるスピロノラクトンの誘導体をプロゲストーゲンとして用いた低用量経口避妊薬が開発され，PMS/PMDDに有効であると

☕ **コラム**

〜PMS診断のポイント〜

女性が種々の症状（不定愁訴）を訴えて来院した場合，どのような症状が，いつ出現するのかを毎日記録させることにより，PMS/PMDDを診断することは難しくない．

の報告がある[9]。あるいは，低用量経口避妊薬を3周期連続して服用する方法（tricycle regimen）もよいかもしれない。

また最終的な治療法としてGnRHアナログ療法が考えられるが，更年期様症状等の副作用が出現するため十分な注意が必要である。なお，その場合にはadd-back療法を併用する。

④向精神薬

向精神薬としてはSSRIや抗不安薬などを投与する。欧米ではPMDDやPMSに対してはSSRIが第一選択薬となっている。連続して服用するほうが有効性は高いが，黄体期のみでも十分である。なお，本格的に向精神薬を使用するような（うつ病等の）患者は精神科医へ紹介すべきであろう。

⑤手術療法

上記の方法で軽快しない場合，最終的には両側卵巣摘出術を行う。その前にGnRHアナログ療法を行って，効果を確かめておく。

まとめ

月経随伴症状を有する女性を診る際には，医療従事者はもとより患者自身にも，PMSやPMDDが存在することをまず認識させることが重要である。そのうえで，適切な治療を行うことにより，月経を有する女性のQOLを向上させることが可能である。

文献

1）日本産科婦人科学会　編：産科婦人科用語集・用語解説集（改訂新版），金原出版，東京，p177，2005.
2）Takeda T, Tasaka K, Sakata M, et al.：Prevalence pf premenstrual syndrome and premenstrual dysphoric disorder in Japanese women. Arch Womens Ment Health 9：209-212, 2006
3）玉田太郎：わが国の月経随伴症状の実態と特徴．臨婦産 59：947-955，2005
4）ACOG Practice bulletin. Premenstrual Syndrome. Number 15, April 2000. Clinical management guidelines for obstetricians-gynecologists. Int J Gynecol Obstet 73：183-191, 2001
5）Mortola JF, Girton L, Beck L, et al.：Diagnosis of premenstrual syndrome by a simple, prospective, and reliable instrument：The calendar of premenstrual experiences. Obstet & Gynecol 76：302-307, 1990
6）相良洋子：月経前症候群．産と婦 70：1506-1511, 2003

7) Endicott J, Freeman EW, Kielich AM, et al.： PMS ： new treatment that really work. Patient Care **30** ： 88-123, 1996
8) American Psychiatric Association ： Premenstrual dysphoric disorder. In ： Diagnostic and Statistical Manual of Mental Disorders, 4th ed. APA, Washington DC, 2000
9) Yonkers KA, Brown C, Pearlstein TB, et al.： Efficacy of a new low-dose oral contraceptive with drospirenone in premenstrual dysphoric disorder. Obstet Gynecol **106** ： 492-501, 2005

3. 婦人科疾患を疑う下腹痛

聖路加国際病院 女性総合診療部　百枝幹雄

!Point

- ■下腹痛の原因となる疾患は消化器，生殖器，泌尿器，血管と多岐にわたる。
- ■それに女性特有の原因として月経，妊娠関連の原因が加わる。
- ■月経を有する女性の下腹痛では，最初に妊娠関連の原因を鑑別する。
- ■婦人科疾患が疑われれば，内診と経腟超音波が必須であるため，婦人科医へのコンサルテーションが重要である。

　下腹痛はプライマリケアのなかでももっとも頻繁に遭遇する症状であり，その原因となる臓器，病態が非常に多岐にわたる。さらに，女性の場合，特有な生理現象として月経と妊娠が加わるので，下腹痛を訴えた場合に鑑別すべき疾患はさらに多くなる。特にその原因疾患のなかには緊急性が高く，診断と対応の遅れが致命的となるものも含まれるので，プライマリケア担当医は迅速に鑑別診断を行う必要がある。そこで，ここでは女性が下腹痛を訴える場合に早くかつ正確に診断できるよう，まず，鑑別すべき疾患のリストと診断手順を示し，次に各論として代表的な婦人科疾患の病態，自覚症状，他覚所見を整理する。

1 下腹痛の原因疾患

　下腹痛の原因となる臓器は消化器，生殖器，泌尿器，腹膜，血管など，また病態としては感染，炎症，出血，血栓，腫瘍，結石など多岐にわたる。そこで，プライマリケア担当医は下腹痛の原因として鑑別すべき疾患のリストを整理しておく必要がある。ここでは，発症の経過から急性下腹痛と慢性下腹痛にわけてリストを提示する。

1．急性下腹痛

　急激に強い腹痛を訴え，緊急処置を必要とする疾患を急性腹症とよぶ。**表1**に一般的な外科の教科書に掲載された急性腹症のリストを示す[1]。そのなかでも特に救急に外科的処置を必要とするものが狭義の急性腹症であり，表のなか

表1　主な急性腹症

消化管疾患	尿路系疾患
虫垂炎*	腎・尿管結石
腸閉塞*	急性腎盂腎炎
絞扼性ヘルニア*	急性膀胱炎
胃十二指腸潰瘍穿孔*	腎臓梗塞
腸管穿孔*	**婦人科疾患**
メッケル憩室炎*	異所性妊娠*
ブールハヴィー症候群*	卵巣嚢胞茎捻転*
憩室炎	卵巣嚢胞破裂*
炎症性大腸疾患	急性卵管炎
マロリー-ワイス症候群	月経困難症
胃腸炎	子宮内膜症
急性胃炎	**血管系疾患**
腸間膜リンパ節炎	動静脈瘤破裂*
肝胆脾疾患	急性虚血性大腸炎*
急性胆嚢炎*	腸間膜血栓症*
急性胆管炎*	**腹膜疾患**
肝膿瘍*	腹腔内膿瘍*
肝腫瘍破裂*	原発性腹膜炎
脾臓破裂*	結核性腹膜炎
脾臓梗塞	**後腹膜腔疾患**
胆石	後腹膜腔出血
急性肝炎	
膵臓疾患	
急性膵炎	*は緊急手術が必要な頻度が高い疾患

(Way LW, ed：Current Surgical Diagnosis and Treatment, 8th ed. Applenton & Lange, Norwalk, 1988 [1]より引用改変)

では「＊」で示されている．外科の教科書であるため，妊娠関連の下腹痛は異所性妊娠しか取り上げられていないが，女性の下腹痛の原因として妊娠関連疾患の頻度は高い．**表2**は日本産婦人科医会の研修ノート「痛みの診断と治療」に掲載されている病態により分類した下腹痛の成因の一覧である[2]．女性の下腹痛の原因は，まず妊娠性と非妊娠性にわけられる．非妊娠性の原因は機能性，器質性にわけられ，さらに，その他の原因として腹腔外疾患の放散痛，代謝性疾患，神経原性腹痛，心因性腹痛を考える．

表2　急性下腹痛の原因

妊娠性	生理的	生理的な子宮収縮，円靱帯症候群，陣痛
	病的	自然流産，異所性妊娠，胞状奇胎，胎盤早期剥離，子宮破裂
機能性		月経痛，月経前症候群，排卵痛，出血性黄体囊胞，卵巣出血
器質性	外傷性	腹部打撲，卵巣出血
	炎症性	付属器炎，子宮留膿腫，虫垂炎，腹膜炎
	腫瘍	卵巣囊胞・腫瘍の茎捻転・破裂，子宮筋腫の変性，子宮体癌
腹部外疾患		肺炎などの胸腔内病変，脊髄神経根の炎症
代謝性疾患		鉛中毒，ポルフィリン症，糖尿病性ケトアシドーシス
神経原性		帯状疱疹，椎間板ヘルニア，糖尿病性神経炎，神経梅毒
心因性		心身症，ヒステリー

（日本産婦人科医会：研修ノートNo.75—痛みの診断と治療．2006[2]）より一部引用）

2．慢性下腹痛

表3に慢性下腹痛の成因の一覧を示す．女性の慢性下腹痛でもっとも多いのは，機能性下腹痛であろう．婦人科疾患としては子宮内膜症や子宮腺筋症，あるいは慢性骨盤内感染症との鑑別が必要である．消化器症状などから診断は困難ではないが，クローン病，潰瘍性大腸炎などの疾患を見過ごしてはならない．

② 下腹痛の診断

　古来「女性を診たらまず妊娠を疑え」をいわれるように，下腹痛を訴える女性を診療する場合，どのような診療科の医師であっても，最初に実施すべきもっとも重要なことは妊娠の可能性を考えることである．問診で月経歴と性交渉の有無を確認し，妊娠の可能性が否定できなければ，妊娠診断薬を用いて尿中hCGを測定する．いまや妊娠診断薬や超音波診断装置の進歩により，非常に早期（排卵から2週間，すなわち妊娠4週）に妊娠の診断は可能である．妊娠による下腹痛は生理的子宮収縮（妊娠末期は陣痛）の場合もあるが，自然流産，異所性妊娠，胞状奇胎，胎盤早期剥離，子宮破裂などの病的な下腹痛との鑑別診断と緊急処置が必要な場合があるので，妊娠の診断がつけば早急に産婦人科医に紹介する．

　妊娠診断薬で妊娠が否定された場合の診断の手順は，以下のとおりである．
　まず，問診で疼痛の部位，性状，経過を把握する．痛みの部位が下腹部に限局しているか，左右に偏在しているか，正中か．痛みの性状は，激痛か軽度か，

表3 慢性下腹痛の原因

機能性		機能性月経困難症，月経前症候群
器質性	炎症性	慢性骨盤内感染症，慢性腹膜炎，クローン病，潰瘍性大腸炎
	腫瘍	子宮体癌，卵巣腫瘍
	類腫瘍	子宮内膜症，子宮腺筋症
心因性		過敏性腸症候群

疝痛か鈍痛か，間欠的か持続的か．発症は，急性か慢性か，食事・運動・性交などを契機としているか，月経や排卵との関係はどうかを聴取する．

次に基本的な理学的診察を行う．視診としては腹部の膨隆の有無，触診としては圧痛の部位，筋性防御の有無，打診としては肝胆脾境界の確認や腹水・鼓腸の有無，膵腎の叩打痛の有無，聴診としては腸蠕動の状態などの所見を確認する．

検査としては可能性のある原因疾患に関連する血液検査，尿検査，X線検査を行う．血液検査としては，血算とCRPの検査を基本として，必要に応じて肝酵素，アミラーゼ，LDH，血糖，BUN，クレアチニン，電解質検査を加える．消化器系疾患，尿路系疾患については腹部単純X線撮影が必要であり，これを怠ってイレウスや消化管穿孔を見逃せば致命的である．その後，状態と設備に応じてMRI，CTなどの画像検査を実施する．

以上の診察の過程で，婦人科疾患が疑われれば内診，直腸診，経腟超音波断層検査が必須であるので，婦人科医の診察が必要になる．経腟超音波検査機器の進歩と普及により，内診が比較的疎かになりがちであるが，下腹痛の診断においては内診あるいは直腸診による圧痛の部位や，子宮・付属器の可動性の診察が重要である．また，感染症が疑われる場合，抗生剤を投与する前に，腟内細菌培養，クラミジア・淋菌のDNA検査を実施することを忘れてはならない．

3 下腹痛をきたす婦人科疾患

1．機能性月経困難症
①病態

月経困難症をきたす子宮内膜症や子宮腺筋症などの器質的疾患を有しない月経困難症．月経血の流出障害やプロスタグランジン（PG）産生亢進などの要因が考えられている．

②自覚症状

初経直後から発症することが多く，正中性の鈍痛が月経時に限局する．慢性骨盤痛，排便痛，性交痛などを合併することは少ない．

③他覚所見

内診や画像診断により器質的疾患が認められない．

2．月経前症候群

①病態

排卵周期における黄体期のホルモン状態に起因する．

②自覚症状

月経開始3〜10日前から，体重増加，浮腫，乳房緊満などを伴う下腹痛が出現し，月経開始とともに消失する．不安，過敏，抑うつなどの精神症状を伴う．

③他覚所見

内診や画像診断により器質的疾患が認められない．

3．排卵痛，出血性黄体

①病態

排卵痛は排卵に伴うPG産生や出血による腹膜刺激症状と考えられる．黄体形成において偶発的に黄体内の出血が多くなった場合を出血性黄体とよび有痛性であることがある．

②自覚症状

排卵痛は排卵期に，また，出血性黄体による下腹痛は黄体期に限局する．いずれの痛みも，排卵，黄体形成の起こった卵巣側に偏在する．

コラム

〜女性を診たらまず妊娠を疑え〜

16歳の女性が右下腹痛を訴えて母親に付き添われてERを受診．最終月経から6週間経過していたが，本人は性交渉の経験がなくもともと月経不順だというので，血液検査からCTまでフルセットの検査を行ったあげく，結局，右卵管妊娠と診断された．母親の前で性交渉の有無を聴いたのが間違いである．デリケートな問診には配慮が必要だ．

③他覚所見
内診上左右いずれかの付属器領域に圧痛を認め，同側に黄体を認める。

4．卵巣出血
①病態
自然発生は排卵と黄体形成に伴う出血による。その他，外傷や体外受精の採卵後に発生する。

②自覚症状
自然には黄体期に発症する。腹膜刺激症状を伴う下腹部全体にわたる急性疼痛。

③他覚所見
内診では病側付属器に圧痛を認めることが多く，筋性防御などの腹膜刺激症状を呈する。経腟超音波断層検査により腹腔内出血を認める。出血量により程度は異なるが貧血を認め，重症では出血性ショックに至る。

5．骨盤内感染症
①病態
腟からの上行感染により子宮内膜炎，付属器炎をきたす。起因菌としては連鎖球菌，ブドウ球菌，大腸菌が高頻度であり，クラミジアの頻度が急増している。結核による場合は慢性化しやすい。

②自覚症状
子宮内膜炎では正中性の持続的な鈍痛，付属器炎であれば病側の鈍痛をきたす。不正出血や帯下を伴うことが多い。クラミジア感染症では肝周囲腹炎や胆嚢炎に似た右上腹部痛を示すFitz-Hugh-Curtis症候群に至る場合がある。慢性炎症の一部にはIUDの放線菌感染によるものがある。

③他覚所見
内診による炎症部位の圧痛。血液検査では全身性の炎症性変化に乏しいことも多い。腟内細菌培養，クラミジア抗原・DNA検査により起因菌の推定ができることがあるが，明確でない場合も多い。重症化すれば経腟超音波断層検査により付属器膿瘍などの所見を得る場合がある。

6．卵巣嚢胞・腫瘍の茎捻転・破裂
①病態
捻転の場合は，捻転による神経刺激と腫瘍壊死による疼痛をきたす。破裂の場合は，流出した内容物による腹膜刺激による下腹痛であり，皮様嚢腫や内膜症性嚢胞の破裂では腹膜刺激が強い。

②自覚症状

茎捻転も破裂も急性に発症する．捻転は徐々に起こることも多く軽度の下腹痛が反復する前兆が認められることもあるが，いったん血流が遮断されると一気に疼痛が強くなる．破裂は性交後などに起こることもあるが，突然発症することが多い．

③他覚所見

画像診断により卵巣嚢胞・腫瘍が確認され，触診，内診により病側の圧痛や腹膜刺激症状が強い．

7．子宮筋腫の変性

①病態

筋腫の増大に伴って腫瘍内部の血流の不足によりガラス様変性，液状変性，赤色変性などをきたす．

②自覚症状

変性した筋腫部分に限局する慢性疼痛．

③他覚所見

画像診断により子宮筋腫の診断は容易であり，変性も診断できることが多い．

8．子宮内膜症，子宮腺筋症

①病態

子宮内膜様組織の異所性増殖，病巣周辺および腹腔内の炎症性変化，癒着形成により疼痛をきたす．

②自覚症状

月経困難症が特徴的であるが，機能性月経困難症と異なり，症状が徐々に進行する月経困難症で20代から30代前半に発症することが多い．慢性骨盤痛，排便痛，性交痛を合併することが多い．子宮腺筋症は正中性の疼痛であるが，子宮内膜症性卵巣嚢胞では病側の疼痛を訴える．

③他覚所見

超音波断層検査により病巣の確認が可能なことが多い．内診，直腸診による病巣部の圧痛が特徴的．子宮内膜症の確定診断は，開腹あるいは腹腔鏡による直視下の病巣確認が必要であるとされる．しかし，大部分は画像診断でも診断でき，臨床子宮内膜症として治療される．

9. 子宮体癌，卵巣癌

①病態
子宮体癌においては，子宮内分泌物の増加とその流出障害による子宮留水腫や子宮留膿腫をきたすことにより下腹痛が出現する．卵巣癌においては，かなり進行するまで疼痛をきたすことは少ないが，腫瘍増大，腹水増加により疼痛をきたす．

②自覚症状
徐々に進行する下腹痛．腹水であれば，腹部膨満感が先行する．

③他覚所見
画像診断，細胞診，組織診により原疾患の診断はさほど困難ではないが，下腹痛の原因として悪性疾患も考慮することが，早期診断につながる．

まとめ

女性が下腹痛を訴えたら鑑別しなければならない疾患は非常に多岐にわたり，また，診断が遅れれば致命的な場合もある．近年の診断技術の進歩に伴って診断の精度は向上しているが，それらの診断技術を利用する医師の頭のなかのリストに必要な疾患が抜けていれば正確な診断に至らない．また，問診や理学的診察を怠れば，診断手順が混乱して診断が遅れる．下腹痛を訴える女性を診療する場合に，今回示した疾患のリストを頭のなかに思い浮かべていただければ幸いである．

文献

1) Way LW, ed：Current Surgical Diagnosis and Treatment, 8th ed. Appleton & Lange, Norwalk, 1988
2) 日本産婦人科医会：研修ノート No.75―痛みの診断と治療．2006

4 どういうときに更年期障害を疑うか

牧田産婦人科医院　牧田和也

❗Point

- 更年期障害とは，更年期女性に現れる多種多様な器質的変化に起因しない諸症状のうち，日常生活に支障をきたすものを指す。
- その主たる原因は，卵巣機能の低下にあり，これに加齢に伴う身体的変化，精神・心理的な要因，社会文化的な環境因子などが複合的に影響することによりさまざまな症状が出現する。
- その診断に際しては，明確な診断基準は存在しないが，他の疾患の除外診断をまず入念に行うべきである。
- のぼせ，ほてり，発汗を主体とした血管運動神経症状は，卵巣機能の低下に起因した代表的な症状である。
- 健全な日常生活に少なからず影響を及ぼし，「辛い」「苦痛である」という場合には，積極的に治療介入する必要がある。

　更年期障害とは，1997年に刊行された日本産科婦人科学会編集の産科婦人科用語解説集によれば，「更年期に現れる多種多様の症候群で器質的変化に相応しない自律神経失調症を中心とした不定愁訴を主訴とする症候群」と定義されていたが，その後2008年に刊行された産科婦人科用語集・用語解説集（改訂第2版）[1]では，「閉経期の前後数年間を更年期といい，この期間に現れる多種多様な症状のなかで，器質的変化に起因しない症状を更年期症状とよび，これらの症状のなかで日常生活に支障をきたす病態を更年期障害とする」と一部文言が修正されている。しかしながら現在に至っても，具体的な診断基準は存在せず，その実態についてもまだまだ不明な点が少なくない。

　そこでここでは，器質的変化に起因しない多種多様な症状（不定愁訴）であるがゆえに，その実態が捉えにくい更年期障害に対するマネージメントについて論じてみたい。

1 更年期障害の概念の変遷

　先に述べた日本産科婦人科学会編集の産科婦人科用語集・用語解説集（改訂第2版）[1]に記載されている「更年期障害」の項にはその続きとして，「更年期障害の主たる原因は卵巣機能の低下であり，これに加齢に伴う身体的変化，精神・心理的な要因，社会文化的な環境因子などが複合的に影響することにより症状が発現すると考えられている」と記されている．

　わが国における更年期障害に関する本格的な研究は，「更年期障害の主な病態は不定愁訴であり，その病因は自律神経障害である」と位置づけた九嶋の報告（1953年）に由来するが，その後1980年代以降に現在の概念に通じる「卵巣機能の低下すなわちエストロゲンの低下」と関連付けて論じられるようになった．しかしながら，1997年に刊行された用語解説集における定義では，「自律神経失調症を中心とした不定愁訴」という九嶋の学説の名残りを思わせる表現が依然として認められた．

　一方で国際的には，1976年にフランスのLa Grande Motteで開催された第1回国際閉経会議において，更年期にみられることがある多種多彩な症候を更年期症候群（climacteric syndrome）とよぶことが提案され，この更年期症候群には，卵巣機能の低下による症状（早期症状としてのhot flush，発汗，萎縮性腟炎と晩期症状としての標的器官の代謝性変化による症状），社会・文化的な環境因子による症状，個々の女性の性格構造に基づく精神・心理的症状の3つの要素があるとされ，これらの要素が複雑に相互作用を及ぼしながら多種多彩な症候が発生するとしている[2]．

　2008年の用語集・用語解説集における定義は，35年前に開催された第1回国際閉経会議での更年期症候群に関する提案内容にむしろ通じるものであるといえるが，卵巣機能の低下による症状を早期症状と晩期症状という形では分類していない．また萎縮性腟炎は，独立した疾患として取り扱っており，更年期障害の一症状という捉え方はしていないなどの相違点も認められる．

2 どのような症状が更年期障害の症状か

　冒頭で述べたように，更年期障害に関する明確な診断基準は存在しないため，具体的にどのような症状を更年期障害の症状とするのか？　言い換えれば，どのような症状までを更年期障害の症状と捉えるのか？という点については，十

分なコンセンサスが得られていない．定義に述べられているように「器質的変化に起因しない症状である」という大前提はあるものの，ともすれば（更年期女性の）器質的変化に起因しない症状であれば何でも更年期障害の症状と捉えられる危険性もあり，その診断・治療に当たってある程度の目安は必要である．

これまで50年以上にわたり，更年期障害に関する客観的評価方法としてわが国で取り入れられてきたものに Kupperman menopausal index（Kupperman 閉経期指数）[3]があり，そこには血管運動神経症状（vasomotor symptom），知覚障害様症状（paresthesial symptom），不眠（insomnia），神経質（nervousness），憂うつ（melancholia），めまい（vertigo），全身倦怠（fatigue），関節痛・腰痛（arthralgoa and myalgia），頭痛（headache），心悸亢進（palpitation），蟻走感（formication）の11の症状群が取り上げられている．これら11の症状群のうち，最初に記載され，かつこの指数独自の症状の重みづけがもっとも高い血管運動神経症状には，のぼせないしほてり感（最近では英語の 'hot flush' そのものが「ホットフラッシュ」として一般にも用いられている），発汗（過多），寝汗などがあり，更年期障害のもっとも代表的な症状であると認識されている．これは近年の欧米の婦人科学書[4]においてもしかりで，ほとんどの婦人科学書では，hot flush を独立した症候として大きく取り上げており，次いで hot flush も含めた vasomotor symptoms としての睡眠障害（sleep disturbance）が取り上げられている[4]．

Kupperman 閉経期指数では，知覚障害様症状，不眠，神経質の3症状に血管運動神経症状に次ぐ重みづけをしているが，日本人の更年期女性では必ずしもこれらの症状の頻度は他の症状と比較して際立って高いわけではない．

表には，かつて慶應義塾大学病院婦人科の更年期外来受診者1,069名を対象とした更年期女性の症状調査の結果を示す[4]．有症率およびその症状の重症度（重症率）ともにもっとも高かったのは，「疲れやすい」と「肩こり」であり，これは日本産科婦人科学会が行った更年期症状調査[5]でも同様であった．

1．更年期障害の症状となり得る症状の再考

以上のような背景をふまえて，いま一度更年期障害の症状となり得るものを整理した（図）．

先に述べた血管運動神経症状以外にも，おおよそ臓器別に分類すると，イライラ感・不安感・抑うつ気分・睡眠障害などの精神神経症状，頭重感・頭痛・めまい・耳鳴りなどの頭部症状，倦怠感・易疲労感などの全身症状，動悸・息

表　慶應義塾大学病院婦人科更年期外来受診者に認められた症状

	有症率			重症率	
1	疲れやすい	88.2%	1	肩こり	38.1%
2	肩こり	85.4	2	疲れやすい	32.6
3	もの忘れをする	80.9	3	発汗	25.6
4	神経質	75.9	4	腰や手足の冷え	23.8
5	発汗	74.5	5	不安感	20.1
6	腰や手足の冷え	73.9	6	夜間覚醒	19.1
7	腰痛	72.1	7	神経質	18.9
8	イライラする	71.9	8	意欲がわかない	18.5
9	くよくよする	71.5	9	ほてり	18.3
10	ほてり	70.9	10	腰痛	18.0

(n=1,069)

(Kasuga M, et al.：Menopause 11：631-638, 2004[4]）より引用改変）

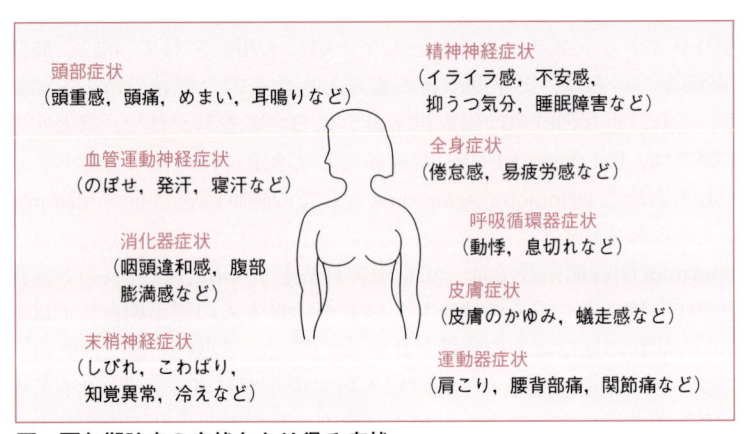

図　更年期障害の症状となり得る症状

頭部症状（頭重感，頭痛，めまい，耳鳴りなど）
精神神経症状（イライラ感，不安感，抑うつ気分，睡眠障害など）
血管運動神経症状（のぼせ，発汗，寝汗など）
全身症状（倦怠感，易疲労感など）
消化器症状（咽頭違和感，腹部膨満感など）
呼吸循環器症状（動悸，息切れなど）
皮膚症状（皮膚のかゆみ，蟻走感など）
末梢神経症状（しびれ，こわばり，知覚異常，冷えなど）
運動器症状（肩こり，腰背部痛，関節痛など）

切れなどの呼吸循環器症状，咽頭違和感・腹部膨満感などの消化器症状，皮膚のかゆみ・蟻走感などの皮膚症状，（手足の）しびれ・こわばり・知覚異常・冷えなどの末梢神経症状，肩こり・腰背部痛・関節痛などの運動器症状等，頭の先から手足の先までさまざまな症状が認められる可能性がある．

2．各症状の卵巣機能低下との関連

先の項で，「更年期障害の主たる原因は，卵巣機能の低下にある」と述べた

が，すべての症状にそれが当てはまるわけではない。卵巣機能の低下と直接関連が深い症状としては，血管運動神経症状がまず第一に挙げられるが，それ以外の症状においても多くの臨床医の経験則として，不安感・睡眠障害・抑うつ気分などの精神神経症状や動悸，手足のしびれやこわばり，易疲労感，蟻走感などは，ホルモン補充療法（hormone replacement therapy：HRT）を開始することにより改善するケースが認められる。なぜHRTが有効なのか詳細は不明であるが，何らかの女性ホルモン（エストロゲン）の関与が考えられる。

③ 更年期障害の診断

これまで述べてきたように更年期障害に対する明確な診断基準は存在しない。しかし診断に当たっていくつかのポイントとなる事項を挙げることは可能である。

まず第一に重要なことは，定義にも述べられているように，大前提として器質的疾患を認めてはならない。そのため症状によっては必要に応じて他科の専門医を受診させ，十分な鑑別診断を行うことが肝要である。また頭痛には器質的疾患を伴わない一次性頭痛も存在するため，それらの鑑別も必要である。

そして精神症状が強い場合には，うつ病や統合失調症などの精神神経科疾患との鑑別に注意が必要である。特に幻聴・幻覚・理解不能な症状を訴える場合は，迷わずに精神神経科専門医にコンサルテーションすべきである。

第二に，更年期障害の多くの症状は女性ホルモンであるエストロゲン低下に起因しているため，卵巣機能の把握は是非とも必要である。すなわち，閉経の有無と閉経であればその時期を問診するとともに，血清中のエストラジオール

コラム

～プレ更年期，若年性更年期障害は，医学用語にあらず！～

更年期世代より若い女性に，更年期障害類似の症状が認められることがある。一部のマスコミは，プレ更年期とか若年性更年期障害などと紹介しているが，厳密にはそのような医学用語は存在しない。ホルモン動態が異なるため，その対処には注意を要する。

(estradiol：E$_2$)，卵胞刺激ホルモン（follicule stimulating hormone：FSH），黄体形成ホルモン（luteinizing hormone：LH）の各性ホルモン値を測定し，閉経期のパターンであるE$_2$の通常の月経周期で認められる以上の低値とそのnegative feedbackによるFSHおよびLHの高値が認められるか否かを客観的に評価すべきである．そのうえでその主たる症状は何か？　血管運動神経症状なのか，精神神経症状なのか，あるいはそれ以外の症状なのかを系統立てて整理しながら把握することが診断への近道となる．

❹ 更年期障害の治療原則

　更年期障害と診断し，どのような治療を行うべきかは，ひとえに「その症状が日常生活にどの程度支障をきたしているか？」ということに依存する．女性はその宿命として更年期を迎えると必ず卵巣機能が低下し，やがて閉経を迎えるわけであるが，皆一律に更年期障害が生じるわけではない．また何らかの症状が出現してもその程度が軽ければ病院を受診しないこともしばしばである．したがって更年期障害と考えられる症状が認められても日常生活に大きな影響を及ぼしていなければ，それは更年期症状と捉え，特に積極的な治療は行わず経過観察とすることも多い．実際に外来を受診し，カウンセリングというような厳密なものでなくても，このような話しをするだけで，「精神的にかなり楽になった」と言われて帰る患者も少なくない．しかしその症状が生死にかかわるものではないにしても，健全な日常生活に少なからず影響を及ぼし，「辛い」「苦痛である」という場合には，かつて医療機関でさえ実際に行われてきたような，「いずれ自然に軽快するのだから，できる限り我慢しなさい」「我慢が足りない」などというような対応は厳に慎むべきであり，このような場合には積極的に治療介入する必要がある．

　更年期障害の薬物療法は，大きくわけてHRT，漢方療法，その他の3つに大別される．HRTに関しては，次項「ホルモン補充療法の今日的位置づけ」を，その他の治療法についての詳細は，他の成書を参照されたい．

まとめ

　以上，更年期障害に関する基本的概念とその症状の捉え方を中心にまとめた．今日では更年期障害という用語そのものは，一般にも広く認知されているが，

十分な鑑別診断が行われないまま安易に診断される危険性もあり，ここで述べたようなさまざまな背景を考慮しつつ，総合的な注意深い診断が求められる．

文献

1) 日本産科婦人科学会 編：産科婦人科用語集・用語解説集（改訂第2版）．金原出版，東京，pp39-40, 2008
2) 水沼英樹：更年期障害―症状とその診断・検査の進め方．麻生武志 編：新女性医学大系21「生殖・内分泌」．中山書店，東京，pp19-36, 2001
3) Kupperman HS, Blatt MHG, Wiesbader H, et al.：Comparative clinical evaluation of estrogenic preparations by the menopausal and amenorrheal indices. J Clin Endocrinol Metab 13：688-703, 1953
4) Kasuga M, Makita K, Ishitani K, et al.：Relation between climacteric symptoms and ovarian hypofunction in middle-aged and older Japanese women. Menopause 11：631-638, 2004
5) 廣井正彦，麻生武志，相良祐輔，他：生殖・内分泌委員会報告（更年期障害に関する一般女性へのアンケート調査報告）．日産婦誌 49：433-439, 1997

5 ホルモン補充療法の今日的位置づけ

東京歯科大学市川総合病院 産婦人科　　髙松　潔／小川真里子

❗Point

- ホルモン補充療法（HRT）は中高年女性のQOLの維持・向上に役立つ，安全かつ強力なツールである。
- HRTは更年期障害，脂質異常症，骨粗鬆症などの退行期疾患をはじめ，いわゆるアンチエイジングの効果も有する。
- HRTは60歳未満あるいは閉経後10年後未満の健常女性であれば安全で有効であると考えられている。
- 5年未満のHRT施行は乳癌リスクを上昇させないとされている。
- HRTは女性における全悪性腫瘍の罹患率，死亡率を変化させないと考えられている。
- HRT施行に際してはガイドラインを参考にして，適切な管理を行うことが重要である。

1　ホルモン補充療法（HRT）とは？

　女性の身体はエストロゲンで護られているといっても過言ではない。エストロゲンは主として受容体を介してその効果を発揮するが，エストロゲン受容体は身体のほとんどあらゆる部位に存在することが知られており，それゆえ閉経に伴うエストロゲンの消退は更年期障害，脂質異常症，骨粗鬆症など種々の病態・疾患を惹起する。そこで消退したエストロゲンを補うという発想から生まれたのがホルモン補充療法（HRT）である（近年，欧米では補充（replacement）という言葉が正しくないことから，Hormone Therapy（略してHT）あるいはMenopausal Hormone Therapy（MHT）と記されることが多いが，わが国ではいまだHRTがなじみが深いため，ここではHRTとする）。

　HRTは，1890年にパリの神経・生理学者Brown-Sequardが豚の卵巣エキスを知人の助産師に注射したところ，女性らしくなったことを嚆矢とするとされており，約120年の歴史を持つ。欧米でHRTがブームとなったのは，1966年

にニューヨークの婦人科医 Wilson が刊行した「Feminine Forever」に「HRT により，すべての女性は一生涯，安全に女性らしい人生を送ることができる」と記載されたことがきっかけであり，日本においても 1990 年代前半，各地にいわゆる更年期外来が設置されはじめたころから普及が進んだ．現在では，HRT とは「エストロゲン欠乏に伴う諸症状や疾患の予防や治療を目的に考案された療法で，エストロゲン製剤を投与する治療の総称」と定義されている[1]．

② HRT の有害事象に対する考え方の変遷

HRT は有用である一方，古くから発癌リスク，特にエストロゲンに依存する組織の癌である子宮内膜癌や乳癌の問題が取り上げられてきた諸刃の剣のような存在である．すでに 1930 年代にはエストロゲン投与によるマウスでの乳癌発生に関する論文が発表されているが，実際に問題となったのは 1975 年に Smith や Ziel らによりエストロゲン単独療法（ET）による子宮内膜癌リスクの上昇が報告され，さらに翌 1976 年に乳癌リスク上昇に関する Hoover らの論文が発表されてからであり，以後，議論されてきた[2]．

有子宮者に対する ET により子宮体癌の前癌病変である子宮内膜増殖症リスクが上昇することは周知である．Whitehead らの検討によれば 18 ヵ月の ET により約 30 ％に子宮内膜増殖症が発症するという[3]．これに対し，1979 年に Nachtigall や Hammond らが初めて報告したとおり，エストロゲン＋プロゲスチン併用療法（EPT）を施行することでこのリスクは低下する．現在では 28 日間に 10 日以上，プロゲスチンを併用することにより子宮内膜増殖症発症リスクが有意に低下することが知られており，有子宮者ではプロゲスチンの併用が必須とされているが，これにより子宮体癌に対する HRT のリスクの問題については解決されたと考えられている．

一方，乳癌については Hoover らの論文以来，臨床的に多くの報告がなされてきた．ただし，それらの結果には一定の傾向はなく，「乳癌リスクにも注意しながら投与する」というスタンスであった．そこへ一つの方向性を示したのが，2002 年に発表された EPT により浸潤性乳癌のハザード比（HR）が 1.26 へ有意に上昇するという米国 Women's Health Initiative（WHI）研究中間報告とそれに伴う EPT による研究の中止である（図 1）[4]．このことは相当のインパクトを持って迎えられ，わが国でも全国紙に「女性ホルモン補充療法—乳癌の危険」と報道されると，いわゆる「HRT の冬の時代」に入ることとなってし

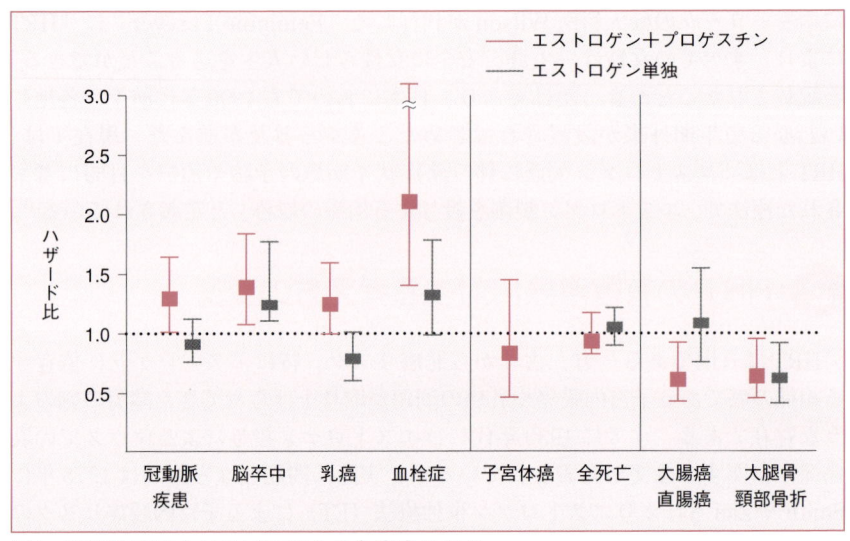

図1 WHI研究におけるHRTによる各疾患リスク
(Writing Group for the Women's Health Initiative Investigators：JAMA 288：321-333, 2002[4]/The Women's Health Initiative Steering Committee：JAMA 291：1701-1712, 2004[5]より作成)

まったことはよく知られているところであろう。WHI研究のうち，2004年に発表されたエストロゲン単独投与（ET）の結果では，図1に示すように，有意差はないものの乳癌リスクは23％低下することが示された[5]。しかし，WHIの主要評価項目が冠動脈疾患リスク低下であったにもかかわらず，ETにおいてすら－9％と想定よりも低かったことからHRTの評価はさらに低いものとなってしまった。

　WHI研究は大規模なRandomized Controlled Trial（RCT）であり，その結果を無視することはできない。しかし，2006年ごろからのWHIデータに対するサブ解析により，層別に検討してみると，決して「HRT＝危険」という単純なロジックでは語れないことが明らかになってきた。欧米では冠動脈疾患に対してHRTが施行されることが多かったが，上記のとおりWHI研究においては想定ほど冠動脈疾患リスクが低下することはなく，期待はずれであった。しかし，サブ解析では，高齢者においてはメリットはデメリットを上回らないが，閉経後早期，つまり60歳未満あるいは閉経後10年未満で開始されたHRTは有効であるという結果が得られたことから，現在では，施行する時期がHRT

の効果を決めるという「タイミング仮説」あるいは「治療の好機説」とよばれる考え方が主流となっている．乳癌に対しても，実数では施行10,000人・年に対し，発症はプラセボ群30名，HRT群38名と＋8名の増加に過ぎないこと，HR 1.26は飲酒や喫煙といった他のリスクと比較すると低リスクであること，さらに図2に示すように5年未満の施行であればプラセボ群との間に有意差はなく，WHI研究において上昇していたリスクもHRT中止後2.5年時には消失していたことなどから，少なくとも5年未満であれば安全という考え方がなされるようになってきた[6]．

　このようなパラダイムシフトをうけ，2008年に国際閉経学会（IMS）が開催したHRTに関するコンセンサス・ミーティングでは，「症状のある閉経後女性におけるQOLやセクシャリティーの改善にはHRTが第一選択であり，もっともよい方法であることには議論はない」とし，HRTのリスクに関しては「閉経後早期の健常女性に対するHRTは安全」と言い切ったコンセンサスをまとめている．また，2009年には日本産科婦人科学会と日本更年期医学会（現　日本女性医学学会）とが協力して「ホルモン補充療法ガイドライン2009年度版」[7]を策定し，日本においても安全・安心かつ有効にHRTが施行できるよ

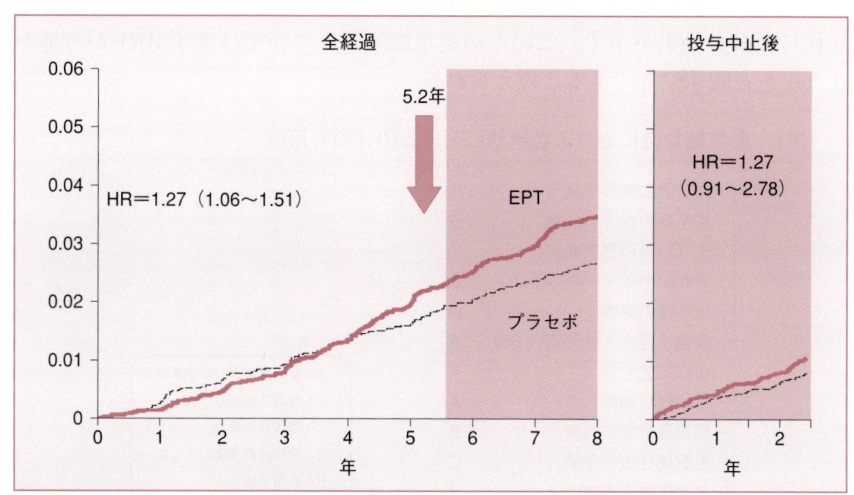

図2　WHI研究における累積乳癌リスク
WHIのEPT研究において，EPT群とプラセボ群に有意差が出たのは5.2年時。また，投与中止後2.5年の追跡では両群間に有意差は認められなかった。
（Heiss G, et al. ; WHI Investigators：JAMA 299：1036-1045, 2008 [6]）より引用）

うになっている。

3 HRTの女性医療における現在の位置づけ ― HRTの適応とその効果

　閉経に伴うエストロゲンの消退は更年期障害，脂質異常症，骨粗鬆症など種々の病態・疾患を惹起するが，HRTはそのどれにも効果を持つ理にかなった治療法である。HRTの適応の詳細については，IMSによるコンセンサスでは前述のとおり，閉経後の諸症状に対して第一選択として強く推奨されている。一方，HRTガイドラインでは臨床での便宜を考慮し，有用性について**表1**[7]のようにまとめている。尿失禁の治療以外は有用性がある。ただし，ここでいう有用性と健康保険上の適応とは異なることには注意を要する。
　実際の効果と適応については，以下のように考えられている。

1. 更年期障害

　HRTは更年期障害治療においてもっとも有効な治療法であるとされており，自験例で78.0％，多くの報告でも総合的に約80％の有効率を示すとされている[8]。**表1**に示すように，なかでもhot flashなどの血管運動神経症状や抑うつ症状には高い効果を示す。このため更年期障害についてはまずHRTが可能かどうかを考慮すべきであると考えられる。

表1　更年期女性における各状態におけるHRTの有用性

状態	有用性
血管運動神経症状	A
更年期の抑うつ症状	B
それ以外の更年期症状	C
アルツハイマー病の予防	C
尿失禁の治療	D
萎縮性腟炎・性交痛の治療	A
骨粗鬆症予防	A
骨粗鬆症治療	A
脂質異常症の治療	B
動脈硬化症の予防	C
皮膚萎縮の予防	B

A：有用性がきわめて高い
B：有用性が高い
C：有用性がある
D：有用性の根拠に乏しい
E：有用ではない

（日本産科婦人科学会・日本更年期医学会（現　日本女性医学学会）：ホルモン補充療法ガイドライン2009年度版．日本産科婦人科学会，東京，2009[7]より引用）

2. 脂質異常症

　脂質異常症は心血管疾患の大きな危険因子である。従来，HRTは悪玉コレステロールと称されるLDL-コレステロールを低下させ，また，善玉コレステロールとよばれるHDL-コレステロールを上昇させるなどの脂質代謝改善作用を持つとともに，抗動脈硬化作用を有することが知られている。このため，観察研究では心血管疾患リスクを約50％低下させるという報告もあり，以前は閉経後脂質異常症の第一選択薬とされていた[9]。ところが，HERS（Heart and Estrogen/progestin Replacement Study）やWHI研究といった大規模前向き研究では逆に心血管疾患リスクを上昇させることが報告され，現在ではHRTは心血管疾患への予防的意義はなく，脂質異常症の積極的適応ではないとされている。しかし，前述のとおり，その後のサブ解析により，現在では60歳未満あるいは閉経後10年未満で開始されたHRTでは心血管疾患リスクの低下に有効であると考えられている。また，近年，経皮投与により心血管疾患リスクを低下させることができる可能性も示唆されている。

3. 骨粗鬆症

　1990年代まではHRTは骨粗鬆症に対するgold standardとされていたが，HRTと同等の効果を持つビスフォスフォネート製剤の普及とWHI研究によるHRTの有害事象への懸念などから，骨粗鬆症の予防と治療ガイドライン2006年版ではエストロゲンは総合評価C（行うように勧めるだけの根拠が明確でない）となっていた[10]。しかし，これも前述のとおり，エストロゲン単独では乳癌リスクを上昇させてはいないことや一定の条件下ではHRTは決して危険ではないことから，HRTガイドラインでは「有用性がきわめて高い（A）」としている。

　図らずもWHI研究はHRTの骨粗鬆症に対する真の実力を証明した。WHI研究ではHRTはすべての骨折を予防し，この効果は年齢，BMI，家族歴，治療前の骨量などに影響されていなかった[11]。特に，治療前の骨量の平均が正常域にある集団に対して効果を示していたことは，一般の治験では考えられない厳しい条件をクリアしているといえ，HRTの強力な骨粗鬆症改善効果を示したといえる。

　なお，骨粗鬆症の予防と治療ガイドライン2011年版[12]では総合評価はなくなり，結合型エストロゲンは骨密度上昇効果，椎体骨折抑制効果，非椎体骨折抑制効果，大腿骨近位部骨折抑制効果はともにグレードA（行うよう強く勧められる）とされた。しかし，エストラジオールは骨密度上昇効果はグレードA，

残り3つの効果はグレードC（行うように勧められるだけの根拠が明確でない）となっている。これはエストロゲンとしての骨への効果が結合型エストロゲンで明らかであるため，データが取られていないということであり，決して効果がないということではないことには注意を要する。

4．アンチエイジング

欧米ではホルモン剤のことを「Life design drug」とよぶという。HRTにはいわゆるメジャーな効果以外にも種々な副効用がある。それらを表2にまとめるが[13, 14]，最近注目されているアンチエイジングにも通じている部分もあることがわかる。これらを主目的としてのHRT施行については議論のあるところではある。しかし，現代女性においては価値観の多様化に伴い，ライフスタイルも多彩であり，それぞれのニーズに応じた対応ができるようになってきた最近のHRTはまさに人生設計に影響を与える治療法といえる。

4 HRTに対する誤解と真実

このように，HRTは中高年女性のQOLの維持・向上に対する強力なツールの一つであるが，現在のわが国における実際の施行率は対象女性のせいぜい3％程度と見積もられており，より普及することが望まれる状況にある。普及を妨げている要因には，従来からのわが国におけるホルモン製剤へのアレルギー的な感覚に加えて，ここ数年変化してきたHRTの評価に対する情報不足か

表2　あまり知られていないHRTの副効用

- 眼の保護
- 聴力向上
- 鼻閉改善
- 口腔内（歯，口腔粘膜）環境改善
- 皮膚（コラーゲン量，しわ，皮膚の硬さ）改善
- 筋肉増強
- 体力向上
- メタボリック症候群改善
- 糖尿病リスク低下
- 痛風リスク低下
- セクシャリティー改善
- 睡眠改善

など

ら来る誤解があるように思われる。以下の質問に対して，現状ではどう答えるのが正しいのだろうか？

1. HRTは癌を増やすのではないですか？

乳癌の問題からか「HRT＝発癌」という誤った考えが広まっているように思われる。確かにWHI研究では乳癌のリスクは1.26倍と有意に上昇したが，前述のとおりこれは決して高いものではなく，たとえば魚やグレープフルーツを常食している場合のリスク上昇と同様であり，もっとも有名であると思われる喫煙女性における肺癌リスクは非喫煙者女性のそれの約3倍もある。また，case-control studyではあるが，日本人においてHRT施行者ではオッズ比0.432と有意に乳癌リスクが低かったという報告もなされており[15]，少なくともこれまで日本で施行されてきたHRTの管理方法であれば決して危険ではないといえる。さらに，実際の比較には絶対リスクとしての比較のほうが重要であり，1万人の女性に1年間HRTを施行した場合，乳癌の発症は38名であるが，プラセボでも30名が発症するため，その差は8名でしかないことに注目すべきである。

最近，肺癌についてWHI研究のサブ解析としてHRTがそのリスクを上昇させる可能性が報告され，注目を集めた。しかし，実際のデータはETにおいては罹患（HR 1.17（95％信頼区間（CI）：0.81～1.69）），死亡（HR 1.07（95％CI：0.66～1.72））ともにリスクの上昇を認めず[16]，一方，EPTにおいては罹患率の上昇はないものの（HR 1.23（95％CI：0.92～1.63）），死亡率の上昇（HR 1.71（95％CI：1.16～2.52））が認められたというものである[17]。この上昇には非小細胞癌の増加が寄与する部分が大きく，本論文の結論にはHRTよりも喫煙の問題を重視すべきであると述べられている。

一方，大腸癌のようにHRTの施行によって逆にリスクが低下するものもある。エストロゲン投与が各種悪性腫瘍のリスクに及ぼす影響は，現在のところ表3のように考えられており，WHI研究での有子宮者に対するHRT施行者における全悪性腫瘍の罹患率はHR 1.03（95％CI：0.86～1.22）とプラセボ群と有意差はなく[4]，その他のほとんどの報告でも同様の結果である。また，腫瘍死については，多くの検討でHRT施行者のほうがトータルでは死亡率が有意に低いと報告されている。

2. HRTは子宮内膜症や子宮筋腫を再発させると聞いたのですが？

子宮内膜症や子宮腺筋症，子宮筋腫もまたエストロゲン依存性であることはよく知られている。QOLの維持・向上を志向するHRTが閉経によって改善し

表3 エストロゲン投与による各種悪性腫瘍のリスクの変化

- ■リスクが上昇すると考えられるもの（RCT or meta-analysisあり）
  - 乳癌　　　悪性黒色腫
  - 子宮体癌　　低悪性度子宮内膜間質肉腫
  - 卵巣癌
- ■リスクが上昇するとの報告はあるがどちらともいえないもの
  - 子宮頸部腺癌　　　肺癌
  - 胆嚢・胆管癌
- ■リスクは変わらないと考えられるもの
  - 子宮頸部扁平上皮癌　　腎臓癌　　甲状腺癌
  - 腟癌　　　　　　　　　膀胱癌　　膵癌
  - 外陰癌
- ■リスクが減少するとの報告はあるが、どちらともいえないもの
  - 胃癌　　　食道癌　　脳腫瘍
  - 肝臓癌
- ■リスクが減少すると考えられるもの（RCT or meta-analysisあり）
  - 大腸癌

たこれらの疾患による症状を再燃させることがあっては由々しき問題となる。しかし、子宮内膜症に対しては、多くの報告で再燃率は10%以下であり、少ないと結論づけているものが多い[2]。また、子宮筋腫に対しても臨床症状を起こすほどではないと考えられている[2]。実際にはHRT施行時におけるフォローアップが必要ではあるものの、臨床的に問題となるような増悪は少ないものと考えられる。

3. HRTは60歳以上では施行できないのですか？

WHI研究のサブ解析に基づくタイミング仮説の考え方が普及してくるに従い、60歳という年齢が一人歩きしているように思われる。確かに60歳あるいは閉経後10年で層別した場合、有意差が出たことは事実であるが、その結果を解釈する場合には各個人における評価をすべきである。HRTガイドライン上も禁忌ではなく、慎重投与ないしは条件付きで投与可能な症例に入っている。これは現状を再評価し、リスク/ベネフィットを考慮して患者本人とも相談のうえ、施行の可否を決めるべきものという意味であり、一律に禁じたりするようなものではない。

4. HRTは5年しか施行できないのですか？

5年という数字も一人歩きしているようである。WHI研究のサブ解析からい

えることは，5年未満であれば乳癌に対しては安全であるということであり，5年以上施行してはいけないというものではない．それぞれの疾患の発症頻度を考慮すれば心血管疾患や骨粗鬆症の頻度は高く，HRTがこれらを予防・治療する効果で，より長生きできると考えられ，実際，平均年齢73歳の比較的高齢者のコホートにおいてHRTの施行期間が長くなるにつれて寿命が延びたという報告もある[18]．

まとめ

女性医療におけるHRTの現状での位置づけについて概説した．HRTはガイドラインに従った適切な施行を行えば，中高年女性のQOLの維持・向上に役立つ安全かつ強力なツールであることは間違いない．今後，日本においてもHRTが改めて普及していくことが期待される．

文献

1) 日本産科婦人科学会 編：産科婦人科用語集・用語解説集改訂第2版．金原出版，東京，2008
2) 髙松 潔：エストロゲン依存性腫瘍とHRT．日本産科婦人科学会雑誌 62(9)：N173-N180, 2010
3) Whitehead MI, Fraser D：Controversies concerning the safety of estrogen replacement therapy. Am J Obstet Gynecol 156(5)：1313-1322, 1987
4) Writing Group for the Women's Health Initiative Investigators：Risks and benefits of estrogen plus progestin in healthy postmenopausal women：Principal results from the Women's Health Initiative Randomized Controlled Trial. JAMA 288：321-333, 2002
5) The Women's Health Initiative Steering Committee：Effects of conjugated equine estrogen in postmenopausal women with hysterectomy. JAMA 291：1701-1712, 2004
6) Heiss G, Wallace R, Anderson GL, et al.；WHI Investigators：Health risks and benefits 3 years after stopping randomized treatment with estrogen and progestin. JAMA 299：1036-1045, 2008
7) 日本産科婦人科学会・日本更年期医学会（現 日本女性医学学会）：ホルモン補充療法ガイドライン2009年度版．日本産科婦人科学会，東京，2009
8) 髙松 潔，牧田和也，田邊清男，他：HRTと漢方．臨床検査 48：877-884, 2004
9) Shifren JL, Schiff I：Role of hormone therapy in the management of menopause. Obstet Gynecol 115：839-855, 2010
10) 骨粗鬆症の予防と治療ガイドライン作成委員会：骨粗鬆症の予防と治療ガイドライン2006年

版，ライフサイエンス出版，東京，2006
11) Cauley JA, Robbins J, Chen Z, et al.；Women's Health Initiative Investigators：Effects of estrogen plus progestin on risk of fracture and bone mineral density：the Women's Health Initiative randomized trial. JAMA 290(13)：1729-1738, 2003
12) 骨粗鬆症の予防と治療ガイドライン作成委員会：骨粗鬆症の予防と治療ガイドライン 2011 年版．ライフサイエンス出版，東京，2011
13) 髙松　潔：まだまだ知られていない更年期と女性ホルモン．更年期と加齢のヘルスケア 5(1)：84-91, 2006
14) Salpeter SR, Walsh JME, Ormiston TM, et al.：Meta-analysis：effect of hormone-replacement therapy on components of the metabolic syndrome in postmenopausal women. Diabetes Obesity Metabol 8 538-554, 2006
15) Saeki T, Sano M, Komoike Y, et al.：No increase of breast cancer incidence in Japanese women who received hormone replacement therapy：overview of a case-control study of breast cancer risk in Japan. Int J Clin Oncol 13：8-11, 2008
16) Chlebowski RT, Anderson GL, Manson JE, et al.：Lung cancer among postmenopausal women treated with estrogen alone in the women's health initiative randomized trial. J Natl Cancer Inst 102：1413-1421, 2010
17) Chlebowski RT, Schwartz AG, Wakelee H, et al.；for the Women's Health Initiative Investigators：Oestrogen plus progestin and lung cancer in postmenopausal women (Women's Health Initiative trial)：a post-hoc analysis of a randomised controlled trial. Lancet 374：1243-1251, 2009
18) Paganini-Hill A, Corrada MM, Kawas CH：Increased longevity in older users of postmenopausal estrogen therapy：the Leisure World Cohort Study. Menopause 13(1)：12-18, 2006

コラム

〜振り子はまた振れるのか？― HRT に対する考え方の最近の変化〜

　ここ数年，HRT に関しては次々と新しい臨床研究結果が報告されている。今までの概念を覆す結果ほど論文として accept されやすいという publication bias や話題になりやすい出来事ほど報道されやすいというマスコミの現状も考慮する必要はあるが，日本女性医学会（旧 日本更年期医学会）ホームページなどから最新情報の入手に努め，正確な情報を得ることが重要である。

6 婦人科がんになりやすい女性

琉球大学大学院医学研究科 環境長寿医科学女性・生殖医学講座　青木陽一

❗Point

- 子宮頸がんの発がんには，HPV持続感染と強力なco‐factorの存在が必要である。
- 子宮体がんの増加は女性のライフスタイルの変化が，より長期間の「Unopposed estrogen環境」をもたらした結果と考えられる。
- 卵巣がん発生には排卵が関与し，その修復・再生過程で遺伝子異常が起こり発がんするものと考えられている。
- HNPCCのミスマッチ修復遺伝子，家族性卵巣がんのBRCA1，BRCA2遺伝子とミスマッチ修復遺伝子が遺伝的因子として重要である。

　日常臨床で遭遇する婦人科がんの多くは，環境因子などの影響の積み重ねにより遺伝子に変異が生じ発生すると考えられている。しかしがんの発生が家族内に集積していたり，同一個体に多臓器がんの重複が認められるように，がんの発生には遺伝的因子が深く関与していると考えられる。それゆえがんにかかりやすい女性は確かに存在する。ここでは，子宮頸がん，子宮体がん，卵巣がんについて，がんになりやすい女性はいるのか，環境因子と遺伝的因子の観点から話を進めていきたい（表）。

1 子宮頸がん

　子宮頸がんは20歳代，30歳代での罹患率の急上昇，予防ワクチンの登場などがあり，なりやすい女性をより明らかにしておきたいがんである。子宮頸がんの発生にHuman papillomavirus（HPV）が重要な役割を果たしていることが明らかにされている。

表 婦人科がん発生の主な環境因子と遺伝的因子

	子宮頸がん	子宮体がん	卵巣がん
環境因子	HPV感染 喫煙 性行動・妊娠 他の腟内感染 ピル 免疫不全 生活習慣	妊娠・分娩回数が少ない PCOS, 排卵障害 肥満 糖尿病 ピル（予防的） SERM 抗精神病薬 IUD（予防的）	妊娠・分娩回数が少ない 肥満 喫煙（粘液性腫瘍） 子宮摘出・卵管結紮既往 ピル（予防的）
遺伝的因子	HLA class II	HNPCC	BRCA1/2 HNPCC

1. 環境因子

① Human papillomavirus（HPV）感染

発がんに対する high risk HPV には HPV 16型, 18型, 31型, 33型, 35型, 52型, 58型などがある。日本人女性の子宮頸がんでの HPV 型別頻度は, HPV 16, 18型がもっとも高頻度で六十数％を占め, 特に20〜40歳代では70〜80％が HPV16, 18型を原因とする。HPV は性交により感染し, 感染が持続した high risk HPV の一部が子宮頸がんへと進行する。

② 喫煙

喫煙女性の頸管粘液中, 喫煙男性の精液中に観察されるタバコ関連発がん物質（ニコチンやその代謝産物コチニン等）が, 異形成, 頸がん発生への病的役割をしていると考えられている。2004年に, International Agency for Research on Cancer（IARC）は, 喫煙が頸がん発症の原因の一つであるとし, 2006年には, International Collaboration of Epidemiological Studies of Cervical Cancer（ICESCC）から, 子宮頸部扁平上皮がんの発症に関して, 喫煙女性では非喫煙女性と比べ, 相対危険度（RR）1.60（95％ CI, 1.48〜1.73）, さらに過去の喫煙に関しても有意な危険率増加が示された[1]。受動喫煙に関しても CIN 1, CIN 2以上に進行しやすいことが報告されている。

③ Sexual activity

HPV 感染はもっとも重要なリスクファクターであることは明らかであり, これに関連して, 若年者の初交年齢が早い, パートナーの数が多いなど sexual activity が高いほどリスクが高い。

④性行動による感染（Sexually transmitted infections：STI）

子宮頸がん患者ではクラミジア，ヘルペスウイルス抗体価（HSV-2）が高い人が多く，これらの感染がリスク因子と認識されている。また，嫌気性菌，トリコモナスが腟内細菌を介してニトロソアミンを産生していること，細菌性腟症と頸部異形成との関連を指摘する報告もみられる。HPV 感染が成立するためには，上皮構造の破壊が必要であり，これらの感染の関与が指摘されている。

⑤経口避妊薬（Oral contraceptives：OC）

イギリスのデータベースを用いた研究で，子宮頸がんに関して OC 服用者では 10 万人あたり 5.1 人増えるとした。International Agency for Research on Cancer（IRCA）も OC をリスク因子とし，5 年以上の服用で 1.9 倍になると述べている。しかし，疫学研究は OC 服用者と非服用者の性的活動の違いを考慮していないことが多く，OC に何の関連もない可能性も依然として存在するため，さらなる検討が必要である。

⑥免疫不全

HIV 感染，免疫抑制剤が投与されている腎移植患者，ステロイド製剤等が投与されている SLE 患者など免疫能が低下する状態にある場合，子宮頸部異形成，子宮頸がんのリスクが上昇することが知られている。

⑦食生活─微量栄養素

子宮頸部発がんに食事が及ぼす影響に関して，非常に限られたエビデンスではあるが，vitamin A, B_6, B_{12}, C, E, 葉酸はリスク軽減に影響するという報告がみられる。Vitamin A, E などは活性酵素発生の抑制，vitamin C は抗酸化作用との関連での報告である。食事と頸がん発症の因果関係を示すには，HPV 感染の因子を明確に取り扱った前方視的研究が必要である。

☕ コラム

～どんな人が子宮頸がんになりやすいのか？～

発がんのためには HPV の持続感染と強力な co-factor が必要であり，子宮頸がんになりやすい人とは HPV 感染の機会が多く，HPV 感染細胞ががん化するための co-factor を有する人ということになる。

⑧生活習慣・環境，社会経済状態

感染防御，清潔保持の観点から，男性の割礼習慣のある国では子宮頸がん発生のリスクは低く，日本では入浴習慣の重要性が指摘されている。子宮頸がんの8割以上が発展途上国に発生していること，それらの国からの報告では社会経済的因子のみが子宮頸がん発生に有意であったとの報告から，これらの因子は重要であり，この分野でのさらなる疫学研究進展が望まれる。

2．遺伝的因子

子宮頸がんの遺伝的リスクに関してはあまり知られていないが，子宮頸がん発生の家系調査でその可能性を指摘する報告はみられる。

HLAはHPV感染の免疫学的制御に関連して，子宮頸部発がんリスクに影響すると考えられ多数の報告がみられ，HLA Class II DRB1＊13/DBQ1＊0603 allelesが子宮頸がん発症のリスクを下げることは，多くの研究で報告されている。他の子宮頸がん感受性遺伝子として，GST，p21，WAF1，p53等の多型，TAP1/2とHPV抵抗性，易感染性等が指摘されているが，いずれの研究も対象数が少ない検討といわざるをえず，今後のさらなる発展が期待される。

2 子宮体がん

わが国における子宮体がんの罹患数は年々増加傾向にあり，国立がん研究センターがん対策情報センターの地域がん登録全国推計によるがん罹患データによると，2005年には10万人あたり9.8人と30年前の5.2倍，10年前の1.5倍に増加している（図）。子宮がん全体に占める割合も1970年代では，10％程度であったが，日本産科婦人科学会婦人科腫瘍委員会報告によると2008年の患者数は，子宮頸がん（浸潤がん）が5,381人であったのに対し，子宮体がん

コラム

〜子宮体がん罹患率と女性のライフスタイル〜

子宮体がん罹患率の増加は，少子化・晩婚化や食生活の欧米化など女性のライフスタイルの変化が，より長期間の「黄体ホルモンに拮抗されないエストロゲン環境」をもたらした結果と考えられる。

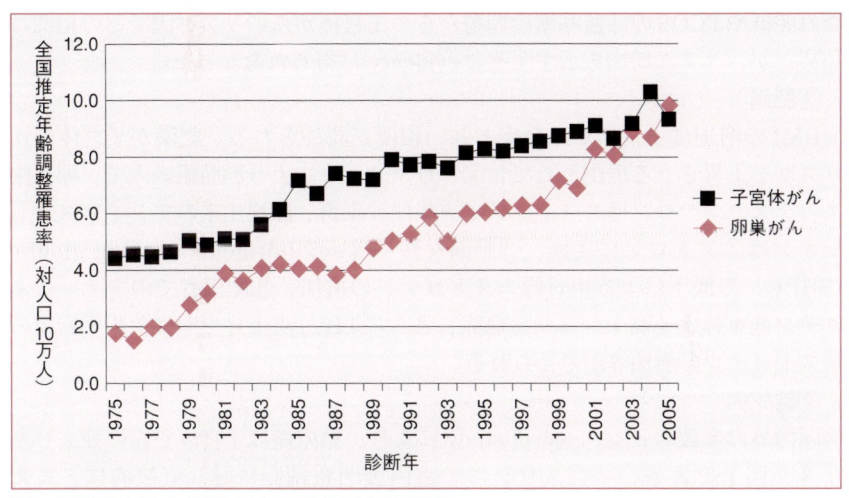

図 子宮体がんと卵巣がんの罹患率年次推移
(国立がん研究センターがん対策情報センターの地域がん登録全国推計によるがん罹患データ)

は 5,398 人と初めて子宮頸がん患者数を上回った。

1. 環境因子

①経妊・経産回数

　妊娠・分娩回数が少ないことが子宮体がんのリスク因子に挙げられる。妊娠中に大量に分泌されるエストリオール，黄体ホルモンの抗エストラジオール作用，分娩に伴う子宮内膜の剥離などが子宮体がん発生のリスクを低下させると考えられている。ノルウェーでのコホート研究（76万人を対象）では，最終分娩から10年以内の子宮体がん発生は，未産婦をreferenceとして，2回までの経産婦では約0.25，3回以上では約0.1に低下すると報告された。わが国のcase-control studyでも，妊娠数1以下はリスク因子（OR 2.87，95％ CI 1.10～7.47）であり，経産回数が多くなるにつれリスクは低くなる。初回の出産年齢についてのリスクに関しては，結果が一定ではないが，高齢出産はリスクを低下させるとされる。

②多囊胞性卵巣症候群（PCOS），排卵障害

　多くの報告では若年子宮体がんにPCOS・排卵障害を伴うとされる。また，慢性的な無排卵，高アンドロゲン血症と関連する多毛症，アクネの患者で子宮体がんの発症リスクが上昇するとされる。しかし，meta-analysisでは不適切

な対照群やPCOSの診断基準の問題から，子宮体がんのリスク因子との相関は認めたが，リスク増加を示す明確なevidenceは得られなかった．
　③肥満
　BMIの増加は子宮体がん発症と強い相関が認められる．肥満が子宮体がんリスクを上昇させる理由として，①アロマターゼにより脂肪組織内で，卵巣由来のテストステロンはエストラジオールに，副腎，卵巣由来のアンドロステンジオンはエストロンに変換，②肥満女性では sex hormone-binding globlin（SHBG）の低下による相対的エストロゲンの増加，③肥満者でのアディポネクチン低下による高インスリン血症，さらにLH分泌上昇や卵巣莢膜細胞でのテストステロン増加等が考えられる．
　④糖尿病
　国内外の多数のcase-control studyにより，糖尿病は子宮体がんの独立したリスク因子である．インスリンは子宮内膜間質細胞に対し直接的に，またinsulin-like growth factor binding protein（IGFBP）-1の抑制によりIGFの作用を増強することで間接的にmitogenic effectを有すること，さらにSHBG濃度を低下させエストロゲンを相対的に増加させることが，原因と考えられる．
　⑤経口避妊薬（OC）
　後述する卵巣がんと同様，OCの潜在的副効用の一つとして服用によりリスクが低下する．米国CDCの研究では未産婦においてもっとも顕著であり，OR 0.4（95% CI，0.2〜0.9）であった．Oxford Family Planning Association Contraceptive Studyの前向きコホート研究でも，非服用者と比較してRR 0.1（95% CI，0.0〜0.7）とリスク低下が示された．
　⑥閉経年齢
　52歳以降で閉経した女性では，49歳以前に閉経した女性と比べて，2.4倍の子宮体がんリスクがあるとする報告があるが，閉経年齢の不正確さが問題である．
　⑦ Selective estrogen receptor modulator（SERM）
　タモキシフェンは子宮内膜のアゴニストであり，子宮体がんリスクを上昇させる．5年以上の投与で4〜10倍と報告されている．ラロキシフェンは子宮体がん発生に影響を及ぼさないとされる．
　⑧抗精神病薬
　閉経前女性に対する抗精神病薬の使用は糖尿病，肥満とともに子宮体がんのリスク因子とされる．抗精神病薬による高プロラクチン血症，排卵障害が原因

とされるが，他の因子の影響も考慮する必要がある。
　⑨子宮内避妊器具（Intrauterine devise：IUD）
　IUDは急性・慢性炎症と子宮内膜細胞の形態変化をもたらし，異型細胞の減少，内膜の完全剥離，ホルモン受容体の減少などにより子宮体がんのリスクを下げると考えられている。meta-analysisでもIUD使用は子宮体がんの発症リスクを減少させると報告されている。
　⑩高血圧
　疫学研究では，高血圧の子宮体がんリスクとしての結果は一貫しておらず，作用機序も不明である。
　2．遺伝的因子
　全子宮体がんの約1％程度がHNPCC関連と推測されている。1993年にHNPCCの原因がDNAのミスマッチ修復遺伝子（MSH2，MLH1，MSH3，MSH6，PMS1，PMS2）の異常により発がんすることが明らかとなった[2]。HNPCC患者では発生腫瘍の80％以上がmicrosatellite instability，MSIを示し，生涯にわたりがんが多発しやすい状態にある。平均発症年齢は43歳〜45歳と考えられていて，20歳未満の発症は比較的少数で，子宮体がんの生涯リスクは40〜60％と大腸がんのリスクと同等あるいはそれ以上とされている。

③ 卵巣がん

　子宮体がんと同様，卵巣がんも罹患率は上昇の一途にあり（図），卵巣がんリスクを高める環境要因の増加が示唆される。出産数の減少，食生活習慣の欧

☕ コラム

〜遺伝性非ポリポーシス大腸がん
（Hereditary non-polyposis colorectal cancer：HNPCC）〜
　家系内に大腸がん，子宮内膜がん，卵巣がん，小腸，尿管，腎盂，胃がん等のがんが多発する常染色体優性遺伝性疾患であり，全大腸がんの2〜5％程度を占めるもっとも頻度の高い遺伝性腫瘍の一つと考えられている。

米化による肥満およびホルモン環境の変化が考えられる。
1．環境因子
①妊娠分娩歴
　出産回数と卵巣がんのリスクには，負の相関があるという報告が多い。未産婦の卵巣がんリスクが5倍という報告や妊娠回数が1回増えることで，リスクが16〜22％減少するという報告もある。授乳に関しては，多くの研究でリスクと相関しないと結論づけられている。
②不妊治療
　排卵誘発剤の使用と卵巣がんリスクの上昇に関連ありとする報告がみられるが，症例数が少ない等，解釈には慎重を要する。PCOSでは2.5倍の卵巣がんリスク増加も報告されている。
③経口避妊薬（OC）
　一般に低用量ピルの服用により卵巣がんのリスクは低下するといわれており，1年以上の服用により50％以上のリスク低下が報告されている。Oxford Family Planning Association Contraceptive Studyの前向きコホート研究でも，3〜6ヵ月の服用でRR 0.6（95％CI，0.4〜0.9）となり，10年以上の服用ではRR 0.2（95％CI，0.1〜0.4）に低下すると報告されている。
④手術療法
　子宮摘出，卵管結紮の既往により卵巣がんリスクの30〜70％の減少が報告されている。
⑤ホルモン補充療法
　近年，ホルモン補充療法が卵巣がんのリスク因子になりえるとの報告が散見され，組織型では類内膜腺がんにおいて因果関係が示唆されている。

☕ コラム

〜卵巣がん発生と排卵〜
　卵巣表層上皮から発生する卵巣がんの発生には排卵が関与している。排卵により卵巣表層上皮の一部が破綻し，その修復・再生過程で遺伝子異常が起こり発がんするものと考えられている。

⑥食生活習慣
　食生活の変化，特にエネルギー摂取量の増加による肥満，動物性脂肪が腸内細菌を介してエストロゲンを増加させていることが一因と考えられる．β-カロテンは子宮体がん同様，リスクを減少させるという報告もある．

⑦喫煙
　以前の研究では喫煙は卵巣がんの発生リスクとならないとされていたが，最近のメタアナリシスにより，喫煙者においては粘液性卵巣がんの発生が2.1倍，95％CI 1.7〜2.7となるが，漿液性腺がん，類内膜型腺がん，明細胞腺がんでは発生危険度の増加は観察されないと報告された．さらに粘液性がん発生のリスクは喫煙量により増大するが，禁煙により20〜30年の内に非喫煙者と同等になることも示されている．

2. 遺伝的因子

　遺伝性卵巣がんの主なものは，遺伝性卵巣がん症候群，遺伝性乳がん・卵巣がん症候群，HPNPCC関連卵巣がんがあり，これ以外の原因はまれである．
　BRCA1，BRCA2の遺伝子変異に関する検討によると，欧米では家族性乳がん家系では約45％，家族性乳がん卵巣がん家系では約80％にBRCA1の異常が関与し，日本でも乳がん卵巣がん家系の77％，卵巣がん家系の42％に異常が認められた．BRCA2の異常は，欧米では家族性乳がん家系の約35〜45％，家族性乳がん卵巣がん家系の10〜25％と低く，日本でも両者で6.7％と低頻度である．一般に卵巣がん罹患の生涯リスクは約1.8％とされるが，BRCA1/2 carrierでは16〜30％と異常に高率となる．卵巣がんの約10％はBRCA1/2 carrierに発症し，おおよそ800人の女性に1人がBRCA1/2変異を保有しているとされる．BRCA1の卵巣がんに対する浸透率は80歳までに36％，BRCA2の浸透率はBRCA1より低率であるとされる．BRCA1/2の転写制御，DNA修復機能の異常が，乳がん卵巣がんのがん化に関与しているとされる．

コラム

〜家族性卵巣がんの遺伝子変異〜
　家族性卵巣がんのなかでは，BRCA1，BRCA2遺伝子変異は65〜75％，ミスマッチ修復遺伝子変異は10〜15％とされる．

HNPCC家系女性の卵巣がん生涯リスクは12％とされており，子宮体がんのリスクよりは低い。好発年齢は40歳代で，非漿液性，高分化～中分化型，進行期Ⅰ，Ⅱ期が多い。BRCA1/2に関しては，盛んに変異のスクリーニングや予防的卵巣摘出の検討がなされているものの，卵巣がんの大多数を占める散発症例においてはBRCA1/2の変異はまれであり[3]，BRCA1/2 pathwayの解明，さらに他の遺伝子のBRCA pathwayへの関与の解析が進むことが期待される。

文献

1) International Collaboration of Epidemiological Studies of Cervical Cancer：Carcinoma of the cervix and tobacco smoking：Collaborative reanalysis of individual data on 16,563 women with carcinoma of the cervix and 23,017 women without carcinoma of the cervix from 23 epidemiological studies. Int J Cancer **118**：1481-1495, 2006
2) Fisher R, Lescoe MK, Rao MR, et al.：The human mutator gene homolog MSH2 and its association with hereditary nonpolyposis colon cancer. Cell **75**：1027-1038, 1993
3) Berchuck A, Heron KA, Carney ME, et al.：Frequency of germline and somatic BRCA1 mutations in ovarian cancer. Clin Cancer Res **4**：2433-2437, 1998

第3章

女性によくある症状・病気

1 女性と片頭痛

牧田産婦人科医院　牧田和也

❗ Point

- 片頭痛は，周期的に認められる激しい頭痛発作により，著しい quality of life の低下を招く一次性頭痛である．
- その診断は，国際頭痛学会の国際頭痛分類第 2 版に掲載されている診断基準に沿って行う．
- 女性においては，月経周期，妊娠・出産・授乳，閉経といった各ライフステージに伴う女性ホルモンの変動との関連性が高い．
- 特に月経に関連して認められる頭痛は，単なる月経随伴症状と捉えず，その頭痛の特徴を問診し，片頭痛の可能性を探る必要がある．
- 月経に関連して認められる頭痛に着目することで，潜在的な片頭痛患者の発見につながる．

　片頭痛（Migraine）は，周期的に認められる激しい頭痛発作により，著しい quality of life（QOL）の低下を招く一次性頭痛[1,2]の代表である．これまでの疫学調査から，女性の有病率が高く，月経はその最大のトリガーであるといわれている．

　ここでは，片頭痛についての疫学・臨床症状とその診断・治療法を概説するとともに，女性の片頭痛を診る際の留意点についても述べてみたい．

1 片頭痛の疫学

　これまでに諸外国およびわが国で報告されている片頭痛に関する疫学調査[3]によれば，その有病率は男性で 2 〜 7.5 ％，女性で 9.1 〜 17.7 ％ となっている．わが国における一般住民を対象とした疫学調査[3]には，坂井らの報告と竹島らの報告があり，いずれも調査時より過去 1 年間に経験した頭痛に関する調査であるが，全体の有病率は坂井らの報告では 8.4 ％，竹島らの報告では 6.0 ％ で

あった。

　性別でみると，坂井らの報告では男性3.6％に対して女性12.9％，竹島らの報告でも男性2.3％に対して女性9.1％と，いずれも女性の有病率は男性の3.6～3.9倍高くなっている。

❷ 片頭痛のサブタイプとその診断

　片頭痛は，頭痛発作に先行ないし随伴する局在神経症状（前兆）を認める「前兆のある片頭痛（Migraine with aura）」と前兆を認めない「前兆のない片頭痛（Migraine without aura）」の2つの主要なサブタイプに分類される[1,2]。片頭痛のサブタイプ別の有病率をみると，先に述べた坂井らの報告では，前兆のない片頭痛が5.8％，前兆のある片頭痛が2.6％であったが，男女別にみると，前兆のない片頭痛は男性で2.1％，女性で9.3％，前兆のある片頭痛は男性で1.4％，女性で3.6％であった。竹島らの報告でも，前兆のない片頭痛は男性で1.9％，女性で8.1％，前兆のある片頭痛は男性で0.4％，女性で1.0％となり，相対的に前兆のない片頭痛がより女性に多い傾向がある。

　片頭痛の診断に関しては，国際頭痛学会によるThe International Classification of Headache Disorders：2nd Edition：ICHD-Ⅱ（邦訳名：国際頭痛分類第2版）[1,2]に明確な診断基準が記載されている。**表1**に前兆のない片頭痛の診断基準を，**表2**に前兆のある片頭痛の診断基準を示す。いずれにおいても，未治療もしくは治療が無効の場合には，頭痛の持続時間が4～72時

表1　前兆のない片頭痛の診断基準

A. B～Dを満たす頭痛発作が5回以上ある
B. 頭痛の持続時間は4～72時間（未治療もしくは治療が無効の場合）
C. 頭痛は以下の特徴の少なくとも2項目を満たす
　1. 片側性　2. 拍動性　3. 中等度～重度の頭痛
　4. 日常的な動作（歩行や階段昇降などの）により頭痛が増悪するあるいは頭痛のために日常的な動作を避ける
D. 頭痛発作中に少なくとも以下の1項目を満たす
　1. 悪心または嘔吐（あるいはその両方）
　2. 光過敏および音過敏
E. その他の疾患によらない

（国際頭痛学会・頭痛分類委員会（日本頭痛学会・国際頭痛分類普及委員会　訳）：Ⅰ．片頭痛．国際頭痛分類第2版，医学書院，東京，pp2-17, 2007[2]より抜粋）

表2　前兆のある片頭痛の診断基準（典型的前兆に片頭痛を伴うもの）

A. B～Dを満たす頭痛発作が2回以上ある
B. 少なくとも以下の1項目を満たす前兆があるが，運動麻痺（脱力）は伴わない
　1. 陽性徴候（きらきらした光・点・線）および・または陰性徴候（視覚消失）を含む完全可逆性の視覚症状
　2. 陽性徴候（チクチク感）および・または陰性徴候（感覚鈍麻）を含む完全可逆性の感覚症状
　3. 完全可逆性の失語性言語障害
C. 少なくとも以下の2項目を満たす
　1. 同名性の視覚症状または片側性の感覚症状（あるいはその両方）
　2. 少なくとも1つの前兆は5分以上かけて徐々に進展するかおよび・または異なる複数の前兆が引き続き5分以上かけて進展する
　3. それぞれの前兆の持続時間は5分以上60分以内
D. 「前兆のない片頭痛」の診断基準B～Dを満たす頭痛が，前兆の出現中もしくは前兆後60分以内に生じる
E. その他の疾患によらない

（国際頭痛学会・頭痛分類委員会（日本頭痛学会・国際頭痛分類普及委員会　訳）：Ⅰ．片頭痛．国際頭痛分類第2版，医学書院，東京，pp2-17, 2007[2]）より抜粋）

間以内とされており，またその特徴として，片側性，拍動性，（歩行や階段昇降などの）日常的な動作による頭痛の増悪ないし頭痛のための動作制限，悪心・嘔吐，光過敏および音過敏などが挙げられている。

　また前兆としては，運動麻痺（脱力）を伴わない完全可逆性の視覚症状（きらきらした光・点・線および・または視覚消失）や感覚症状（チクチク感および・または感覚鈍麻）あるいは完全不可逆性の失語性言語障害が挙げられている。

　したがってこれらの診断基準に準じれば，片頭痛の診断は，どの科においても可能ではある。しかしながら，多忙でかつ1人当たりの診療時間が限られた一般外来のなかで，患者の頭痛の特徴を正確に問診することは必ずしも容易ではない。そこでまずは，患者の訴える頭痛が片頭痛によるものの可能性が高いか否かをスクリーニングすることが重要であり，そのための診療支援ツールがいくつか存在する[3]。

　「ID Migraine」は，2003年Liptonらが報告した自己記入式のツールであり，「頭痛発作のときに，①日常生活への支障がある，②悪心がある，③光に対する煩わしさがある，の3項目のうち2項目以上満たす場合を片頭痛と診断する」というものである。わが国においても，そのスクーリング率は89％と報告されており，この「ID Migraine」を発展させる形で，頭痛医療推進委員会監

修・日本頭痛学会後援により片頭痛をスクリーニングするための問診票である「片頭痛スクリーナー」が開発された[3]。これは，過去3ヵ月間にあった頭痛について，①体動による頭痛の増悪，②吐き気ないし胃のムカムカ感，③光過敏，④臭過敏，の4項目に回答するもので，各々の質問に対して「なかった」「まれ」「ときどき」「半分以上」の4段階にわけて判定する．4項目中2項目以上で「ときどき」あるいは「半分以上」と回答した場合を「陽性」と判定するが，その場合片頭痛である確率は90％以上になるとされる．これらの診療支援ツールを用いることで，各科一般外来において片頭痛患者のスクリーニングが容易に可能となる．

しかしながら，これらのツールにて「片頭痛」が疑い難く，以下のような特徴を有する場合は，器質性疾患に伴う二次性頭痛との鑑別が非常に重要となるので，神経内科ないし脳神経外科などへのコンサルテーションが必要となる．
①突然発症した今までに経験したことがないような激しい頭痛を認める場合
②日頃認められている頭痛と明らかに様子が異なる頭痛を認める場合
③その頻度と程度が経時的に増悪していく頭痛を認める場合
④50歳以降に初発した頭痛
⑤神経脱落症状（神経麻痺，歩行障害，言語障害など）を有する頭痛
⑥精神症状（会話が支離滅裂，認知症の傾向など）を有する頭痛
⑦発熱，項部硬直などの髄膜刺激症状を有する頭痛

３ 月経随伴症状と片頭痛

女性においては，10代初めの思春期から50代半ばの更年期までの約40年間，女性ホルモンの働きによりいわゆる「月経周期」が形成されるが，そのこと自体が女性の身体ならびに精神面に少なからぬ影響を及ぼしていることは周知の事実である．

その代表的な影響は，月経に伴う子宮由来の疼痛とそれに関連して認められる随伴症状であるが，片頭痛の最大のトリガーは月経であるといわれているように，その出現時期や症状の増悪に月経が関連しているものが存在する．ICHD-Ⅱ[1,2] おいて，まだ付録（Appendix）という分類ではあるが，「月経関連片頭痛」という項目が存在する（**表3**）．

これらはすべて「前兆のない片頭痛」に属するが，頭痛発作が月経開始2日前から月経3日目までの間にのみ生じ，月経周期中の他の時期に認めないもの

表3　月経関連片頭痛

◆前兆のない純粋月経時片頭痛
　A. 月経のある女性にみられる片頭痛発作で「前兆のない片頭痛」の基準を満たす
　B. 発作は月経（注1）開始日（Day 1）±2日（すなわち月経開始2日前から3日目まで）（注2）のみに生じ、月経周期3回中2回以上で認め、月経周期中のその他の時期には認めない

◆前兆のない月経関連片頭痛
　A. 月経のある女性にみられる片頭痛発作で「前兆のない片頭痛」の基準を満たす
　B. 発作は月経（注1）開始日（Day 1）±2日（すなわち月経開始2日前から3日目まで）（注2）に生じ、月経周期3回中2回以上で認め、月経周期中その他の時期にも認める

■注
1. 本分類の目的上、正常月経周期、または混合ホルモン、経口避妊薬および周期的ホルモン補充療法の場合のように外因性プロゲステロン使用中止によって生じる子宮内膜出血を月経とする。
2. 月経初日をDay 1とし、その前日をDay −1とする。Day 0はない。

（国際頭痛学会・頭痛分類委員会（日本頭痛学会・国際頭痛分類普及委員会　訳）：Ⅰ. 片頭痛. 国際頭痛分類第2版，医学書院，東京，pp2-17, 2007[2]）より抜粋）

を「前兆のない純粋月経時片頭痛」、これらの時期以外にも頭痛発作を認めるものを「前兆のない月経関連片頭痛」と定義している。

　婦人科領域において、月経時の下腹部の疼痛も含めたさまざまな随伴症状が、子宮内膜症や子宮筋腫などの明らかな婦人科疾患を有しないのにもかかわらず日常生活に多大な影響を及ぼしている場合は、「機能性月経困難症」としてこれまでも治療の対象としてきたが、月経時に認められる頭痛に対しても同様に、その性状をほとんど分析することなく、単なる「機能性月経困難症」による随伴症状の1つとして対処してきた現実がある。

　著者らは首都圏の婦人科クリニック5施設の協力を得て、機能性月経困難症患者における随伴症状と月経に関連して認められる頭痛の合併頻度とその性状について、実態調査を行った[4]。

　その結果、21歳から45歳までの機能性月経困難症患者48名（平均年齢30.3歳）中40名（83.3％）が日常的に頭痛の経験があると回答し、そのうちの35名（87.5％）が月経前から月経時にかけて頭痛を認めることがあると回答した。さらに日常的に頭痛の経験があると回答した40名のうち、国際頭痛分類の「前兆のない片頭痛」の診断基準を、問診票の回答結果のみで満たす者が6名（15.0％）、片側性もしくは拍動性の頭痛であれば診断基準を満たす者が9名（22.5％）おり、40名中15名（37.5％）が片頭痛患者である可能性が考えられた。またこれら15名中11例（73.3％）は、月経関連片頭痛の診断基準も満た

す可能性があることが判明した．しかしながら，これら頭痛を有する症例の約半数は，頭痛に関してこれまで1度も医療機関を受診しておらず，反対に医療機関のなかでも頭痛に関する専門外来を受診しているのはわずか4例のみであった．

　以上の調査結果から，産婦人科外来を受診する機能性月経困難症患者に対して，月経時を含めて頭痛の訴えがないのかどうか，もし頭痛を認めるようであればその性状等を積極的に聴取することで，（月経関連）片頭痛の発見とそれに対する適切な治療に努める必要があると思われた．

4 片頭痛の治療

　日本頭痛学会がまとめた「慢性頭痛の診療ガイドライン」[5] によれば，片頭痛の急性期治療薬としては，軽度～中等度の頭痛にはアスピリン，ナプロキセンなどの非ステロイド性抗炎症薬（non-steroidal anti-inflamatory drugs：NSAIDs）を，中等度～重度の頭痛や軽度～中等度の頭痛でも過去にNSAIDsの効果がなかった場合には，トリプタン系薬剤が推奨されている．トリプタン系薬剤は現在，スマトリプタン（イミグラン®），ゾルミトリプタン（ゾーミッグ®），エレトリプタン（レルパックス®），リザトリプタン（マクサルト®），ナラトリプタン（アマージ®）の5種類がある．剤型も通常の経口剤以外に口腔内速溶錠（ゾーミッグ®），点鼻薬（イミグラン®），注射剤（イミグラン®）が存在し，症例に応じて使用しやすい剤型を選択することが可能である．トリプタン系薬剤を使用する際にもっとも重要なことは，その服用のタイミングで

☕ コラム

〜月経困難症と片頭痛は，月経に関連した共存症（comorbidity）としてとらえていくべきである！〜
　わが国の産婦人科医には，月経困難症と片頭痛を（月経時の）共存症ととらえ，管理すべきであるという概念は浸透していない．しかしながら，月経周辺の頭痛に関しては，「片頭痛」の可能性を念頭に起き，月経困難症とは一線を画した適切な対処が望まれる．

ある．すなわち頭痛発作がピークを迎える時点ではなく，頭痛発作が襲ってきた早期の段階での服用のほうがその鎮痛効果は高いとされており，そのための適切な服薬指導が望まれる．また薬物乱用頭痛に移行しないためには，1ヵ月に10日以上の服用は避けるべきである．

　一方で，激しい頭痛発作時の疼痛緩和という点よりもむしろ発作を認めていない段階からの連続的な服用によるその発作自体の発症予防への効果が期待される治療法としては，漢方療法が挙げられる．代表的な漢方製剤としては呉茱萸湯が挙げられるが，中高年女性に多く認められる「緊張型頭痛」が主体となった場合は，釣藤散のほうが有効な場合もある．

まとめ

　以上，女性に多い片頭痛の診断と治療を中心に述べてきた．片頭痛は，日常生活に多大な影響を及ぼし，QOLを低下させる病態であり，産婦人科外来においてもプライマリーケアの一環として，その診断と治療に積極的に参画してもよいと考える．

文献

1) Headache Classification Subcommittee of the International Headache Society：The International Classification of Headache Disorders：2nd ed. Cephalalgia 24（Suppl 1）：1-160, 2004
2) 国際頭痛学会・頭痛分類委員会（日本頭痛学会・国際頭痛分類普及委員会 訳）：I．片頭痛．国際頭痛分類第2版．医学書院，東京，pp2-17, 2007
3) 鈴木則宏 編：頭痛診療ハンドブック．中外医学社，東京，2009
4) 牧田和也，稲垣美恵子，北村重和，他：機能性月経困難症患者における月経随伴症状と月経関連片頭痛に関する実態調査．日本頭痛学会誌 37：320-325, 2010
5) 日本頭痛学会 編：慢性頭痛の診療ガイドライン．医学書院，東京，2006

2 女性と貧血

多賀レディースクリニック　　多賀理吉

⚠ Point

- ■生殖年齢にある女性では，そのこと自体が貧血のリスクとなる。
- ■大部分は鉄欠乏性貧血であり，原因として，過多月経など月経異常が多い。
- ■貧血をきたす疾患では，子宮筋腫や子宮腺筋症などの器質性疾患のみならず，ホルモン分泌異常に起因する機能性のものにも注意する。
- ■貧血はQOLを著しく低下させるので，鉄剤投与のほか，的確な診断に基づく原因療法が必要である。
- ■基本的には内科疾患である貧血のプライマリーケアにおいては，内科医との連携が重要である。

貧血を主訴に内科を受診し，貧血以外は内科的に問題がない場合，その原因検索のために婦人科へ紹介されてくる患者も多い。また逆に，婦人科で診ている過多月経に伴う貧血患者のなかに，血液疾患がはじめて診断される場合もある。このように，産婦人科のプライマリーケアにおいて，貧血は，内科との連携も重要である。

1 女性と貧血

鉄欠乏の原因を**表1**に示すが，これら因子のなかに，女性特有のものが多く含まれている。成人女性の約10％に鉄欠乏性貧血がみられるといわれている。一般的には鉄の需要増大によるものであるが，若い女性のダイエットや偏食による鉄欠乏など，供給低下によるものにも注意する必要がある。月経周期を有する生殖年齢の女性においては，月経による周期的失血があり，男性に比べて，また非生殖年齢の女性に比較して，潜在的に貧血になりやすい素地がある。**表2**に示すように，末梢血の血液一般検査では，赤血球系の基準値に性差があり，赤血球数（RBC），血色素量（Hb），ヘマトクリット（Ht）において，女性で

表1 鉄欠乏の原因

需要増大	月経過多 出血―消化管出血・痔 　　　　血尿 成長期 妊娠・出産・授乳 血管内溶血―発作性夜間血色素尿症
供給低下	偏食 吸収不全―胃切除後など

(浦部晶夫：東京都医師会雑誌 63：1682-1687, 2010[1]）より引用）

表2 赤血球系の基準値

	男性	女性
RBC	420～600×10^4/μL	380～500×10^4/μL
Hb	13.0～17.5g/dL	11.5～15.0g/dL
Ht	40.0～55.0%	35.0～55.0%
MCV	86～98fL	
MCH	27～35pg	
MCHC	31～35g/dL	
Plt	15～35×10^4/μL	

(米山彰子：日本臨牀 62（増刊号）：553-557, 2004[2]）より引用）

は低値になっている。

　貧血の症状には，顔面蒼白，めまい，易疲労性，倦怠感，動悸，息切れなどがあるが，性器出血異常による貧血では，貧血の進行が緩徐で慢性的なことが多く，著明な血色素量の低下があるにもかかわらず，自覚症状がほとんど認められないこともよく経験する。このため，過多月経を訴える患者では，自覚症状に乏しくても，積極的に血算を行うべきであろう。また，貧血では，組織が低酸素状態のため，代償作用でオーバーワークになっており，外見上の所見だけでなく，全身の各組織の機能も損なわれている。このためQOLが著しく低下する。

2 貧血と婦人科疾患

1. 過多月経

　貧血をきたす婦人科疾患でもっとも一般的なのが過多月経である。内科で鉄欠乏性貧血を指摘された患者で，子宮筋腫の有無について検査の依頼を受けることが多い。これは，子宮筋腫の典型的な症状の一つに過多月経があるからに他ならない。つまり，子宮筋腫と貧血との間に直接関係はなく，子宮筋腫を有していても，過多月経を伴わない患者では貧血は認められないし，逆に子宮筋腫がなくても，過多月経があれば貧血を呈することとなる。先日，閉経後10年経過した60歳の女性患者が，「貧血があるから，子宮筋腫があるかどうか産婦人科で診てもらいなさい」と，かかりつけの内科の先生に言われて，当院を受診した。貧血の原因として子宮筋腫を念頭に置くのはいいが，過多月経の有無について確認することが重要である。ただし，経血量の多寡の判断は，きわめて主観的なものであり，本人は過多だと認識していなくても，ヘモグロビン値の低下があることもよくあり，必要なら，血算を行って貧血を客観的に捉えることも大切である。

　子宮筋腫の大きさと貧血の程度との間には，必ずしも相関があるわけではなく，一般的には，子宮内膜に近い部位に発育している症例で貧血が強い。粘膜下筋腫では，筋腫核が小さくても，しばしば重症の過多月経，貧血を呈する。

☕ コラム

~「貧血」という語は紛らわしい~

　患者がいわゆる「貧血」という言葉で訴えてくる症状のなかには，フラフラ感，立ちくらみ，めまい，動悸，頭痛などがあるが，これらの症状は，必ずしも血液学的な意味での貧血によるものではなく，起立性低血圧など，起立性調節障害が原因のことも多い。起立性調節障害は，自律神経反射の不安定な状態で，いわば体質的なものであり，貧血とは明確に区別されなければならない。問診を十分に行い，必要なら血算を施行して，実際に血液所見にHb値の低下がないことをデータとして説明し，患者を安心させることが重要である。

貧血の程度は，子宮筋腫に対して手術療法を選択するかどうかの重要なポイントの一つになっている．

子宮筋腫に類似した疾患である子宮腺筋症でも，過多月経を伴うことが多く，しばしば貧血を認めるが，本症では，通常，月経困難症が強いのが特徴である．

2．頻発月経

経血量は多くはないが，月経周期が短縮して頻回に月経がみられるため，結果的に貧血をきたす．ピルなどで周期を調節すると，貧血も自動的に軽快する．

3．機能性出血

ホルモン分泌が不安定な思春期や更年期の女性によくみられる．性器出血が軽度で短期間，一過性のものでは貧血を呈することはないが，多量の場合や長期に持続する例では，貧血が進行する．機能性出血の診断はあくまでも除外診断であり，常に，子宮体癌をはじめとした器質的疾患に注意することはいうまでもない．一般に機能性出血はホルモン療法によく反応し，消退出血を起こすことによって（medical curettage）コントロールでき，貧血も自動的に改善してくるが，一部に，ホルモン療法抵抗性で，外科的処置（surgical curettage）を要する難治性の症例もある．

4．内科的疾患

産婦人科に通院している患者が，過多月経による貧血を認める場合，血液疾患を合併していたり，血液凝固系の薬剤を服用している場合がある．問診をきちんと行うこと，そして内科医との連携が重要である．最近，著者が経験した一例を以下に示す．

3 症例

22歳，未婚女性，未妊婦，初経10歳，月経周期不順（20〜60日），中等量，月経困難症軽度．元来，過多月経や貧血の症状はなかったが，平成22年3月9日深夜，体調不良で，ある病院の救急（内科）に電話．月経中のため，翌朝産婦人科を受診するよう指示されて，当院へ過多月経を主訴として来院（最終月経3月6日から）．内診上内性器に所見はなかったが，凝血塊を含む多量の性器出血があり，また，両下肢に著明な皮下出血が出現しており，出血傾向を認めた．血液疾患を疑い，至急末梢血を検査したところ，**表3**のような所見であ

表3 症例の血液検査所見

白血球数	3,200/μL
赤血球数	272×10⁴/μL
血色素量	8.2g/dL
ヘマトクリット値	22.5%
MCV	83fL
MCH	30.1pg
MCHC	36.4%
血小板数	1.6×10⁴/μL
網赤血球数	7‰
好塩基球	0.0%
好酸球	0.0%
好中球	
桿状核球	1.0%
分葉核球	9.0%
リンパ球	48.0%
単球	2.0%
前骨髄球	7.0
Ebl	(＋)

った．貧血を認めたが，その他，白血球像から白血病を疑い，至急その病院の内科を紹介したところ，急性前骨髄球性白血病，DICの診断となり，寛解導入治療が開始された．

文献

1) 浦部晶夫：血液異常のプライマリーケア—貧血，出血傾向を中心に—．東京都医師会雑誌 **63**：1682-1687, 2010
2) 米山彰子：末梢血一般検査．日本臨牀 **62**（増刊号）：553-557, 2004

3 女性の排尿障害

大阪市立大学大学院医学研究科 生殖発生発育病態学　古山将康

! Point

- 女性の尿道，膀胱は腟壁，恥骨頸部筋膜，骨盤底筋によって解剖学的に支持されて尿禁制を保つ．
- 広義の排尿障害を下部尿路症状といい，女性のQOLを著しく阻害する．
- 蓄尿症状である腹圧性尿失禁や過活動膀胱が高頻度にみられる．
- 解剖学的尿失禁である腹圧性尿失禁は外科治療が有効である．
- 過活動膀胱は抗コリン剤による薬物治療が中心となる．

1 女性に特有な排尿のトラブル

わが国は2007年に65歳以上の人口が21％を超え，文字どおりの超高齢社会となった．中高年女性の健康管理を行ううえで，排尿，排便といった人間の生理機能の根源にかかわる障害は，著しく生活の質（quality of Life：QOL）を落とすため，産婦人科医としての十分な理解と指導が大切である．女性においては尿道および膀胱を支えるのは前腟壁であり，前腟壁の支持強度は子宮頸部，坐骨棘から恥骨にかけて膜状に広がる恥骨頸部筋膜とよばれる結合織によってハンモック状に支えられる[1]．この支持機構が障害されると最適な尿道圧縮が起こらず，尿漏れが出現する（腹圧性尿失禁）[2]．女性の尿道は短く，完全な輪状の括約筋はなく，加齢やホルモン欠乏は蓄尿障害に起因する膀胱排尿筋の不随意収縮をきたす．突然の膀胱の不随意収縮による尿意切迫感や頻尿を過活動膀胱といい，潜在的な多くの患者が存在する．膀胱から尿道の出口まで下部尿路に発症する頻尿，尿意切迫，尿失禁，排尿困難，残尿感といった広義の排尿障害による不快な症状を下部尿路症状（lower urinary tract symptoms：LUTS）という[3]．

2 LUTS の定義

　膀胱機能は膀胱に尿を溜める蓄尿機能と尿を排出する排尿機能を交互に繰り返す生理的機能である。正常排尿では通常1回の尿量として350mL程度（200～500mL）を10秒から30秒程度で尿道から排出する。排出時には尿流は途中で止むことなく，また切れよく排尿を終了できなければならない。尿は薄い黄色から透明で，混合物はなく，食物や飲み物や薬物の影響で多少の臭いがある。悪臭があれば尿路感染の可能性がある。排尿時には痛みはなく，尿意を感じても1時間程度は排出をがまんすることができる。また尿意はなくても排出は可能である。一連の排尿行為は決して単純な動作ではなく，尿意を感じてトイレに行き，下着をおろし，便器を使用し，随意に膀胱平滑筋（排尿筋）が収縮して尿を尿道から排出する。排尿後は便器を整え，衣服をもとに戻してトイレを出るという複雑な連続動作が必要になる。

　LUTS には蓄尿症状，排尿症状，排尿後症状がみられる[4]。蓄尿時の異常として頻尿（昼間，夜間），尿意切迫，切迫性尿失禁を主たる症状とする過活動膀胱や咳，くしゃみ，歩行などの腹圧上昇に伴う腹圧性尿失禁がみられる。排尿時の異常としては，子宮や直腸に対する骨盤内手術，糖尿病，二分脊椎症，外傷などによって排尿筋収縮不良をきたす神経因性膀胱が多く，排尿困難，排尿途絶，尿閉をきたし，排尿後症状としての残尿が増加し，結果として溢流性尿失禁をきたす[5]。残尿はしばしば膀胱炎を繰り返す原因となる。

3 LUTS 診断のための理学的所見の取り方

　基礎疾患の問診，排尿日誌（排尿時刻，尿量，残尿感，尿意切迫感，尿もれの有無と失禁量）を記録させて排尿状態を把握する。膀胱炎や膀胱腫瘍による一過性の LUTS も多く，尿沈渣，尿細胞診も行う。蓄尿および排尿機能は排尿筋のみの機能障害ではなく，尿道，膀胱を支持する骨盤底臓器全体の支持機構の連携の問題（骨盤臓器脱）などの合併の有無を念頭において診察する。排尿後残尿は治療法を決定するうえで重要な症状であるので直前に排尿させて理学的所見をとる。腟壁を中心とした骨盤底臓器，特に膀胱・尿道の支持を観察する。ジモン腟鏡を後腟壁にあて前腟壁，子宮腟部（子宮摘出後の場合は腟断端）を観察し，腟鏡を前腟壁にあてて後腟壁を観察する。尿道，膀胱，子宮円蓋部，ダグラス窩，直腸，会陰体をすべて評価する[6]。超音波検査やカテーテル導尿

で膀胱内の残尿量を測定する。尿道可動性は尿道口から細い綿棒を膀胱尿道移行部まで挿入し，腹圧による綿棒の移動角度で測定する（Q-tip試験，図1）。膀胱，尿道，会陰は骨盤神経と下腹神経（自律神経）が支配し，尿道括約筋，肛門挙筋，肛門括約筋は陰部神経（体神経）が支配している。陰核か肛門の側方を軽く叩くか擦ることで肛門挙筋の収縮を促し仙骨神経反射を確認する。腹圧性尿失禁を疑う患者には，咳ストレス試験で尿漏れを確認する。膀胱内に300mL程度の尿がある状態で，患者に強い咳をさせて尿道口からの尿流出を診る。砕石位で尿流出が認められなければ立位でも行う。咳による尿の流出を確認した場合，尿道の側方に示指と中指で支持を与え，尿の流出が止まるかどうかを検討する（Bonney試験）[7]。尿失禁量の定量化には1時間ないし24時間のパッド試験を行う。尿道過可動は腹圧性尿失禁の主たる原因であるが，高齢者には内尿道括約筋不全（intrinsic sphincter deficiency：ISD）による腹圧性尿失禁がみられる。腹圧性尿失禁は夜間の安静時にはあまり漏れないのが特徴である。ISDなどの排尿機能の把握には，尿流動態検査（ウロダイナミクス試験）が必要であり，泌尿器科専門医に依頼する。

　腟壁の解剖学的支持異常を診る画像診断には経会陰超音波断層法，鎖膀胱尿道造影，核磁気共鳴映像法（magnetic resonance imaging：MRI）が有用である[8]。近位尿道膀胱角はLUTS診断に寄与しないことから，鎖膀胱尿道造影の有用性は少なくなった。経会陰超音波断層法で尿道の可動性や膀胱頸部，尿道移行部の漏斗化を判定する。立位で短時間に撮影できるMRIも開発されており，画像診断法の必要性が高まってくると考えられる。

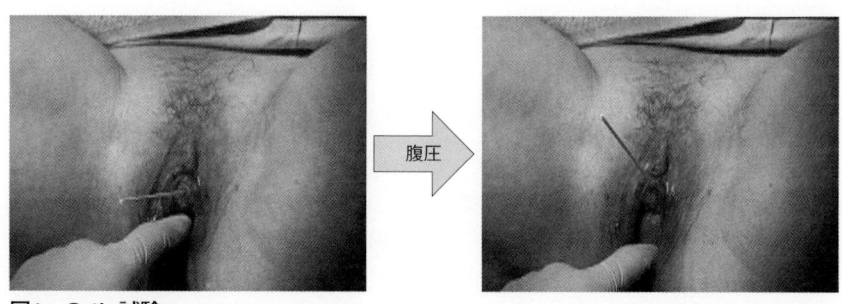

図1　Q-tip試験
尿道口から綿棒を膀胱尿道移行部に挿入し（左図），腹圧によって尿道が回転性の動きをすると綿棒の先が動く（右図）。その角度を分度器で測定して尿道可動性を定量する。

4 腹圧性尿失禁

　前述のように腹圧性尿失禁は尿道を支える前腟壁の弛緩による尿道過可動が主たる原因である。軽症の腹圧性尿失禁には，薬物療法（クレンブテロール，漢方薬），骨盤底筋体操，尿道を支える腟に挿入するペッサリーが保存的治療として選択されるが，重症例には外科的治療が治療の中心となる。
　女性の尿道を挙上する術式には前腟壁縫縮術としてKelly法が100年前から行われている。近位尿道膀胱移行部の前腟壁を正中で縫縮する術式であるが，再発率も高い。中部尿道に支持を与える術式としては恥骨尿道靱帯尿道下縫合術（Nichols法）がよい[9]。腹式（腹腔鏡下手術も可）には恥骨上からRetzius腔を展開し，傍腟壁形成術，Burch法（クーパー靱帯を用いて腟壁を挙上），Marshall-Marchetti-Kranz法（恥骨軟骨を用いて腟壁を挙上）などが有効であり後述のTension-free Vaginal Tape（TVT）手術が一般化するまではゴールドスタンダードの手術法であった[10]。泌尿器科では針式尿道吊り上げ手術（Stamey法，Pereyra法など）が腹圧性尿失禁に施行されてきた歴史があるが，長期成績は不良である。近年では難易度も低く，耐久性も，術後合併症も少ないTVT手術が1990年に開発され第一選択となっている[11]。さらに2001年に本テープを恥骨上に留置する方法から，より安全な閉鎖孔に固定するTransobturator Tape（TOT）手術が導入された[12]（図2）。高齢者には傍尿道部位にコラーゲンなどのバルキング剤を注入する方法も有効で，長期間の効果は期待できないが，外来でも短時間で施行可能な利点がある。また仙骨神経への電気刺激療法も施行される。主として男性に対してであるが，前立腺摘出後

コラム

〜LUTSの見方〜

　LUTSを蓄尿症状，排尿症状，排尿後症状に分類し，問診票，排尿日誌，理学的所見，画像診断で診断する。検尿や尿細胞診で急性膀胱炎，膀胱腫瘍を除外する。前腟壁の下垂（脱）による下部尿路症状がもっとも多く，腹圧性尿失禁，過活動膀胱（切迫性尿失禁）が主たる症状である。

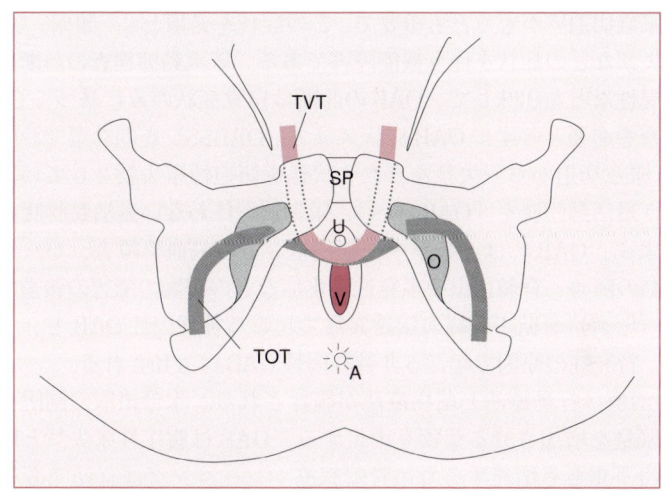

図2 TVT手術とTOT手術
TVTではポリプロピレンメッシュテープが尿道をスリング状に恥骨上に誘導する。TOTではテープの両端が閉鎖孔の内側を貫通して支持する。A：肛門，O：閉鎖孔，SP：恥骨結合，TVT：Tension Free Vaginal Tape，TOT：Transobturator Tape，U：尿道，V：腟。

や括約筋不全による尿失禁には人工尿道括約筋手術が試みられているが，未だ満足のいく成績は得られていない。

5 過活動膀胱

　尿意切迫感，頻尿，切迫性尿失禁などの中高年女性のQOLを損なうLUTSを呈する状態を過活動膀胱（overactive bladder：OAB）と定義する。加齢に伴って増加し，わが国でも約800万人の患者が罹患していると推定されている[13]。2002年の国際尿禁制学会でsymptom basedな診断概念として，尿流動態検査などの診断機器によらず診断できるようになった。産婦人科医に受診する患者も多いので，ガイドラインに沿って的確に診断し，薬物療法，行動療法などの有効な治療が提供できる。特に女性は骨盤底の萎縮，弛緩，下垂に起因する場合が多く，産婦人科に初診する患者は，今後増加すると考えられる。

　OABは「尿意切迫感を有し，通常は頻尿および夜間頻尿を伴い，切迫性尿失禁を伴うこともあれば伴わないこともある状態」と定義される[14]。突然に起

こる強い尿意切迫感がもっとも重要で，この症状を必須とし，頻尿，夜間頻尿，切迫性尿失禁などの症状を伴う機能障害である．尿流動態検査の診断精度の問題点，再現性などを加味して，OABの診断は自覚症状のみに基づくものとし，特殊な検査を必要とせずにOAB症状スコア（OABSS）を問診票で診断できる（**表**）[15]．尿意切迫から尿失禁をきたす状態を切迫性尿失禁としていたが，尿失禁を伴う過活動膀胱を「OAB-wet」，尿失禁を伴わない過活動膀胱を「OAB-dry」とよぶ．OABには，脳卒中や脳梗塞などの脳血管障害，パーキンソン病などの脳の障害，脊髄損傷や多発性硬化症などの脊髄の障害の後遺症により脳と膀胱（尿道）を結ぶ神経の伝達異常で起こる神経因性OABと，骨盤底弛緩や加齢，特発性の原因で起こる非神経因性OABに分類される．

　OABの治療は行動療法と薬物療法が施行される．水分摂取の制限やカフェインなど尿量を増加させる薬物を中止する．OABは腹圧性尿失禁と同様に骨盤底臓器の下垂とも関連するため骨盤底筋トレーニングは有効である．OAB治療の根幹は薬物治療である．薬物療法の推奨グレードからみた薬物治療を下

表　OAB症状スコア（Overactive Bladder Symptom Score：OABSS）

質問	症状	点数	頻度
1	朝起きたときから寝るときまでに，何回排尿しましたか（昼間頻尿）	0	7回以下
		1	8〜14回
		2	15回以上
2	夜寝てから朝起きるまでに，何回排尿のために起きたか（夜間頻尿）	0	0回
		1	1回
		2	2回
		3	3回以上
3	急に尿がしたくなり，がまんが難しいことがあったか（尿意切迫）	0	なし
		1	週に1回未満
		2	週に1回以上
		3	1日1回くらい
		4	1日2〜4回
		5	1日5回以上
4	急に尿がしたくなり，がまんができずに尿をもらすことがあったか（切迫性尿失禁）	0	なし
		1	週に1回未満
		2	週に1回以上
		3	1日1回くらい
		4	1日2〜4回
		5	1日5回以上
0〜5点：軽症／6〜11点：中等症／12〜15点：重症		合計点数	

記に示す．薬物治療の中心となるのが有効性，安全性とも高い膀胱の不随意収縮を抑制する抗コリン剤である．オキシブチニン，プロピベリン，トルテロジン，ソリフェナシン，イミダフェナシン，プロパンテリン臭化物などを用いる．また，トルテロジンのプロドラッグとしてフェソテロジン（fesoterodine）が2008年10月にアメリカ食品医薬品局（FDA）で承認された[16]．抗コリン剤は口渇の副作用が問題となるが，副作用の少ないトルテロジンや抗ムスカリン受容体薬も開発が進み，本邦でも近く使用可能となると思われる[17]．ホルモン補充療法も一部有効である．

6 骨盤臓器脱とLUTS

前述のように骨盤臓器脱とLUTSは共通の発症メカニズムを持ち，女性のLUTSの診断・治療に際しては常に骨盤臓器脱の合併に注意が必要である[18]．骨盤底臓器脱患者の15～80％に潜在的腹圧尿失禁を合併し，腹圧性尿失禁の

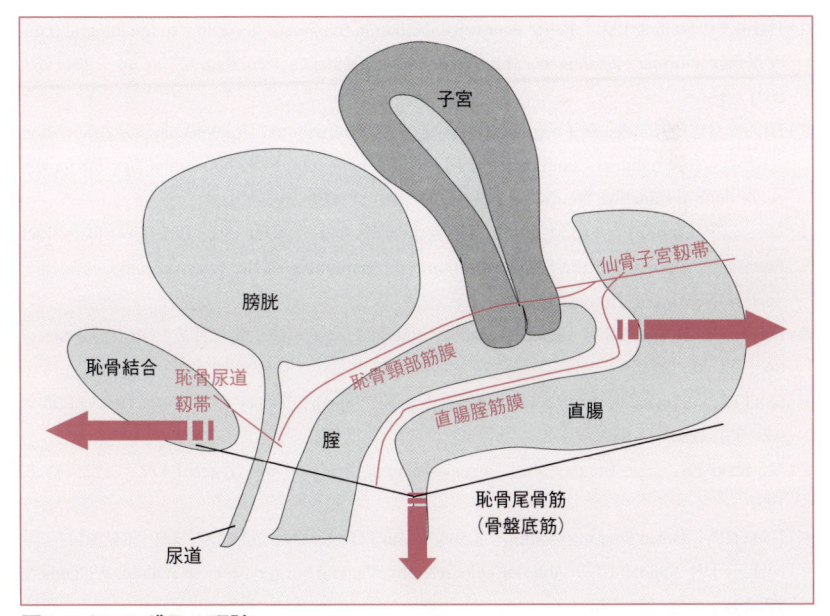

図3　インテグラル理論
仙骨子宮靱帯・基靱帯複合体の筋線維から恥骨頸部筋膜（前腟壁），直腸腟中隔（後腟壁）にわかれた内骨盤筋膜は骨盤底筋に連結されて膀胱，尿道，子宮，直腸を支持している．

約30〜40％にOABを合併する．経産婦の約半数には何らかの骨盤内臓器の支持異常が観察され，LUTSを経験している．骨盤底臓器の解剖学的支持機構と尿禁制機構の関連を説明する理論がTVT手術を開発したPetrosとUlmstenによるインテグラル理論である．Petrosはこの理論に基づいて下部尿路症状と腟壁支持の異常を関連づけている（図3）．著者の施設の検討では骨盤臓器脱の手術によって合併する腹圧性尿失禁の50％，OABの80％が軽快する．しかしながら，骨盤臓器脱の手術によって，それまで患者が自覚していなかった新たな腹圧性尿失禁が20％に，OABが10％出現する．したがって骨盤臓器脱の手術を施行する際には常にLUTSの発症を考えながら経過を観察することが大切である．

文献

1）DeLancey JO：Structural support of the urethra as it relates to stress urinary incontinence：the hammock hypothesis. Am J Obstet Gynecol **170**：1713-1720, 1994
2）Petros PP, Skilling PM：Pelvic floor rehabilitation in the female according to the integral theory of female urinary incontinence. First report. Eur J Obstet Gynecol Reprod Biol **94**：264-269, 2001
3）Haylen BT, de Ridder D, Freeman RM, et al.：An International Urogynecological Association (IUGA) /International Continence Society (ICS) joint report on the terminology for female pelvic floor dysfunction. Neurourol Urodyn **29**：4-20, 2010
4）Abrams P, Cardozo L, Fall M, et al.：The standardisation of terminology of lower urinary tract function：report from the Standardisation Sub-committee of the International Continence Society. Neurourol Urodyn **21**：167-178, 2002
5）Dwyer PL, Desmedt E：Impaired bladder emptying in women. Aust N Z J Obstet Gynaecol **34**：73-78, 1994
6）Shull BL：Clinical evaluation of women with pelvic support defects. Clin Obstet Gynecol **36**：939-951, 1993
7）Miyazaki FS：The Bonney test：a reassessment. Am J Obstet Gynecol **177**：1322-1328, 1997
8）Dietz HP：Pelvic floor ultrasound：a review. Am J Obstet Gynecol **202**：321-334, 2010
9）Nichols DH, Randall CL：Anterior colporrhaphy, Vaginal Surgery, Fourth Edition. Williams & Wilkins, pp218-256, 1996
10）Lapitan MC, Cody JD, Grant A：Open retropubic colposuspension for urinary incontinence in

women. Cochrane Database Syst Rev 7 ： CD002912, pub4, 2009
11) Nilsson CG ： Latest advances in TVT tension-free support for urinary incontinence. Surg Technol Int **12** ： 171-176, 2004
12) Delorme E, Droupy S, de Tayrac R, et al.： Transobturator tape（Uratape）： a new minimally-invasive procedure to treat female urinary incontinence. Eur Urol **45** ： 203-207, 2004
13) Homma Y, Yamaguchi O, Hayashi K ： An epidemiological survey of overactive bladder symptoms in Japan. BJU Int **96** ： 1314-1318, 2005
14) Wein AJ, Rovner ES ： Definition and epidemiology of overactive bladder. Urology **60** ： 7-12, 2002
15) Homma Y, Yoshida M, Seki N, et al.： Symptom assessment tool for overactive bladder syndrome — overactive bladder symptom score. Urology **68** ： 318-323, 2006
16) Malhotra B, Gandelman K, Sachse R, et al.： The design and development of fesoterodine as a prodrug of 5-hydroxymethyl tolterodine（5-HMT）, the active metabolite of tolterodine. Curr Med Chem **16** ： 4481-4489, 2009
17) Khullar V, Cardozo L, Dmochowski R ： Mixed incontinence ： current evidence and future perspectives. Neurourol Urodyn **29** ： 618-622, 2010
18) de Boer TA, Salvatore S, Cardozo L, et al.： Pelvic organ prolapse and overactive bladder. Neurourol Urodyn **29** ： 30-39, 2010

> # 4 女性と便通障害

佐賀大学医学部 地域医療支援学講座総合内科部門　坂西雄太

❗Point

- 便通障害はプライマリ・ケアの場でもっとも多い訴えであり，女性の罹患率は男性の2倍である。
- 便通障害の認識は患者によって異なるため，まず排便状況を正確に把握することが重要である。
- 原因は，生活習慣に起因する機能的なものから器質的な重篤なものまで，幅広い。
- 急性か慢性か，機能性か器質性かなど，病態ごとにアプローチする。

1 便通障害を診るにあたって

便通に関する訴えは"その人なりの認識"を基準にしているので，患者がどのような状態を指して「便秘」や「下痢」といっているのか，排便の状況とその変化，誘因などについての詳しい問診が診断への第一歩である。通常，排便は1日1回の人が多いが，人によっては2～3日に1回，あるいは1日に2回という場合もある。排便は食事や運動等の生活習慣に強く影響を受け，"正常"に幅広い個人差がある。一般的に正常な排便とは週に3～12回で，24時間の排便量が150～200gとされている。

便通障害には便秘と下痢があり，これらはプライマリ・ケアにおける訴えのなかでもっとも多く，女性の罹患率は男性の2倍である。なお，感染性腸炎（食中毒を含む）や炎症性腸疾患（潰瘍性大腸炎，クローン病）については別書にゆだね，ここではそれ以外について述べる。

2 便通障害の臨床像

1．便秘

便秘は週2回以下の排便のことを指すが，排便に違和感を伴う状態を指す場

合もある。特に高齢者では「便が細い」「硬い」「痛みを伴う」「排便後も残った感じがする」が"便秘"と表現されていることが多い。便秘は成人の10〜15％にみられ，女性に多い。ほとんどの場合が生活習慣に起因した，慢性的・機能的なものであるため，必要に応じて対症的に薬物で排便をコントロールしつつ，生活習慣指導を続けていくことが原則である。ただし漫然と緩下剤を投与しているうちに，薬剤性の便秘や種々の疾患に続発する便秘を見落とさないよう注意する。

①原因

便秘の一般的な原因を表1に記す。機能的便秘と何らかの器質的疾患に付随する便秘にわけて考えると理解しやすい。

表1　成人における便秘の原因

1　**機能性便秘**
　一般的な原因
　　● 食物繊維や水分の不足，排便習慣の不良，運動不足
　　● 長期臥床，車椅子生活，腹圧の低下，骨盤底機能傷害
　薬剤
　　● 抗コリン薬，カルシウム拮抗剤，抗精神病薬，利尿剤
　　● NSAID，麻薬系鎮痛剤
　　● カルシウム含有製剤，鉄剤
　　● 下剤・浣腸の濫用
　過敏性腸症候群，結腸通過遅延

2　**器質性便秘**
　腸管の障害
　　● 肛門直腸：直腸脱，裂肛，rectoceleなど
　　● 結腸：腫瘍，炎症性腸疾患による腸管狭窄，腸管の癒着，特発性巨大結腸
　腸管外疾患
　　● 肝・胆道・膵，子宮・卵巣の腫瘍や炎症による管外性圧迫・癒着，腹膜炎，妊娠
　全身性疾患
　　● 内分泌性疾患：甲状腺機能低下症，糖尿病，褐色細胞腫など
　　● 代謝性疾患：低カリウム血症，高カルシウム血症，尿毒症など
　　● 神経原性疾患
　　　〔中枢性〕パーキンソン病，多発性硬化症，脊髄損傷など
　　　〔末梢性〕骨盤内手術や放射線療法による仙骨神経損傷，Hirschsprung病など
　　● 他：強皮症，アミロイドーシス

3　**精神疾患**
　うつ病，摂食障害

a. 機能的便秘

もっとも多い原因は若年者では不適切な生活習慣（食物繊維の不足など食事のアンバランスや，運動不足），高齢者では体力低下に伴う機能的な便通障害である。また女性では，便意を抑制する習慣から直腸内に糞便があっても便意を自覚しなくなる直腸型便秘が多い。治療はまず生活習慣指導（後述）を試みる。高齢者の長期臥床や運動の低下は便秘を招くが，特に女性では腹筋を中心とした体幹の筋力低下あるいは骨盤底筋群の筋力低下や障害によって排便困難を生じることがある。このような患者の急性便秘のもっとも多い原因は，便栓（糞詰まり）である。診断には直腸診が必須で，摘便を要する場合もある。

また服用歴の聴取も必須である。市販の漢方薬，健康食品やサプリメントにも便秘を起こすものがあるが，患者がそれを"薬だとは考えていない"ために報告せず，医師側も見落としていることがある。

b. 器質的疾患に付随する便秘

器質的疾患に付随する便秘としては直接消化管に障害があるものと，疾患の二次的症状として便秘を呈するものとがある。

消化管の障害は大腸の通過障害をきたす腫瘍や炎症性腸疾患だけでなく，肛門直腸の問題もある。痔核や裂肛による疼痛のために排便を怖れるうちに便秘が習慣になる場合もあり，血便を伴うことが多い。排便後の鮮血は肛門出血を示唆し，便表面に付着した血液は直腸からS状結腸の病変を，便そのものへの血液の混入はより高位の出血を示唆する。痔核が認められてもより高位の腸管の器質的疾患が除外されるわけではなく，注意すべきである。黒色便は上部消化管出血のほか，鉄剤の服用，食品（クロレラなど）でも起こる。いずれにしても便の潜血反応と直腸診が欠かせない。女性特有の問題としては，直腸壁が弛緩し膣後壁にポケット状に突き出るrectocele（直腸瘤）がある。原因は加齢や便秘，不良な排便習慣に伴う怒責や出産時の腹圧上昇による会陰部支持組織の脆弱化などで，小児から高齢者まで認められ40〜50歳代に多い[1]。排便注腸造影で診断し，外科的治療の適応にもなりうる。

便秘を伴う全身疾患で高頻度に遭遇するものには，甲状腺機能低下症，糖尿病，カルシウム，カリウムの電解質異常，脳梗塞後やパーキンソン病がある。内分泌疾患や電解質異常は外観からは判断が困難で，医師が疑わなければ見落とされる。

c. 精神疾患に伴う便秘

精神疾患を持つ患者は，しばしば便秘を伴う。不安定な精神状態のために習

慣が崩れるうえに治療薬による影響もある。また不安障害や抑うつ患者において，便通に関する障害はしばしば身体化され頑固な愁訴として表現される。逆に便通障害の訴えから精神疾患が診断されることもある。

②診断のためのアプローチ

まずは急性か慢性か，急性なら誘因は何か，といった症状の具体的な情報を把握する。急性便秘は器質的疾患を，長年の便秘は習慣性あるいは機能的疾患を示唆する。次に随伴症状を確認する。血便の有無，最近の体重の変化，疲れやすさなどが器質的疾患を示唆する所見として重要である。

生活習慣に関しては，食習慣（特に朝食）や食事内容を確認する。十分な水分や食物繊維を摂取しているかを聴取することは，そのまま患者への生活習慣指導にもなる。

視診で腹部の手術跡・放射線照射歴に注意し，触診では腫瘍や便塊の有無を探る。直腸診も肛門直腸疾患の評価に欠かせない。直腸内糞塊の有無，便の性状（潜血反応含む）など情報量は多いが，患者に不快を伴う診察のため十分な説明が必要である。

便秘に体重減少，直腸からの出血や貧血を伴う場合で特に40歳以上では，器質的疾患を除外するために大腸検査を依頼する。高齢者では慢性便秘であっても一度は大腸検査の必要性を説明しておくべきである。また生化学検査（血糖，血清カルシウム，カリウム）や甲状腺刺激ホルモンなどで代謝性疾患を鑑別する。

③治療

a．生活習慣指導

便秘を訴える患者の90％は器質的疾患を伴わず，適切な生活習慣指導で改

コラム

1日に15〜35gの食物繊維を摂ってスムーズなお通じを！
〜食品100gあたりに含まれる食物繊維の量について〜

玄米，蕎麦：3g　　納豆：6g
オートミール：9g　　ライ麦（全粒粉）：13g
小麦ふすま（ブラン）のシリアル：32g

善がみられる。

　大腸の蠕動は起床時と食後（胃・大腸反射）の1日に数回のみである。特に朝食後は大腸蠕動が亢進するので，朝食をしっかりとって朝食後に心理的・時間的な余裕を持ち，息むことなくゆっくり便座に座る習慣を持たせることがポイントである。

　便量増加のためには，繊維質の多い（1日15～35g）食事をとるように指導するが，具体的には玄米，全粒粉のパン，蕎麦，イモ，豆，きのこ，海藻類がよい。どうしても実行できない患者には市販の食物繊維のサプリメントという方法もある。

　デスクワークが多く足腰を冷やし，動かさない習慣は便秘を悪化させる。全身運動の習慣がもっとも望ましいが，眠前の腹部マッサージ，指圧も効果的である。

b．薬物療法

　多くの薬剤があり，患者に応じて選択する。便量（水分量）を増加し軟化させるためには浸透圧性下剤の酸化マグネシウムが頻用されるが，腎不全患者には用いない。腸管運動が低下している例にはラキソベロン®やセンノサイド®が用いられる。直腸内に便塊が多い例には新レシカルボン®座薬やグリセリン®浣腸の頓用が有用である。以前はセンナの連用が腸管の神経叢を破壊するとされていたが，現時点で明確なエビデンスは示されていない。しかし，大腸刺激性下剤は連用により低カリウム血症や蛋白漏出性腸症，塩分過剰をきたすことがあるため注意する。大黄末は乳児への影響があり，授乳中には禁忌である。

2．下痢

　下痢は24時間で200～300gを超える排便と定義されるが，便重量は一部の慢性下痢を除いて必要なく，便の液状の変化や排便回数の増加（1日3回以上）から判断するのが普通である。1日に小腸へ流入する水分量は，食事による水分と消化管からの分泌液の合計10Lほどである。そのうち遠位小腸と大腸から大部分が吸収され，最終的に便中に排泄されるのは0.1～0.2Lである。そのため腸管内での吸収低下や分泌の亢進は，容易に下痢を引き起こす。下痢はしばしば電解質異常を伴い，特に高齢者や幼小児では脱水にも注意する。重症化する可能性のある下痢を見逃さないためには，発症と経過から急性と慢性とにわけて考えるとよい。

①急性下痢

　発症が急激で2週間以内に軽快する下痢を指す。プライマリ・ケアの場で遭遇する急性下痢の90％以上は軽症で，食事の調整や整腸薬で数日以内に改善する。便培養で病原体が検出されるのは3％未満とされる。原因は不適切な食事や消化不良，感染性腸炎や薬剤がほとんどである。食事では高脂肪食，高食物繊維食，アルコール，乳製品，カフェインは下痢を引き起こし得る。薬剤では，抗菌薬，抗不整脈薬，降圧薬，非ステロイド性抗炎症薬（NSAID），ある種の抗うつ薬，抗癌薬，気管支拡張薬，制酸薬，下剤などがある。しかしいかなる薬剤も原因になりうると考え，投与開始数週～数ヵ月は問診を怠らないようにする。市販の健康食品や非吸収性の人口甘味料（ソルビトール，フルクトース）を用いた食品にも注意する。精査が必要となるのは，脱水を伴う大量の下痢，大量の血便，38.5℃以上の発熱，7日以上持続または増悪する下痢，アウトブレイク，50歳以上で腹痛が激しい患者，70歳以上の高齢，免疫不全者などである。感染性腸炎については別書に譲る。

②慢性下痢

　4週間以上持続する下痢を指す。原因となる疾患を**表2**にまとめた。日常的によく遭遇するのは過敏性腸症候群（irritable bowel syndrome：IBS），腹部の術後，薬剤（急性下痢の項参照）であるが，炎症性腸疾患や癌，吸収不良も

表2　慢性下痢の原因

浸透圧性下痢
1. 浸透圧性下剤：酸化マグネシウムなど
2. 酵素欠損：乳糖不耐症
3. 非吸収性の糖質：ラクツロースなど

分泌性下痢
1. 刺激性下剤：センナなど
2. ホルモン産生性腫瘍：カルチノイドなど
3. 慢性のアルコール摂取
4. 胆汁酸塩吸収不良：胆摘後，回腸切除

炎症性疾患
1. 特発性炎症性腸疾患：潰瘍性大腸炎，クローン病
2. 悪性疾患：リンパ腫，腺癌
3. 放射線性腸炎

吸収不良症候群
1. 小腸粘膜疾患：セリアック病，スプルー，Whipple病など
2. 腹腔内リンパ管閉塞
3. 膵臓疾患：慢性膵炎，癌
4. 腸内細菌の増殖：糖尿病，迷走神経切断，強皮症，憩室

腸管運動障害
1. 外科手術後：迷走神経切断術，胃部分切除，盲係蹄症候群
2. 全身疾患：強皮症，糖尿病，甲状腺機能亢進症
3. 過敏性腸症候群

慢性感染症
1. 寄生虫：ランブル鞭毛虫，赤痢アメーバ
2. ウイルス：サイトメガロウイルス，HIV
3. 細菌：Clostridium difficile，結核

見落としてはならない．それらの最終的な診断・治療は容易ではなく，専門家との連携が重要である．治療はそれぞれの病型に依存する．
- 年齢：青年，成人初期であればIBS，炎症性腸疾患，中高年の場合は癌，慢性膵炎などが多い．
- 下痢のパターン：便秘と下痢を交互に繰り返す場合はIBS，過度の下剤使用，胃疾患を疑う．主として朝や食後に生じる下痢はIBSや炎症性腸疾患にみられる．夜間の下痢は器質的異常の存在を示唆しており，糖尿病性神経障害，活動的な腸の炎症などを考える．
- 体重減少その他随伴症状：体重減少のない場合はほとんどが機能的原因に由来する．体重減少を伴う場合は甲状腺機能亢進症，吸収不良を疑う．体重減少が先行する場合は悪性疾患や糖尿病，結核を疑う．

3．過敏性腸症候群（IBS）について

IBSは明らかな器質的な異常を認めず，腹部の痛みや不快感，および排便習慣の変化を特徴とする機能性腸障害の一つである．消化管と脳の機能が相互に関連する腸脳相関がその病態である．IBSは機能性腸障害のなかでもっとも頻度が高く，成人および若年者の10〜20％がIBS症状を有しており，女性により多いとする研究が大部分である．国際的診断基準であるRome Ⅲ基準を表3に示す．診断は症状にもとづいてなされるが，警告症状（体重減少，出血，貧血，発熱など）や50歳以上である場合などは精査により器質的疾患を除外することが特に重要である．

便秘と下痢を交互に繰り返す病型が多いが，通常はいずれか一方の症状が優位である．診断に役立つ症状としては排便時のいきみ，便意切迫や残便感，粘

表3　過敏性腸症候群のRome Ⅲ診断基準

■腹痛あるいは腹部不快感が
■最近3ヵ月の中の1ヵ月につき少なくとも3日以上を占め
■下記の2項目以上の特徴を示す
　（1）排便によって改善する
　（2）排便頻度の変化で始まる
　（3）便形状（外観）の変化で始まる
　＊少なくとも診断の6ヵ月以上前に症状が出現し，最近3ヵ月間は基準を満たす必要がある
＊＊腹部不快感とは，腹痛とはいえない不愉快な感覚をさす
　　病態生理研究や臨床研究では，腹痛あるいは腹部不快感が1週間につき少なくとも2日以上を占める者を対象とすることが望ましい

（福土　審：日本内科学会雑誌99(9)：2146-2157, 2010[2]）より引用）

液排泄，腹部膨満感などがある．

　特に女性を診る際に重要なのは，主として45歳以下に発症すること，欧米では女性が男性の2〜2.5倍にのぼること，重症例の80％を女性が占めることである．わが国をはじめとする東洋諸国では欧米に比較して性差は少ない．妊娠可能年齢の女性IBS患者では，月経前に消化器症状が増悪する．また女性のほうが消化管刺激に対する脳（全帯状回と島皮質）の反応が強い．消化器症状が卵巣機能の低下（更年期）によって影響を大きく受けるか否かの研究はまだ進んでいない[2]．

　治療は，生活習慣指導を行いながら止痢薬や抗コリン薬で対症的に治療する．IBS患者の大部分は軽症であるが，これらが奏効しない場合には抗うつ薬（三環系抗うつ薬，SSRI）を中心に中枢薬の使用を考慮する．下痢型IBSに対して5-HT3拮抗薬が優れた臨床効果を示しているが，認可は男性患者に限定されている（メタ解析では男女ともに有効であることが判明している）．難治例では，催眠療法や認知行動療法などの有効性が立証されている．

文献

1) 富田凉一，池田太郎，五十嵐誠悟，他：排便障害の有無からみたRectoceleの直腸肛門内圧検査による検討．日本消化器外科学会雑誌 33(10)：1758-1761, 2000
2) 福土　審：過敏性腸症候群（IBS）（第107回日本内科学会講演会）—（シンポジウム機能性消化管疾患の基礎と臨床）．日本内科学会雑誌 99(9)：2146-2157, 2010
3) Kenneth R, McQuaid：Gastrointestinal Disorders. In：Current Medical Diagnosis & Treatment 2010, Forty-Ninth Edition. The McGraw-Hill Companies, USA, 2009
4) Camilleri M, Murray JA：Diarrhea, Constipation. In：Harrison's Principles of Internal Medicine, 17th Edition. The McGraw-Hill Companies, USA, 2008
5) Wald A, Talley NJ, Travis AC, et al.：Management of chronic constipation in adults. UpToDate 18.3. UpToDate, Inc, USA, 2010

5 骨粗鬆症のリスクが高い女性とその管理

東京医科歯科大学 生殖機能協関学　　尾林　聡

Point

- 日本の骨粗鬆症患者数は約 1,100 万人に達すると推定され，中高年女性の QOL 改善のために診断と治療は重要な課題である。
- 更年期女性の骨粗鬆症は女性ホルモンの低下に伴う骨吸収亢進により生じる原発性骨粗鬆症である。
- 若年成人平均値（YAM）の 70 ％未満が骨粗鬆症と定義されているが，リスクファクターとして既往歴・家族歴・生活習慣なども関連すると考えられている。
- 現在の治療の主流となっているのはビスホスホネートおよび SERM であるが，今後 PTH による骨形成促進に伴う治療効果が期待される。
- 副作用に注意すれば，更年期症状を有する骨量低下女性に対する HRT も有効な選択枝の一つである。

　女性の一生における骨量の増減は女性ホルモン分泌の増減とほぼ一致し，思春期から性成熟期初頭にかけ最大骨量に達し，卵巣機能の低下する 40 代後半より減少し始め，50 代から主に海綿骨の骨量減少によりさらに急激な低下が 10 年ほど認められる。**図 1** は当科外来での初診年齢と骨量減少ないしは骨粗鬆症と診断される比率の推移を示しており，骨量減少は 40 歳以降一定の比率で上昇しているが，一方，骨粗鬆症との診断は 60 歳以上で急激に増加する。国内には 1,100 万人ほどの骨粗鬆症患者がいると推定されており，そのうち約 900 万人がエストロゲン低下に伴う閉経後骨粗鬆症であると考えられている。

　一方，骨粗鬆症のリスクとしては加齢の影響のみならず，骨折の既往や大腿骨頸部骨折の家族歴，喫煙や過度の飲酒，ステロイド内服，さらに近年では糖尿病や肥満などの生活習慣病とも関連すると考えられている（**表 1**）[1]。特に肥満を伴った 2 型糖尿病患者では骨密度が高いにもかかわらず大腿骨頸部骨折が 40 〜 70 ％増加することが示されており，高血糖状態による骨質のコラー

5. 骨粗鬆症のリスクが高い女性とその管理

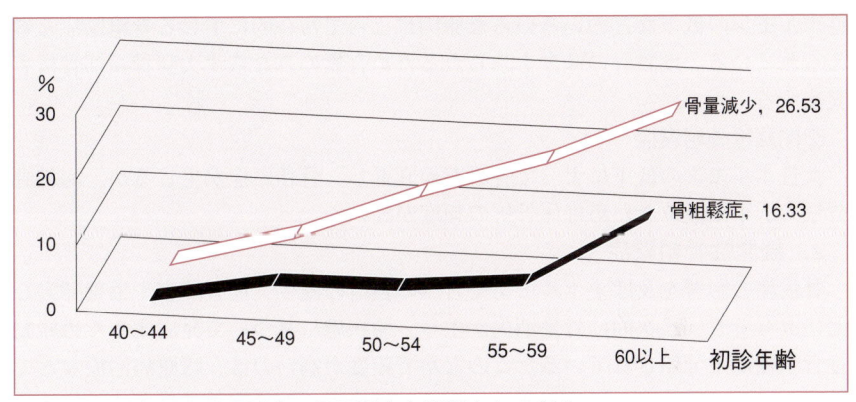

図1 受診時年齢と骨量減少・骨粗鬆症と診断される割合

グラフ中の表示: 骨量減少，26.53／骨粗鬆症，16.33／初診年齢：40〜44，45〜49，50〜54，55〜59，60以上

表1 骨粗鬆症による骨折のリスクファクター

- 高齢，女性
- 骨密度（Bone Mineral Density（BMD）低値）
- 50歳以降の骨折の既往
- 大腿骨頸部骨折の家族歴
- 喫煙
- 1日3単位以上のアルコール摂取
- ステロイド内服
- 慢性関節リウマチ

ゲン架橋の脆弱性や，骨吸収の亢進状態が報告されている。

これらのリスクファクターを考慮したWHO骨折リスク評価ツール（FRAX®）の臨床応用が試みられている。これは大規模コホート研究の結果決定した前述のリスクファクターを組み合わせることによって，今後10年間に骨粗鬆症による骨折を生じる確率（％）を算出する方法であり，2011年版のガイドラインではFRAX®が15％の骨折率を境界域として，骨折治療開始基準に加わった。

1 骨粗鬆症の分類

1．原発性骨粗鬆症
①老人性骨粗鬆症
加齢に伴うカルシウム吸収低下，ビタミンD合成低下，さらに老化による

性ホルモンの低下などのいろいろな原因によって複合的に生じる骨粗鬆症と考えている。皮質骨の減少もみられるため脊椎のみならず大腿骨頸部骨折も発症する。

②閉経後骨粗鬆症

女性ホルモンの低下によって骨吸収が亢進し，骨粗鬆症が生じるが，海綿骨骨量の低下が優位なため椎体骨折の頻度が高い。

2．続発性骨粗鬆症

骨代謝の影響を及ぼすホルモンや骨への負荷の減少，血管障害や栄養障害などによっても，二次的に骨量消失が生じ，原疾患に基づいて発症するため続発性骨粗鬆症と分類されている。このなかで頻度が高いのは，膠原病治療などで散見されるステロイド性骨粗鬆症である。減少するのは海綿骨が多く，椎体骨折，肋骨骨折が優位であり，皮質の多い長管骨では少ない。ステロイドは直接骨芽細胞機能を抑制することにより骨量減少を起こすが，さらに性ホルモンの減少や腸管のカルシウム再吸収抑制などを生じ，急速に増悪する骨粗鬆症を生じる。ステロイド性骨粗鬆症の場合には原発性と比較して骨折リスクが高いため，治療の開始基準値が異なっている。

② 診断

1．骨量の測定法

骨量測定法にはさまざまな種類があるが，手部X線写真を用いるMD法（microdensitometry）は以前から利用されている方法で第2中手骨の単純X線撮影を利用しており，一方MD法を応用したDIP法（digital image processing），CXD法（computed X-ray densitometry）ではわずかながら広い範囲の骨をスキャンするため測定精度が改善されている。

また光子吸収測定法（photon absorptiometry）は，X線などが骨に吸収され減弱する割合から骨密度を求める方法として単一エネルギーX線吸収測定法（single-energy X-ray absorptiometry：SXA）と二重エネルギーX線吸収測定法（dual energy X-ray absorptiometry：DXA）の2種類がある。このうちDXA法は測定部位の多彩さ，被曝線量の点などから現在では骨量測定方法の主流であり，腰椎（$L_{2～4}$）骨塩量値が診断の基準値となっている。

2．診断

骨粗鬆症の診断は日本骨代謝学会により，①脆弱性骨折の有無，②骨密度な

いしは脊椎X線像，③FRAX®による総合評価の3項目により判断するよう推奨されている．骨密度値の高低に関係なく，続発性骨粗鬆症を除外し，脆弱性骨折があれば原発性骨粗鬆症と診断される（**図2**）．骨密度評価としてはDXA値が若年成人平均値（Young Adult Mean：YAM）の70％未満を骨粗鬆症，70〜80％の範囲を骨量減少とすると定義されるが，機器としてQDRを用いた場合の日本人女性の腰椎YAMは1.011±0.119（Mean±SD）であり，YAMの80％は0.809，YAMの70％は0.708と，機種別に定められ，この基準は年齢などの因子を考慮しない．一方，対象とする腰椎に骨折や変形性脊椎症を認め，

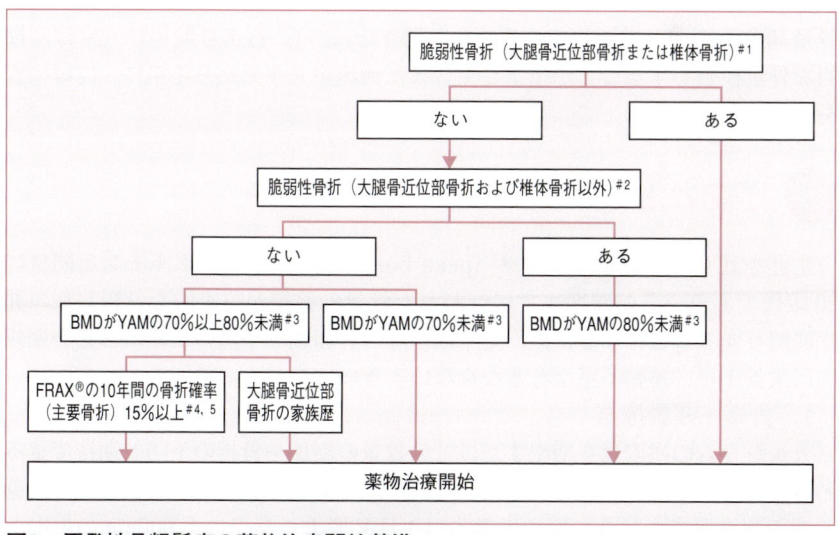

図2 原発性骨粗鬆症の薬物治療開始基準
#1：女性では閉経以降，男性では50歳以降に軽微な外力で生じた，大腿骨近位部骨折または椎体骨折をさす．
#2：女性では閉経以降，男性では50歳以降に軽微な外力で生じた，前腕骨遠位端骨折，上腕骨近位部骨折，骨盤骨折，下腿骨折，または肋骨骨折をさす．
#3：測定部位によってはTスコアの併記が検討されている．
#4：75歳未満で適用する．また，50歳代を中心とする世代においては，より低いカットオフ値を用いた場合でも，現行の診断基準に基づいて薬物治療が推奨される集団を部分的にしかカバーしないなどの限界も明らかになっている．
#5：この薬物治療開始基準は原発性骨粗鬆症に関するものであるため，FRAX®の項目のうち糖質コルチコイド，関節リウマチ，続発性骨粗鬆症にあてはまる者には適用されない．すなわち，これらの項目がすべて「なし」である症例に限って適用される．
（骨粗鬆症の予防と治療ガイドライン作成委員会編：骨粗鬆症の予防と治療ガイドライン2011年版．ライフサイエンス出版，東京，p55, 2011より引用）

腹部大動脈の石灰沈着などにより腰椎の正確な評価ができない場合には，大腿骨頸部や橈骨などを用いる．治療開始項目のうち，FRAX®の項目は2011年版のガイドラインより追加されたが，このなかの糖質コルチコイド，関節リウマチ，続発性骨粗鬆症に対する答えはすべて「なし」である症例に限られる．

3．骨量測定開始時期と測定間隔

閉経後の骨量減少に特有な自覚症状はなく，一方，減少した骨量を治療により正常域まで回復させることは困難である．このため若年時の両側卵巣摘出術後など骨粗鬆症の可能性が高い女性の場合には，積極的にスクリーニングを行うべきである．骨量に影響を及ぼす卵巣機能は40代後半より低下し，同時に骨量減少の割合が増加してくるため（図1），このころより数年に一度は定期的な骨量検査をすることが望ましく，また治療中も半年から1年に一度は検査を行うようにする．

③ 予防と治療

生涯を通じての骨量のピーク（peak bone mass）は女性ホルモンと同様に20歳代であり，この時期までに行われた骨量の蓄積が将来的な骨粗鬆症の発症に関与することになるため，更年期以降の骨粗鬆症予防のためには思春期以降に栄養不足，運動不足などとならないように注意が大切である．

1．食事・運動療法

カルシウムの摂取量を増やすだけで，骨量の増加や骨折の予防が期待できるわけではないが，カルシウム摂取やビタミンD製剤はあくまでも基本的治療と考えるべきであろう．厚生労働省は1日必要カルシウムを600mgの摂取としているが，閉経後は800mg以上の摂取が推奨されている．

一方，運動療法に関する閉経後女性を対象にした報告では，運動群において腰椎と大腿骨頸部の骨量が維持されることや，さらに筋肉量の増加による転倒・骨折予防の点から推奨されている．

2．代表的な薬物療法

ガイドライン（2011年版）では骨粗鬆症治療薬（12種類）の推奨グレードが示され（表2），椎体，非椎体骨折の予防にわけてグレードが細かく記載されているが，基本的には薬剤の作用機序から骨吸収抑制剤と骨形成促進剤の2種類に分類される．現在さらに薬剤は数種類増加しているものの，これらのうち骨形成促進作用が有効に働くのは副甲状腺ホルモン（parathyroid hormone：PTH）のみである。

①ビスホスホネート製剤

　ビスホスホネートはリモデリング活性化部位の骨皮質への親和性が高いため，骨吸収過程における破骨細胞へ取り込まれ，強力な骨吸収抑制作用を示すと同時に，骨質改善に伴う骨脆弱性の改善も報告されている。第2世代のアレンドロネート（ボナロン®，フォサマック®）および第3世代のリセドロネート（アクトネル®，ベネット®）は大規模臨床試験で骨折抑制効果が確認され，現在の骨粗鬆症治療薬の主流である。薬剤の特徴としては摂取後の吸収率5％未満と，消化管吸収が悪いことが挙げられ，また内服直後に食事摂取を行うとさらに4割ほどの吸収率低下をきたす。このため早朝空腹時の内服が必須となり，さらに内服後30分は食道炎の予防のために臥床を避ける必要がある。ほ

表2　骨粗鬆症治療薬の推奨グレード

分類	薬物名	骨密度	椎体骨折	非椎体骨折	大腿骨近位部骨折
カルシウム薬	L-アスパラギン酸カルシウム	C	C	C	C
	リン酸水素カルシウム	C	C	C	C
女性ホルモン薬	エストリオール	C	C	C	C
	結合型エストロゲン*1	A	A	A	A
	エストラジオール	A	C	C	C
活性型ビタミンD3薬	アルファカルシドール	B	B	B	C
	カルシトリオール	B	B	B	C
	エルデカルシトール	A	A	B	C
ビタミンK2薬	メナテトレノン	B	B	B	C
ビスホスホネート薬	エチドロン酸	A	B	C	C
	アレンドロン酸	A	A	A	A
	リセドロン酸	A	A	A	A
	ミノドロン酸	A	A	C	C
SERM	ラロキシフェン	A	A	B	C
	バゼドキシフェン	A	A	B	C
カルシトニン薬*2	エルカトニン	B	B	C	C
	サケカルシトニン	B	B	C	C
副甲状腺ホルモン薬	テリパラチド（遺伝子組換え）	A	A	A	C
その他	イプリフラボン	C	C	C	C
	ナンドロロン	C	C	C	C

*1：骨粗鬆症は保険適用外。　*2：疼痛に関して鎮痛作用を有し，疼痛を改善する（グレードA）。

グレードA：行うよう強く勧められる　　　　グレードB：行うよう勧められる
グレードC：行うよう勧めるだけの根拠が明確でない　　グレードD：行わないよう勧められる

（骨粗鬆症の予防と治療ガイドライン作成委員会編：骨粗鬆症の予防と治療ガイドライン2011年版．ライフサイエンス出版，東京，p126, 2011より引用）

かの副作用としては，嘔気，嘔吐，下痢などが挙げられるが，閉経後骨粗鬆症の治療においてはしばしば使用される．アレンドロネートとリセドロネートはEBMが多い薬剤であり，プラセボ群と比較して椎骨，手関節および大腿頸部の骨折リスクを約50％低下させたと報告されている[2]．

②選択的エストロゲン受容体モジュレーター
　（selective estrogen receptor modulator：SERM）

エストロゲン受容体に対してアゴニストないしはアンタゴニストとして作動する薬剤であり，現在はラロキシフェン（エビスタ®）およびバゼドキシフェン（ビビアント®）が骨粗鬆症の適応薬剤として利用可能である．たとえばラロキシフェンは骨に関してはアゴニストとして働くが，乳腺組織および子宮内膜組織に対しては拮抗作用を有し，乳癌の増殖に対しては抑制的に働くと考えられている．MORE試験（Multiple Outcome of raloxifene evaluation study）の結果からは椎体骨折のリスクを著減することが示される一方で，非椎体骨折に関しての抑制効果は明らかではない[3]．このため，大腿骨頸部骨折の予防のためのラロキシフェン使用は推奨されておらず，著しい骨密度低下を伴わない70歳未満の女性に対して，骨質改善目的の投与が適当と考えられる．一方，未閉経の女性に対してはエストロゲンのアンタゴニストとして作動し，本来の骨代謝作用が消失するため禁忌とされる．

③副甲状腺ホルモン（PTH）

唯一の骨形成促進剤であるparathyroid hormone（PTH，フォルテオ®）が，1日1回20μgを皮下注射により18ヵ月間投与する薬として2010年7月に認可された．遺伝子組み換えによるPTHであり，骨微細構造の再構築による骨強度の改善作用が期待されている．海外のデータではPTHを18ヵ月間投与し

☕ コラム

～ワンポイントアドバイス：治療継続のコツ～

　骨粗鬆症治療における問題点の一つは自覚症状がほとんどないことである．このため当院では治療効果の確認と病識を維持する目的で，開始時のみならず治療中もBMD値や骨代謝マーカーの推移をグラフで示すように心がけている．

たところ，1個以上の椎体骨折のリスクを65％減少し，多発椎体骨折のリスクは77％減少させるという，強力な骨形成作用を有すると報告されている。副作用としては，血中尿酸値の上昇や頭痛，悪心などが挙げられる。現在は注射剤のみが使用可能であるが，点鼻薬なども開発が進められていて，今後ビスフォスフォネートやSERMからの切り替えに利用される可能性がある。

④女性ホルモン剤

ホルモン補充療法（HRT）は2001年のWHI報告で心血管系への有効性が否定されたが，一方で大腿骨頸部骨折は34％減少し，HRTの骨折予防効果が再確認された。女性ホルモンの低下によって，骨吸収が亢進し，高回転型の骨量減少が生じる。本邦の2011年の骨粗鬆症ガイドラインでは，結合型エストロゲン0.625mgにより骨密度上昇，椎体非椎体骨折の抑制効果はともにグレードAであるが保険適用外であり，また17β-E2製剤（経口・経皮）の使用により骨密度上昇作用は認めるが（グレードA），骨折抑制効果はグレードCとして記載されている。女性ホルモン剤は，特に閉経直後の更年期症状を有するような骨粗鬆症のケースに関して，さらに若年性無月経女性や早発閉経患者といった内分泌異常を認める骨粗鬆症予防に関しては，ほかの薬剤にはない有効性があると考えられる。

まとめ

骨量増加を目的とした運動療法は有効であり，その効果は思春期ないしそれ以前において約2倍高いと報告されている。このため，若年期に全身的な運動負荷により最大骨量を高く維持しておくことは，閉経後のQOL維持のためには大切である。高齢者社会を迎えている本邦では，閉経後女性のQOL増進のため，骨粗鬆症の正確な知識と対応が重要である。

文献

1) Kanis JA, Borgstrom F, De Laet C, et al.：Assessment of fracture risk. Osteoporos Int **16** (6)：581-589, 2005
2) Black DM, Thompson DE, Bauer DC：Fracture risk reduction with alendronate in women with osteoporosis：the fracture intervention trial. J Clin Endo Metabol **85**：4118-4124, 2000
3) 五来逸雄：閉経後骨粗鬆症の薬物療法. 産婦治療 **92**(4)：393-397, 2007

6 女性と静脈瘤，深部静脈血栓症

藤田保健衛生大学 心臓血管外科　小林昌義
名古屋大学大学院 血管外科　古森公浩

!Point

- ■足が"だるい"，"むくむ"という症状は静脈疾患患者に多い。
- ■静脈疾患には主に，静脈瘤，静脈炎，深部静脈血栓症がある。
- ■下肢静脈瘤は妊娠を契機にして発症もしくは増悪することが多い。
- ■深部静脈血栓症は続発する肺塞栓症に注意する必要がある。

　下肢静脈瘤は男性よりも女性に多い疾患であることはよく知られている。発症の男女比は1：1.2〜2.8といわれているが，実際に外来受診される患者では女性が圧倒的に多く，その比は1：4.4といわれ，女性患者の約36％が妊娠中に下肢静脈瘤が出現したといわれる。また，最近では生活習慣や食生活の欧米化，人口の高齢化に伴い，静脈疾患，特に深部静脈血栓症（DVT），それに続発することが多い肺塞栓症（PE）の発症例が増えている[1]。特にPEを発症すると生命の危機につながることがあるため臨床上大きな問題となってきている[2]。悪性腫瘍や骨盤内手術もDVT/PEの発症リスクとして知られ，産婦人科領域でも術後合併症として注目されてきた。
　ここでは日常診療で遭遇することのある上記の静脈疾患につき解説する。

1 下肢静脈瘤

　下肢静脈瘤は大きく，一次性静脈瘤と二次性静脈瘤とに分類される。一般的に多くみられる一次性静脈瘤とは，静脈に存在する弁の働きが悪くなり，本来，スムーズに一方通行に流れるはずの静脈血が逆流するために起こる。それに対して二次性静脈瘤とは，静脈瘤を発症させる原因がはっきりしている静脈瘤で，深部静脈血栓症や動静脈瘻，先天性静脈形成不全の続発症としてみられる。
　下肢静脈瘤の危険因子としては①女性，②高齢者，③立ち仕事に従事，の3

項目が挙げられる．また，妊娠を契機に静脈瘤が発症することはよく知られており，女性の下肢静脈瘤の36％が妊娠に関連している．一般には妊婦の約10〜15％に下肢静脈瘤が発生するといわれているがその約80〜90％の人では出産が終わると下肢静脈瘤が自然に消失する[3]．これは妊娠時に女性ホルモンの静脈平滑筋弛緩作用で静脈が拡張しやすい状態になること，骨盤内血流が増加すること，増大した子宮による外腸骨，総腸骨静脈の圧迫，などが関与して下肢静脈瘤が発生しやすくなるためと考えられている．また，最初の妊娠よりも2回目以降の妊娠でより生じやすいといわれている．

静脈瘤の分類には大きく分けて表1のごとく①伏在静脈瘤，②側枝静脈瘤，③網目状静脈瘤，④クモの巣状静脈瘤，の4つに分類される．

２ 静脈炎，静脈血栓症

静脈炎とは正確にいえば静脈の炎症を意味し，静脈血栓症は静脈に起こる血栓を意味するが，日常臨床において両者の違いは言葉の違いであり，静脈壁の炎症は血栓を誘発する一つの要素で，また，静脈壁に血栓が誘発されれば壁の炎症を惹起するため，両者を区別することにほとんど意味はない．

日常診療では静脈炎もしくは静脈血栓症の発症部位が重要であり，表在静脈に発症すれば表在性静脈炎であり，深部静脈に発症すれば深部静脈血栓症とよばれる．特に妊娠中は，①血液凝固能の亢進，線溶系の低下，血小板活性の亢進，により生理的過凝固状態になっている，②女性ホルモンの静脈平滑筋弛緩作用により静脈うっ滞が起こる，③増大した子宮による下肢静脈還流低下，といった要素が重なるため前述のように下肢静脈瘤ひいては深部静脈血栓症が起きやすい状態にある[4,5]．表2では特に産婦人科領域における静脈血栓症の発症要因を挙げた．

表1 下肢静脈瘤の種類

タイプ	局在	治療
伏在静脈瘤	大，小伏在静脈	ストリッピング術，レーザー焼灼術，高位結紮術＋硬化療法
側枝静脈瘤	伏在静脈の太い枝	高位結紮術＋硬化療法時にストリッピング術
網目状静脈瘤	直径2〜3mmの小静脈	硬化療法
クモの巣状静脈瘤	直径1mm以下の細静脈	硬化療法，レーザー治療

表2　産婦人科領域における静脈血栓症の要因

・悪性腫瘍　・骨盤内腫瘍　・経口避妊薬服用　・ホルモン補充療法
・高齢妊娠，出産　・妊娠中毒症，妊娠悪阻　・常位胎盤早期剥離
・帝王切開術　・腹腔鏡手術

3 症状

1．下肢静脈瘤

　訴えの多い症状として足のだるさ，重さ，疲れやすさ，が挙げられる。これらの症状は下肢に静脈血がうっ滞した結果生じる症状であり，長時間立位をとった後に起こることが多く，そのため，逆に起床時には認められないことが特徴である。時に静脈瘤の疼痛を訴える患者も多い。静脈瘤に炎症が起き疼痛を生じるのであるが，これは前述の血栓性静脈炎のことであり，発赤，硬結，熱感を伴うことが多い。こむら返りもまたよく知られた症状である。約60〜70％の下肢静脈瘤患者に認められ[3]，下腿に生じることが多く，ついで足部，大腿となっている。特に夜間や早朝に発生することが多いといわれている。

　下肢静脈瘤の程度が軽い時期は上記症状にとどまっているが進行すると，①湿疹，②色素沈着，③難治性皮膚潰瘍，を呈する。病態としては①→③の順に重症となる。①〜③ともに静脈還流機能低下が原因の場合，ほとんどの症例で下腿内側に発生する。いずれの場合も原因である静脈還流機能そのものを治療しなければ治癒させることは困難であり，また，いったん軽快しても再発することが多いため専門施設へ紹介することが望ましい。

　非常にまれではあるが静脈瘤からの出血をみることがある。静脈瘤そのものは皮下に存在するためほとんどの場合は皮下出血であり，大出血に至ることは少ない。しかし，潰瘍からの出血や感染・炎症を繰り返し皮膚が脆弱になっている場合は大出血になることもある（図1）。

2．静脈炎，深部静脈血栓症

　深部静脈血栓症および肺塞栓症，いわゆる静脈血栓塞栓症（VTE）はいったん発症すると重篤な病態につながりかねないことは昨今の日本でも広く知られてきた。特に広範型のPEがいったん，発症すればその約半分が命を落とすといわれている[6]。わが国ではPEの発症は比較的少ないとされてきたが，近年，食生活の欧米化，人口の高齢化，高齢者に対する外科治療法の拡大，また，最近では医療従事者に対する啓発，などが相まってその症例数は増加してきた。

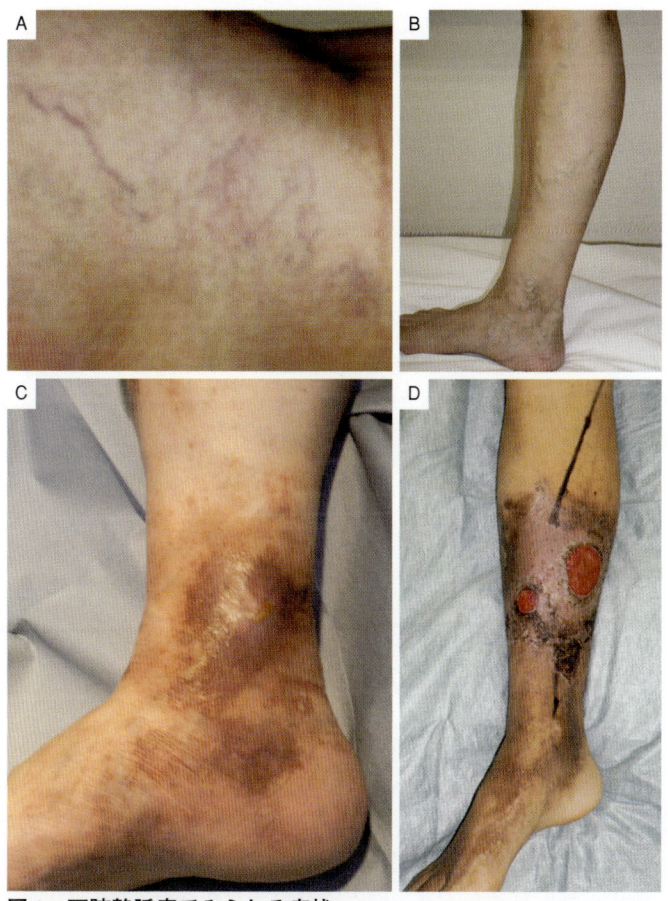

図1 下肢静脈瘤でみられる症状
A：網目状静脈瘤の外観。硬化療法の適応となる場合がある。
B：大伏在静脈瘤の外観。多くの場合は大伏在静脈の弁不全により起こる。ストリッピング手術の適応となる場合がある。
C：静脈うっ滞性皮膚炎により色素沈着を起こしている。多くの症例で大腿内側，内踝付近に起こる。
D：静脈うっ滞性潰瘍を呈した症例。うっ滞性皮膚炎が高度になると，びらん，潰瘍を発症する。

欧米では本邦に比べ頻度の高い疾患であることが認知されており，最近の米国での報告では年間約20万人が死亡するといわれている[7]。したがってDVTが

疑われる症例には，積極的に他覚的検査法により血栓の存在を発見する努力が必要である．

DVTの典型的な症状としては，患肢の腫脹，熱感，発赤，疼痛等である．しかしながら病歴の聴取と身体的所見だけでは正確な診断が困難な場合もある．

4 診断

1．視診

基本的には両鼠径部からつま先まで下肢をくまなく観察する．健側と患側の下肢を比較することでよりはっきりとする所見もある．可能ならば患者を立位にし，表在静脈を怒張させ360度下肢を観察する．

☕ コラム

~女性と静脈瘤：とある外来でのやり取り~
患者：先生，最近，足の血管が目立ってきて気になるんです．どうでしょうか？
医師：どれどれ，じゃ，足を見せてください．
患者：ここです，ここ．(スカートをまくって左大腿内側を指で示す)
医師：あ〜，これは静脈瘤の一種で細かな静脈がうっ滞してできたものですよ．クモの巣状タイプといいます．
患者：すごく気になるんです．何とかなりませんか？
医師：痛みなどありますか？　特に症状がなければこのまま放置してもよいかと思いますけど…．
患者：でも，でも，見た目が…．
　患者さんは75歳のお婆さま．静脈瘤はごくわずかでしかもスカートをはいたらまったく見えない場所．
医師：…．
　いくつになっても女性は女性であることを再確認したのであった．

①静脈瘤

前述のように4つのタイプにわけられる。もっとも多い伏在型静脈瘤には大伏在静脈，小伏在静脈の2つのタイプがある。大伏在静脈タイプでは大腿内側から下腿内側にかけて，また小伏在静脈タイプでは下腿後面，足関節レベルより膝窩の間にみられる。

次に外来で比較的簡単にできる検査について紹介する。

a. Trendelenburg テスト

患者を臥位にし，下肢を挙上させ，まず静脈瘤を空虚にし，駆血帯で膝の上下で駆血する。ついで立位になってもらう。まず膝下の駆血帯を解除したときに膝下の静脈瘤が緊満されれば下腿の不全交通枝の存在，もしくは小伏在静脈の逆流が疑われる。次に膝上の駆血帯を解除し，その直後に静脈瘤が緊満する場合は大伏在静脈の逆流の存在が疑われる。

b. Perthes テスト

患者を立位にさせ，駆血帯で膝下を駆血する。次に患者に足部の屈伸運動を繰り返してもらう。交通枝や深部静脈に弁不全があると静脈瘤は縮小せず怒張したままとなる。

②深部静脈血栓症

急性期の場合，もっとも一般的な症状は下肢腫脹である。腫脹する部位は閉塞した深部静脈の解剖学的部位により決まってくる。脛骨静脈や膝窩静脈の閉塞では下腿に腫脹が限局するが，腸骨静脈が閉塞すれば病変は大腿まで及ぶ。非常にまれではあるが有痛性青股腫（phlegmasia cerulea dolens）となることがある。この場合，広範囲に下肢腫脹がみられ，高度の疼痛を伴い，皮膚はチアノーゼ様になる。これは腫脹が高度で動脈閉塞をきたすほどのコンパートメント症候群を引き起こすからである。

DVTとの鑑別点を挙げると，表在性の血栓性静脈炎の多くは大伏在静脈領域に生じ，静脈に沿った発赤，疼痛を生じる。びまん性で無痛性の厚い皮膚を伴う腫脹はリンパ浮腫の可能性が高い。その場合は，下腹部や骨盤内手術の既往があることが多い。

2. 触診

血栓性静脈炎では，圧痛，発赤に一致した部位に硬結を生じることが多く，体表から触知されることが多い。大多数で硬結は表在性静脈に沿って存在し，これらの所見によりほぼ診断は確定する。

DVTにより下肢に圧痛を生じる。しかしながら圧痛はDVTに特異的な所見

ではない．DVTにおける比較的特異的な所見として，足関節を他動的に背屈させることにより腓腹筋が収縮しそれにより痛みが生じるHommans徴候がある．しかし，この徴候はDVTの存在を示唆する所見ではあるが確定診断とはならない点に注意する必要がある．

3．聴診

聴診器を使った聴診では表在静脈，深部静脈いずれに関しても有用な情報が得られるわけではない．ただ，静脈拡張部で血管雑音を聴取した場合は動静脈瘻の存在を疑わせる．

4．他覚的検査法

静脈還流不全を評価する計測機器はいく種類もあるがほとんどが血管疾患を専門的に扱っている施設にしかないことが多い．諸検査の詳細な解説は成書に譲るが，日常診療で施行可能なドプラ血流計を用いた静脈評価法について簡単に述べる．検査の精度は検者の経験に左右されるが方法自体は簡便で，短期間に習熟することができる．ドプラ血流計のプローベを動脈の直上に当てると拍動性の"シュワンシュワン"といった音が聴取されるが，静脈上では"ゴー"といった低い音が聴取される．基本的には拍動のない定常音であり，呼吸による影響を受け変動する．

腸骨静脈，下大静脈領域の評価法であるが，患者を仰臥位に寝かせ，大腿鼠径部にプローベを当てる．大腿静脈は大腿動脈の内側に存在するのでその拍動を目安とする．通常，病変がなければ深呼吸による変動を認める．次に深吸気と同時に腹圧をかけさせると静脈音が消失する．これは腹圧により下肢の静脈還流が停止するからである．次に腹圧を解除すると下肢に停滞していた静脈血

☕ コラム

〜難治性の皮膚潰瘍をみたら〜

静脈うっ滞性皮膚潰瘍は難治性であるが，目につくのは皮膚病変のため長期間にわたり軟膏処置などがされていることがある．原則論として静脈うっ滞を解除しなければ，すなわち責任静脈の抜去，結紮などの血管外科的手術をしなければ潰瘍の治癒が望めないため専門施設への紹介が望まれる．

が中枢側に流入し始めるため静脈音が増大して聴取される．この際に，腸骨，下大静脈系に閉塞病変があれば呼吸性変動を認めず，また腹圧解除による血流増大も認めないことが多い．

　下肢の静脈評価は基本的には調べたい部位の静脈とその末梢の筋肉の把握によって可能となる．たとえば，総大腿静脈にプローベを置き下腿のふくらはぎを圧迫し，静脈音の増大を確認できればその間に閉塞病変がないことを示し，増大を認めなければ閉塞病変の存在を示唆する．最近では，以前より施行されていた静脈造影にかわり（図2），超音波カラードプラ法が多用されている．この検査の特徴は外来にて，無侵襲的に，しかもリアルタイムに血流が評価できる点にある．患者をベッドに寝かせ，総大腿静脈から下腿静脈まで連続的に観察する．DVTが存在すれば病変部位の末梢を圧迫しても血流シグナルを認めない（図3）．また，血栓が存在すればプローベによる圧迫で潰れない静脈が観察できる．この方法で鼠径靱帯以下の静脈はきわめて正確に観察可能であ

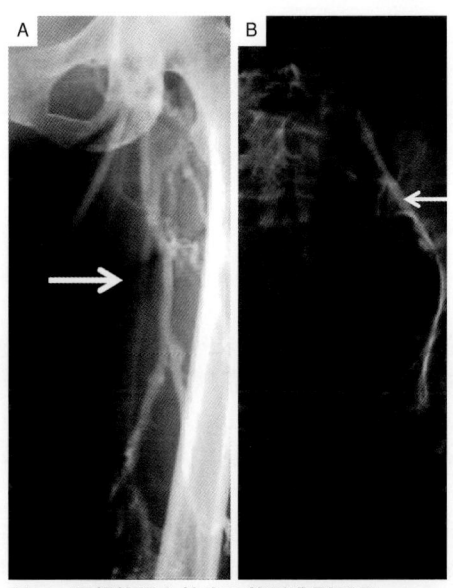

図2　深部静脈血栓症の静脈造影所見
Aは左大腿静脈の描出不良（矢印），Bは左総腸骨静脈から外腸骨静脈にかけてごくわずかに造影剤の通過をみる（矢印）．つまりほぼ血栓閉塞している状態を示している．

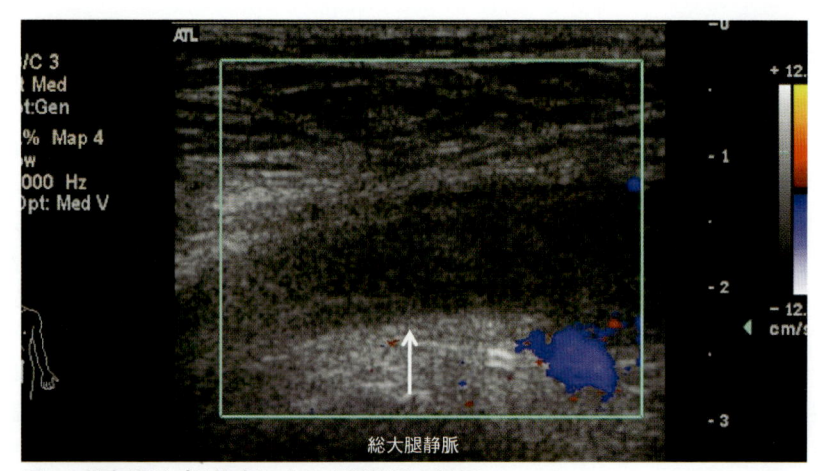

図3　超音波ドプラ検査による大腿静脈の評価
超音波ドプラ検査により左総大腿静脈にシグナルが認められず閉塞していることがわかる。

るが，腸骨静脈，下大静脈領域の評価は難しい。その理由として解剖学的に体表より離れており，また腸管のガスで観察が邪魔されるからである。したがってこの領域の診断には超音波検査よりも造影 CT が優れている（図4）。

⑤ 治療

1．下肢静脈瘤

　軽度～中等度の静脈瘤であれば弾性ストッキングによる圧迫療法が主体となる。しかしながら症状が強く，高度の静脈瘤の場合，患者の希望があれば外科的手術が適応されることが多い。しかしながら皮膚症状の強い場合，もしくは潰瘍が存在する場合は外科的手術の適応であり，専門施設への紹介が必要となる。

　表在性静脈炎の治療法は静脈炎の範囲と状態によるが，基本的には温もしくは冷湿布，抗炎症剤の投与によりその症状は2～3週間のうちにほぼ消失する。ただし個々で注意しなければならないことは血栓性静脈炎が大伏在静脈もしくは小伏在静脈全体に及んでいる場合はそれが塞栓源となり肺塞栓症を引き起こす可能性があるので外科的処置が必要なことがあり血管外科などの専門施設へ紹介することが望ましい。

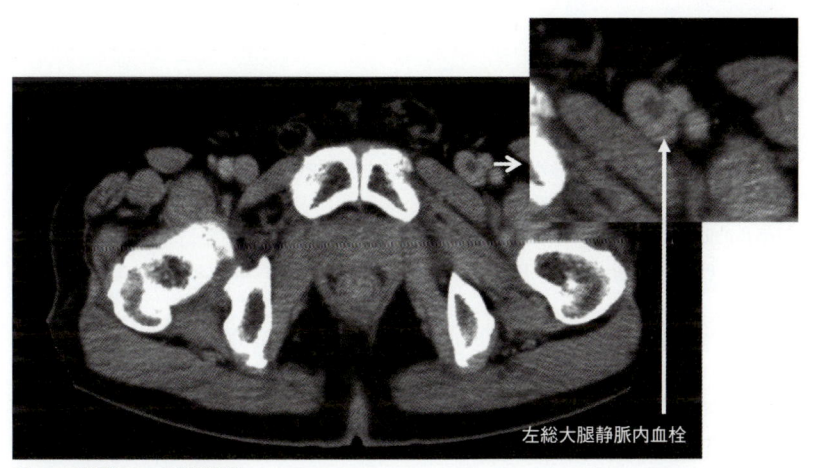

図4 造影CTの静脈相
左総大腿静脈内に陰影欠損像を認め血栓の存在を示している．一部，静脈壁に付着していることがわかる．

(画像内ラベル：左総大腿静脈内血栓)

2．深部静脈血栓症

　深部静脈血栓症を疑わせる患者が来院したときは速やかに専門施設に紹介することが望ましい．特に発症2週間以内の急性期DVTであれば入院治療の対象になることが多く，またPEを続発する可能性があるからである．

コラム

〜レーザー焼灼術〜
　静脈瘤の治療として今まではストリッピング術が主流であった．ストリッピング術は伏在静脈などの逆流のある責任静脈にストリッパーという金属製のワイヤーを挿入して責任静脈を抜去する方法である．2011年1月よりレーザーを使用して静脈を焼灼し静脈を閉塞させるレーザー治療が保険適応となった．現在，その治療法のハンズオンが行われているところであり，全国的に普及する可能性がある．

文献

1) 田辺達三, 安田慶秀, 佐久間まこと, 他：静脈血栓症の実態と問題点. 外科 51：387-392, 1989
2) 鳥畠康充, 冨士武史：整形外科診療における肺血栓塞栓症—患者救済と法的問題点—. ライフサイエンス出版, 東京, 2009
3) 平井正文：足の血管のコブ「下肢静脈瘤」を治す本. マキノ出版, 東京, 2008
4) Marks PW：Management of Thromboembolism in Pregnancy. Semin Perinatol 31：227-231, 2007
5) Geerts WH, Bergqvist D, Pineo GF, et al.：Prevention of Venous Thromboembolism. American College of Chest Physicians Evidence-Based Clinical Practice Guidelines (8th Edition). Chest **133**：381S-453S, 2008
6) Wheeler HB, Andrson FA Jr：Prophylaxis Against Venous Thromboembolism in Surgical Patients. Am J Surg **161**：507-511, 1991
7) Park B, Messina L, Dargon P, et al.：Recent Trends in Clinical Outcomes and Resource Utilization for Pulmonary Embolism in the United States. Findings From the Nationwide Inpatient Samples. Chest **136**：983-990, 2009

7 女性によくみられる皮膚病変

東海大学医学部 専門診療学系皮膚科　赤坂江美子／小澤　明

❗ Point

- 皮膚疾患には好発年齢があり，年齢も診断のポイントとなる。
- 妊娠や更年期に伴う皮膚病変がある。
- 妊娠に伴う皮膚病変は，妊娠時期により疾患が異なる。
- 顔面の皮膚病変などは化粧等の日常生活で使用する物による接触皮膚炎も考慮する必要がある。
- 女性の転移性皮膚腫瘍では乳癌が多く，胸部の皮膚所見は常に念頭におく必要がある。

皮膚疾患には好発年齢があることから，診断に際しては，年齢も重要なポイントとなる。また，妊娠に伴う皮膚病変については，妊娠時期により疾患が異なってくる。そこで，表1に好発年齢別に皮膚疾患を，表2に妊娠に伴うさまざまな皮膚病変を挙げてそれらを概観し，その後，個々の疾患について解説をしていく。

1　湿疹・皮膚炎群

手湿疹と進行性指掌角皮症

"手あれ"のことである。好発部位は利き手の母指，示指，中指の末節腹側面である。

①手湿疹

紅斑，丘疹，小水疱，鱗屑，痂皮を主症状とする。手背にも同様の症状をみる。主な原因は，頻回の手洗い（手仕事）と乾燥である。洗剤，シャンプー，食物・植物，金属などが原因となり，接触皮膚炎が潜んでいる症例もある。美容師では，毛染めも原因となる。水仕事，手洗いの後の手を拭くときに，指間を十分に拭かないために生じることもある。

表1 女性に多い皮膚疾患と発症時期

	病名	男女比,遺伝	好発年齢 幼年期 0〜4歳	小児期 5〜14歳	青年期 15〜24歳	壮年期 25〜44歳	中年期 45〜64歳	高年期 65歳
1 湿疹皮膚炎	1) 進行性指掌角皮症・手湿疹	1:2.3						
2 血管・リンパ管の疾患	1) レイノー病・レイノー症候群	1:4〜6						
	2) モンドール病	1:2.4						
	3) 静脈瘤	1:3						
	4) うっ滞性皮膚炎	女性に多い						
	5) 単純性紫斑	女性に多い						
	6) 女子深在性紫斑（Davis 紫斑）	※						
3 血管炎	1) 蕁麻疹様血管炎（特発性）	1:8						
4 痒疹	1) 色素性痒疹	1:2						
	2) 妊娠性痒疹	※						
	3) PUPPP	※						
5 水疱瘡膿疱瘡	1) 掌蹠膿疱症	やや女性多い						
	2) 妊娠性疱疹	※						
	3) 疱疹状膿痂疹	※						
	4) 角層下膿疱症	※						
6 角化症	1) 更年期角化症	※						
7 膠原病	1) 全身性エリテマトーデス	1:10						
	2) 皮膚筋炎	1:2						
	3) シェーグレン症候群	1:9						
8 皮膚形成異常・脂肪織疾患	1) 線状皮膚萎縮	1:2.5						
9 色素異常症	1) 肝斑	1:14						
	2) 色素失調症	1:9 伴性優性遺伝 Xq28遺伝子座						
10 毛髪疾患	1) トリコチロマニア							
	2) 分娩後脱毛	※						
	3) 女性の男性型脱毛	※						
	4) Netherton症候群	女児に多い 常染色体劣性遺伝						
11 腫瘍	1) 汗管腫							

※：女性のみ発症。　■ 好発年齢　■ 発症年齢

②進行性指掌角皮症

　主な症状は，乾燥，鱗屑，指紋の消失，硬化，亀裂である．手背の症状は少ない．主な原因として頻回の外的刺激（手洗い，手仕事，ピアノ奏者，キーボ

表2 妊娠に伴う皮膚疾患

妊娠 時期	初期(1〜4ヵ月)	中期(5〜7ヵ月)	後期(8〜10ヵ月)	産後
妊娠に伴う生理的変化				
多毛	■			
手掌紅斑	■			
クモ状血管腫	■	■	■	
妊娠性肝斑		■	■	
妊娠性線状萎縮（妊娠線）		■	■	
妊娠性瘙痒症			■	
妊娠性歯肉炎	▨	▨	▨	▨
脱毛				■
色素沈着	■	■	■	
妊娠に伴い憎悪する皮膚疾患				
全身性エリテマトーデス	■	■	■	■
感染症				
ウイルス：単純疱疹，風疹	■	■	■	■
細菌：蜂窩織炎	■	■	■	■
真菌：カンジダ	■	■	■	■
原虫：トキソプラズマ，梅毒	■	■	■	■
多汗，皮脂分泌増加	■	■	■	
妊娠に特異的な皮膚疾患				
妊娠性痒疹	■	■		
妊娠性疱疹		■	■	■
疱疹状膿痂疹		■	■	
pruritic urticarial papules and plaques of pregnancy（PUPPP）		■	■	

■ 好発年齢　▨ 発症年齢

ード作業など）と乾燥が主体であり，特に秋・冬に増悪を認める。

❷ 血管・リンパ管の疾患

1．レイノー病およびレイノー症候群

寒冷や精神的ストレス，機械的反復する刺激などで指趾が一過性に蒼白になる症状をいい，好発部位は示指〜小指である．2年以上他の症状を認めないものをレイノー病，膠原病などの基礎疾患を有する場合レイノー症候群という．

2．モンドール病

局所の軽度疼痛，牽引感，圧痛を伴う索状の皮下硬結である．自然消退する．

3. 静脈瘤
主に下肢の静脈が拡張，屈曲，蛇行し，血流がうっ滞した状態。病因は下肢血流の静脈還流の悪化による。特に，女性では妊娠・出産に関連することも多い。

4. うっ滞性皮膚炎（図1）
下肢末梢側の約1/3から足関節の部位を中心に浮腫，浮腫性硬化，紫斑，色素沈着を生じる。中年以降の女性に多い。長時間の立ち仕事や歩行，肥満が悪化因子となる。病因は静脈瘤と同じである。

5. 単純性紫斑（図2）
凝固異常，血小板の異常などの基礎疾患を伴わない女性に，四肢特に下肢に点状の紫斑が散在する。原因は不明であるが自然消退するため経過観察でよい。検査として，Rumpel-Leede 試験（毛細血管抵抗試験）を行う。

6. 女子深在性紫斑（Davis 紫斑）
成人女性の四肢，特に下肢に指頭大から手掌大くらいまでの紫斑が生じる。原因は不明であり，自覚症状もなく，自然消退するので治療を要さない。単純

☕ コラム

〜身のまわりにある接触皮膚炎〜

化粧品に限らず，エステ，睫毛エクステなどさまざまな美容関連品により，接触皮膚炎などの皮膚疾患を発症することがある。また，間違った使用方法により皮膚疾患を悪化させる症例も見受けられる。

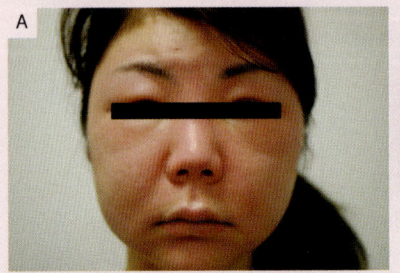

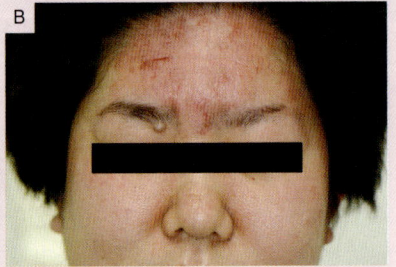

顔面の接触皮膚炎
A：睫毛エクステに伴う接触皮膚炎。繰り返し接触皮膚炎を起こしていたため睫毛の周りだけでなく顔面全体に紅斑を認めている。B：クレンジング剤に伴う接触皮膚炎。

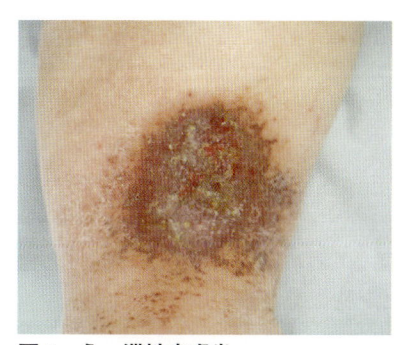

図1 うっ滞性皮膚炎
下腿内側から前面にかけて茶褐色の丘疹と点状の紫斑が散在。
前面には表面にびらんを伴う紅色局面を認める。炎症を繰り返すとびらんや潰瘍を伴う。

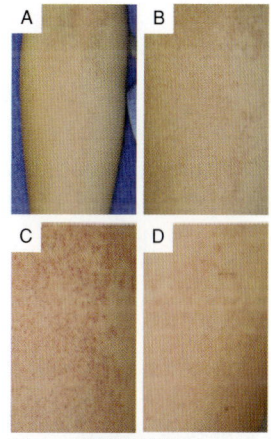

図2 単純性紫斑
四肢伸側に点状の紫斑が散在（A，B）。
Rumpel-Leede試験で紫斑の新生を確認（C：検側，D：非検側）。

性紫斑と同様に機械的な負荷により発症するが，血管に対して負荷のかかる深さが浅い場合には単純性紫斑，深い場合にはDavis紫斑となる。

③ 血管炎

蕁麻疹様血管炎

蕁麻疹に類似した浮腫性紅斑であるが，蕁麻疹に比べ皮疹（膨疹，紅斑）の持続時間が24時間～72時間と長い。自覚症状はなく，病理組織上血管炎像をみる。基礎疾患として，膠原病，肝炎などの感染症，血管炎，グロブリン血症などが挙げられる。

④ 痒疹

1．色素性痒疹

原因は不明であるが，急激なダイエット後，あるいは糖尿病発症後に生ずる例が多い。瘙痒の強い浮腫性紅色丘疹と消退後に生ずる網目状色素沈着を特徴

2. 妊娠性痒疹

妊娠3～4ヵ月ころに発症する．体幹・四肢の瘙痒の強い紅色丘疹．出産後に軽快し，次の妊娠で再発することが多い．

3. pruritic urticarial papules and plaques of pregnancy（PUPPP）

初回妊娠時に多く発症し，妊娠後期3ヵ月に発症することが多い．浮腫性の蕁麻疹様丘疹が主体であるが，まれに水疱・多形滲出性紅斑を認める．乳房より上方は冒されず，顔面には認めないことが特徴である．

5 水疱症および膿疱症

1. 掌蹠膿疱症（図3）

手掌および足底に無菌性の膿疱が散在する疾患である．男性にも発症するがやや女性に多い傾向がある．原因として，喫煙，慢性病巣（扁桃炎，歯周囲炎，副鼻腔炎，中耳炎）などが関与することがある．歯科金属などによる金属アレルギーが関与する症例もあり，金属アレルギー検査施行も考慮する必要がある．

2. 妊娠性疱疹

妊娠中期～後期に瘙痒の強い蕁麻疹として発症し，多形滲出性紅斑，小水疱，緊満性水疱を生じる．通常は出産とともに軽快する．

3. 疱疹状膿痂疹

妊娠中期～後期，まれに産褥，妊娠中絶後の発症もある．原因は不明である．局面状紅斑上に小さい膿疱が散在する．

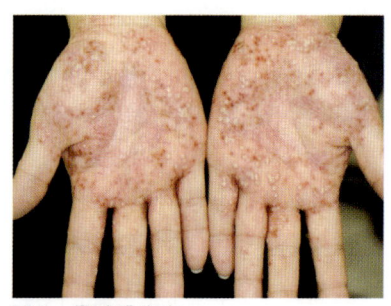

図3 掌蹠膿疱症
手掌と足底に膿疱と水疱，痂皮が散在する．

4．角層下膿疱症
体幹特に腋窩・鼠径部などの間擦部に多い。環状あるいは蛇行状に膿疱を認め遠心性に拡大し中央は色素沈着となる。

6 角化症

更年期角化症
足底特に体重のかかる部位に紅斑が出現後角化を伴い，亀裂が併発することもある。症状が進行すると手掌にも出現する。

7 膠原病

1．全身性エリテマトーデス（図4）
小児から発症するが，圧倒的に20〜40歳代に多い。皮膚所見は，蝶形紅斑，円盤状疹，口腔潰瘍，光線過敏症が主症状である。そのほかにも，多形滲出性紅斑，リベド，レイノー現象，凍瘡様紅斑，蕁麻疹様紅斑などが出現する。皮膚以外に関節炎，漿膜炎（胸膜炎，心膜炎），腎障害，神経症状が挙げられる。また，妊娠に伴って発症，増悪する症例も認める。

2．皮膚筋炎（図5）
皮膚症状は，多彩皮膚（poikiloderma，毛細血管拡張，萎縮，色素沈着，色素脱失が混在する状態），滲出性紅斑とともに上眼瞼の紫紅色斑であるヘリオトロープ紅斑，手指関節背面の角化性紅斑・丘疹であるGottronが特徴的である。筋炎症状を欠くamyopathic皮膚筋炎は急速に進行する間質性肺炎を併発しやすくきわめて予後不良である。

3．シェーグレン症候群
唾液腺をはじめとする外分泌腺の慢性炎症性疾患であるため，皮膚は乾燥しやすい。皮膚症状は多彩であり，環状紅斑，紫斑，痘瘡様皮疹，手掌紅斑，光線過敏症が認められる。

8 皮膚形成異常および脂肪織疾患

線状皮膚萎縮
10歳〜16歳の女児に多く，成人では男性より女性のほうが2.5倍発症する。

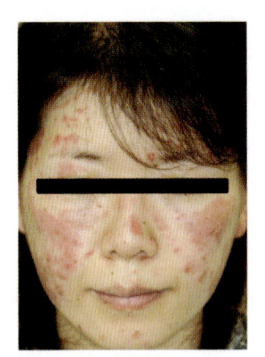

図4　全身性エリテマトーデス
悪阻の悪化時，皮膚所見も増悪した。悪阻軽快に伴い皮膚所見も軽快した症例。

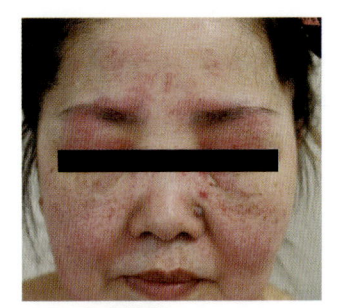

図5　皮膚筋炎
特徴的な上眼瞼の紫紅色斑であるヘリオトロープを認める。

成長期に発症する思春期線状では大腿や臀部に，肥満や妊娠時には腹部（妊婦の9割に発症：いわゆる妊娠線），乳房，大腿に発症しやすい。赤色からやや紫色の波状の線である。

⑨ 色素異常症

1．肝斑
　顔面の額，頬骨，口囲に対称性に生じる褐色の色素斑である。紫外線が関与していることもあり，紫外線の曝露を避けるために日焼け止めや帽子などを使用する。治療は，ビタミンCやトラネキサム酸の内服，あるいはピーリングなどを行う。しかし，レーザー治療は有効性がない。

2．色素失調症
　伴性優性遺伝であり90％以上が女児に発症する。原因遺伝子はX染色体（Xq28）に存在するNEMO遺伝子である。生後2週以内に発症する。皮膚症状は，4期にわけられる。第1期は，炎症・水疱を発症する炎症，水疱期。第2期は疣贅状丘疹が列序性に配列する疣状苔癬期。第3期は網状，渦巻き上の文様を形成する色素沈着期。第4期は色素沈着が消退する色素消退期である。治療は対症療法である。

10 毛髪疾患

1. トリコチロマニア
自ら毛髪を抜き脱毛巣を生じるものである．頭部に多いが，眉毛，睫毛などにも生じる．治療は精神医学的治療が主体となる．

2. 分娩後脱毛
毛周期である成長期，退行期，休止期のうち，休止期が増加するために発症する．

3. 女性の男性型脱毛
男性ホルモンの影響で前頭部，頭頂部を中心とする脱毛で，男性に多いが女性にも起こる．毛髪が細くなる．治療では，男性の男性型脱毛に対してはフィナステリドの内服療法があるが，女性には禁忌である．

4. Netherton 症候群
常染色体劣性遺伝で女児に多い．アトピー性皮膚炎様の症状と，毛髪の異常（折れやすく短く捻転，絞扼，結節常裂毛）をみる．

11 腫瘍

1. 汗管腫（図6）
思春期以降の女性の下眼瞼に多発する扁平隆起性黄褐色丘疹である．体幹全体播種状に散在する病型（eruptive syringoma）もある．

2. 乳癌皮膚転移（図7）
女性の場合，乳癌，胃癌，子宮癌による転移性皮膚腫瘍が多い．皮膚転移は

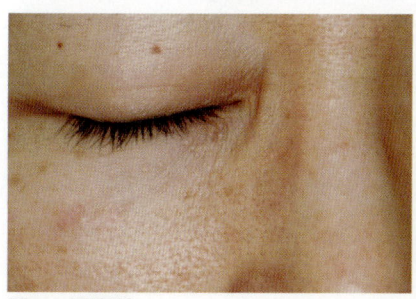

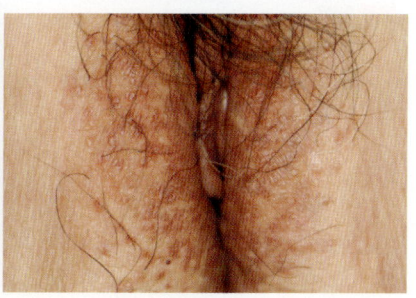

図6　汗管腫
下眼瞼に扁平隆起性の黄褐色丘疹が散在．通常は下眼瞼に多いが体幹や陰部などにも出現する．

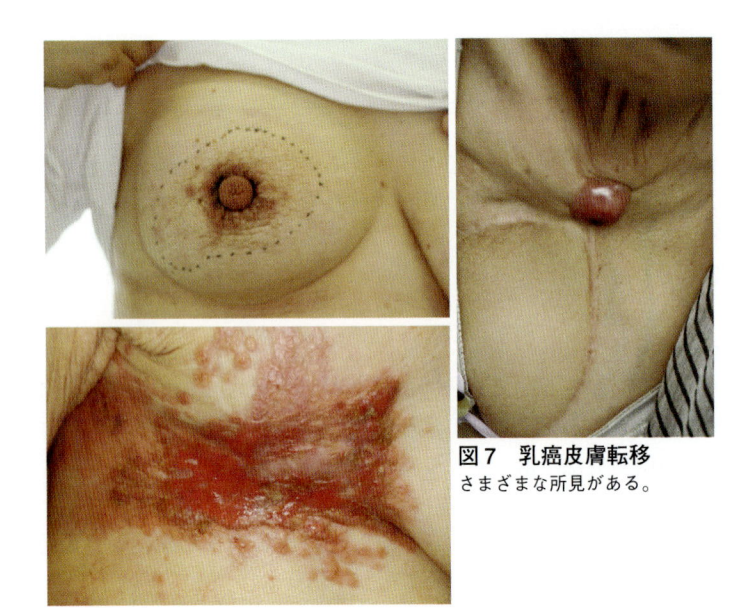

図7 乳癌皮膚転移
さまざまな所見がある。

さまざまな臨床像を呈する。
　なお，ここで掲載された症例写真についてのインフォームドコンセント取得に関しては，当院は大学病院という性格上，診察患者さんの臨床写真や検査データについて，学会や論文などに使用することがあることは病院として了承を得ている。

文献

1) 玉置邦彦 編：最新皮膚科学体系，中山書店，東京，2002

8 女性と美容医療

東京大学医学部 形成外科　吉村浩太郎

! Point

- 90年代以降の低侵襲治療の発達により，美容医療が飛躍的に一般化することになった。
- 美容医療を受ける目的は，自分の生来の特徴を変えること（変身願望を満たす），と若返ること（従来の自分の外観に近づける），の2つに大きくわけることができる。
- 目立つシワの治療には，ボツリヌス菌毒素やフィラー（注入充填剤）がその目的に応じて使用されている。
- シミやイボの治療にはレーザー治療を中心にして，補助的に外用剤を使った治療が行われている。
- 顔だけでなく，肥満やバストに対する美容治療の需要も大きく，外科的な治療から非侵襲的取組まで広く行われている。
- 美容治療も低侵襲医療の普及とととともに，かかりつけ医から受ける時代になりつつある。正確な診断と適切な情報提供のためにも，治療だけでなく，化粧やスキンケアなどの生活指導まで最新の広い知識が求められる。

　物質的に豊かで安全な社会になり，多くの女性が健康だけでなく美容にも強い関心を持っている。その関心の大きさは，スキンケア，メイクアップ，ヘアケア，ネイルケア，ダイエット，エクササイズ，下着，健康食品，サプリメントなど，美容のための多様な取り組みの各市場の大きさに反映されている。高齢化が進むなかで，加齢に伴う外観上の衰えを医療の力を借りて改善し，より積極的な自分を取り戻そうとする意識も増えている。

　美容外科という言葉は，外科的手法（手術）しかなかった古い時代に生まれたが，1990年代に入り医療技術や材料の進歩によって，美容目的においても注射やレーザーなどさまざまな低侵襲の治療法が開発された。治療上の回復期

間を嫌う健康な患者を対象とする美容医療では，このことが飛躍的に普及するきっかけになった．

1 美容医療の治療対象

　美容治療は，自分の特徴を変える治療（変身願望を満たす）と若返り治療（従来の自分の外観に近づける）に大きくわけることができる．若い患者は自分の遺伝的特徴に悩み前者が多く，高齢者になるほど後者が多い．治療対象は多岐にわたり，シワ，シミ，たるみ，瞼（二重など），鼻（隆鼻や鼻尖形成）などの顔の問題から，バスト（豊胸や下垂形成），痩身目的（脂肪吸引）などの体型の問題まである．さらに細かく挙げれば，禿髪（増毛，植毛），エラやアゴの形成，乳房下垂（肥大），乳頭（陥没，肥大），性器（小陰唇肥大，腟形成），脱毛（腋窩，下腿，前腕，ビキニライン），にきび（痕），毛孔開大，刺青，傷痕（ケロイド），妊娠線（皮膚線条）の治療など，枚挙に暇がない．なかでも加齢変化を治す治療は抵抗が少なく，高齢化が進むため将来的にも一番注目される領域である．

2 皮膚の若返り治療（Skin rejuvenation）

1．シワ，たるみ

　加齢とともに顔の皮膚は菲薄化し脂肪は萎縮し支持力を失い，重力によって下垂したるみが出る．外科的な若返り治療のなかで代表的なものはfaceliftとよばれ，手術によって皮膚の下の浅筋膜を吊り上げて余分な皮膚を切除して，重力による軟部組織の下垂や余分な皮膚によるシワを取る．上下眼瞼の余剰皮膚や下垂も外科手術の代表的治療対象である．

　静止時にも明瞭なシワ（前額，鼻唇溝や上口唇など）には，近年はコラーゲン（承認品）やヒアルロン酸（未承認のため医師の個人輸入により入手可能となるが，本邦市場の95％を占める）の注射（注入充填剤，フィラーともよばれる）が多用される．半年から1年で自然に吸収されるために安全性が高く，腫れもわずかであるため，当日からお化粧して普通の生活ができる．一方，眉間や外眼角の動きジワ（表情ジワ）にはボツリヌス菌毒素（承認品：ボトックスビスタ®）を注射して，骨格筋を数ヵ月麻痺させることができる．細かいちりめんジワや皮膚の粗造には，レーザーや高周波の治療器などが用いられている．

2. シミ（色素沈着）

高齢になるとシミやイボも多くなり，顔の皮膚がぶち模様になったり，新陳代謝不良で皮膚の色も黄ばんでくる．盛り上がったイボ（脂漏性角化症）は液体窒素やレーザー（炭酸ガスレーザー）で治療が容易である．普通の平たいシミ（日光性色素斑）は専用のレーザー（ルビー，アレキサンドライト，ヤグレーザーなど）やレチノイン酸外用剤（未承認，自家調合）などで治療が可能で，ハイドロキノン（未承認，自家調合）などの漂白作用のある外用剤を併用して色素沈着を取っていく．皮膚の色や張り，つやなどの付随する若返り効果も期待することができる．

実際には肝斑，そばかすなど多様な色素沈着があるため，正確な臨床診断が必要である．表面の盛り上がりがなければ，ハイドロキノンやビタミンＣローション（化粧品類）の外用，トランサミンの内服などが無難である．

③ 乳房の美容治療

乳房に対する美容的関心は海外では特に高く，豊胸術は世界的にもっとも多く行われている美容手術である．乳房の大きさ（豊胸，縮小），形態（下垂）だけでなく，乳頭（大きさ，形態，色）や乳輪（大きさ，色）に対する愁訴も多い．

コラム

〜ボツリヌス菌毒素（ボツリヌストキシン）〜

現在世界的にもっとも施術数の多い美容治療で，米国では年間500万件以上行われている．神経毒でアセチルコリン放出を抑える．神経筋接合部での伝達遮断により骨格筋を麻痺させることができるとともに，コリン作動性交感神経を麻痺させること（発汗など）も可能である．麻痺は一時的で2〜8ヵ月で自然回復する．各種表情ジワの治療，ガミースマイル（歯茎）の治療のほか，多汗症，腋臭症の発汗抑制，反復治療による廃用性萎縮を利用したエラ（咬筋）やふくらはぎ（腓腹筋）の形態改善などにも使われる．

食生活の欧米化に伴い，日本人女性の乳房も大きくなるとともに関心も高くなった．日本においても乳がんは女性患者のがんの発症率が1位となった．人工乳房がまだ国内未承認であることもあって，乳がんの再建率は諸外国に比べて低いが，加齢や出産・授乳に伴う乳房の形態変化（萎縮，下垂）に対する治療希望は，日本でも急速に増えている．
　日本では縮小術は少なく，大半は豊胸術で，次に下垂修正の乳房固定術が多い．豊胸術は人工乳房もしくは自家脂肪移植術が行われる．医療以外では，矯正下着，マッサージクリーム，パッド，テーピングなどが形態改善を期待して利用されている．乳頭・乳輪の色素沈着は外用治療で，形態改善は手術で行われるが，乳輪の縮小は下垂手術とともに行われることが多い．

❹ 体型の美容治療

　バストを除く体型の治療は，全体的もしくは部分的な肥満や，腹部や臀部の下垂や皮膚のたるみを対象としている．日本の女性は海外に比べて肥満が非常に少ないにもかかわらず，痩身への関心は非常に高い．外科的には脂肪吸引術になるが，侵襲の大きい治療には抵抗が大きく，食事療法（ダイエットなど），運動療法はじめとする非侵襲的な取り組みは医療の枠を超えて広く行われている．効果はまだ不十分ではあるが，近年は痩身を目的としたレーザー，高周波，冷却装置，注射剤など低侵襲の治療機器や材料が盛んに開発されてきている．

☕コラム

〜人工乳房〜
　生理食塩水もしくはシリコンジェルを内容とするバッグで，ブレストインプラントまたはプロテーゼともよばれる．美容目的の豊胸術や乳がん切除後の乳房再建に使用する．液漏れなどを防ぐコヒーシブシリコンが登場し安全性が高くなった．大きさ，形，表面の性状などさまざまな種類があり，患者によって使いわける．世界的には年間200万個以上が使用されているが，日本ではまだ承認品がないため，個人輸入する必要がある．

エンダモロジー（ローラー付き陰圧器）などエステサロン用の機器なども医療機関で利用されている。

5 その他の美容治療

10〜30代の女性ではにきびの患者も多い。レチノイド外用剤・内服薬やアンドロゲン阻害内服薬など副作用があるものの効果の高い治療法もある。四肢のムダ毛などの脱毛もニーズが非常に多く，従来は脱毛針で電気焼灼する針脱毛が広く行われていたが，今は脱毛レーザーが安全性も高く，短時間で行えるため一般的になった。脂肪を溶かす注射剤，鼻やオトガイを高くする注入剤や睫毛を伸ばす外用剤も登場し，従来の概念を覆すような非侵襲的美容治療が次々に開発されている。

まとめ

美容医療はあくまで個々の患者自らの個人的な要求・発注に基づき実施されるパーソナライズド注文医療であり，自由診療となる。医師は患者の愁訴，希望に沿って，患者の妥当な判断の助けになる専門的情報を提供し，患者の自己決定，自己選択に委ねる。長寿化が進み，美容に関心の高い世代が高齢者の仲間入りをするなかで，非侵襲低リスクを好む日本では，特にエステやかかりつ

コラム

〜脂肪吸引術〜

世界的には美容手術では豊胸術の次に多い手術で年間100万件以上行われている。吸引器を用いて細い金属カニューレで皮膚の小切開から皮下脂肪組織を適量切除する。アドレナリン，局麻剤などを含む大量の生理食塩水を局所に注入することによって（Tumescent法），全身麻酔を行うことなく十分な鎮痛が得られるようになり，皮下脂肪組織の切除が大量でなければ日帰り手術も可能になった。治療部位は腹部，大腿が多く，臀部，下腿，頸部なども行われる。

け医によってごく簡便に受けられる美容施術・治療が普及してきている。かかりつけ医がかかわる美容皮膚治療の対象の多くは，老化に伴う症状（すなわち進行性）であり，反復治療が必要になることが多い。患者の美容的愁訴は千差万別であり，的確な臨床診断とともに，多岐にわたる治療薬剤・機器，化粧品・スキンケアや生活指導など広範な知識が必要になる。美容医学は特に近年は大企業による積極的な開発研究などの影響もあり日進月歩しており，常に最新の医療技術に関する知識や経験も求められる分野である。

コラム

〜美容医療における文化・人種的相違〜

欧米，南米は日本に比べて美容医療が非常に盛んである。ラテン系の国ではアジア人に比べて顔よりも体型についての関心が特に高い。肥満が多いこともその一因であろう。乳房に対する価値観にまだ欧米とは隔たりがあり，人工乳房による乳房再建や重度の乳房肥大・下垂の形成術は欧米では健康保険の対象であるが，アジアの国々では保険対象とならない。東アジアのなかでは日本人は香港人とともに美容医療に関してはもっとも保守的な部類で，アジアでもっとも美容医療が盛んな韓国の約半分（1人あたり）の医療規模である。

9 女性とやせ

帝京平成大学 健康栄養学科　児玉浩子

! Point

- やせ（低体重）の定義は BMI（体重 kg/身長 m^2）が 18.5 未満をいい，若年女性（20～29歳）の 22.3％はやせである。
- やせ女性はエネルギー摂取が少なく，鉄，カルシウムも著明に摂取不足である。
- 妊娠中の体重増加不良は胎児栄養不良をきたす。近年，低出生体重児（出生時体重 2,500g 未満）が増加しており，全出生児の約 9.6％である。低出生体重児は将来肥満や生活習慣病に罹患しやすいといわれている。
- 骨密度は小児・思春期に増加する。したがって小児・思春期のやせ・カルシウム摂取不足は将来骨粗鬆症に罹患しやすいと考えられる。
- 神経性食欲不振症には早期の対応が必要である。

1 女性のやせの現状

　成人ではやせは BMI（体重 kg/身長 m^2）が 18.5 未満と定義されている。小児でのやせの評価は BMI ではなく，標準体重（実測身長に見合った体重）と実測体重から算出する肥満度で－20％以下とするのが一般的である。近年，わが国では，肥満・メタボリックシンドローム・生活習慣病の増加が社会問題になっているが，肥満の増加は成人男性であり，女性では反対にやせの者が多いのが問題である。特に 20～29 歳女性でやせの者が多く，平成 18～20 年では 23％以上であったが，平成 21 年の国民健康・栄養調査では 22.3％とやや減少している。これはさまざまな啓発活動による成果かもしれない。女性のやせの増加はすでに小児期から始まっている。平成 14 年度国民健康・栄養調査では 6～14 歳女子の 18.1％はやせ（肥満度－20％以下）またはやせ傾向（肥満度－10～－20％）である。

2 若年女性のやせ願望の要因

　やせ女性が多い要因は，女性はやせ願望が強いことである。若年女性のアンケート調査では，理想体型はBMIが18.59であった[1]。また，若い女性では，「現在，体重を減らそうとしている」者は5割を超えている。
　やせ願望は，社会がやせ体形を称賛する傾向にあることが大きな要因である。若年女性が理想体型と考えている女性タレントのBMIは17～18といわれており，16.5と極端なやせのタレントもいる[1]。

3 若年女性の食生活

　若年女性のやせ願望は不健全な食生活をもたらす。わが国では"早寝・早起き・朝ごはん"の啓発活動が広く行われているが，朝食欠食者は20～29歳で著明に増加する。20～29歳では男性（欠食率33.0％）ほどではないが，女性の23.2％は朝食を摂っていない。また，女性の平均摂取エネルギーはいずれの年齢でも推定エネルギー必要量より少ない（図1）。肥満女性も約20％存在することから考えると，やせの女性の摂取エネルギーは著明に少ないと考えられる。さらに，小児～若年女性に重要なカルシウム，鉄の摂取量も推奨量に比較して著しく少ない（図1）。

4 若年女性のやせによる弊害

　やせ願望の強い女性は，不健全な食生活やサプリメントへの過剰な依存をきたし，ねむけ，疲労感，倦怠感が強いといわれている[1]。
　また，やせ女性が妊娠すると低出生体重児を出産する率が高い[2]。低出生体重児の障害は下記の項で記載する。
　さらに，将来，骨粗鬆症になる危険が高くなる。図2は骨密度の年齢的変化をみたものである。骨密度は小児期に増加する。特に思春期での骨密度の増加は著しい。成人になると骨密度は増加せず，女性は閉経後に急激に骨密度が低下し，骨粗鬆症になりやすくなる。したがって高齢女性の骨粗鬆症を予防するためには，小児期に最大骨密度をできるだけ多くしておくことが大切で，思春期・若年期に栄養摂取不足があると骨密度増加不良が生じる[3]。

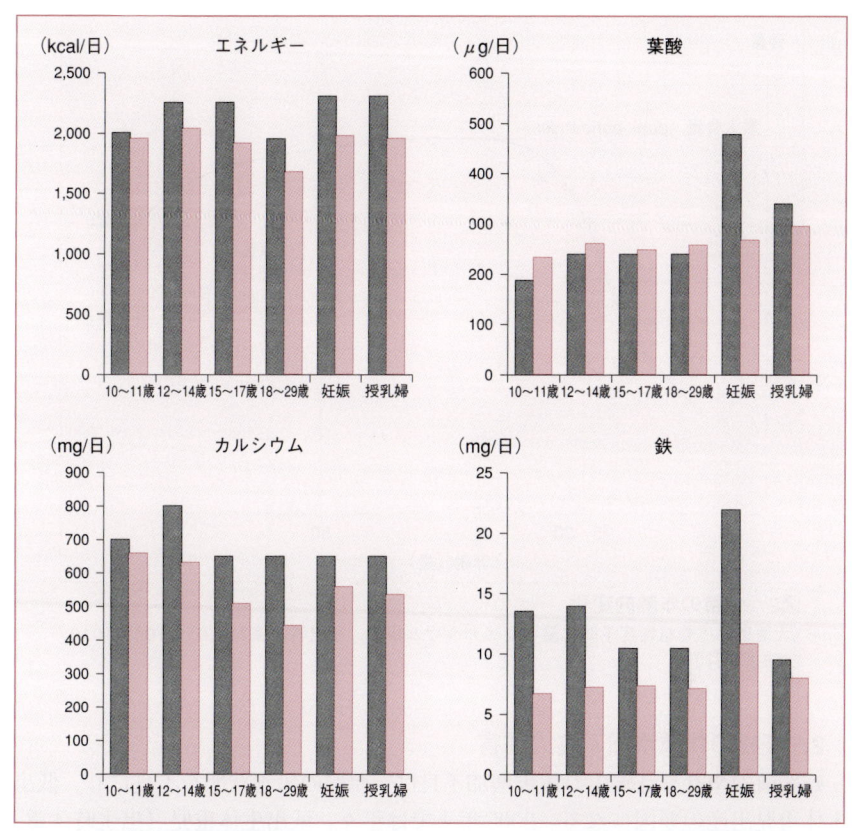

図1 女子（性）の身体活動レベルⅡの推定エネルギー必要量および推奨量（日本人の食事摂取基準2010年版）と平均摂取量（平成19年度国民健康・栄養調査）の比較
■必要量または推奨量，■平均摂取量．妊婦の推定エネルギー必要量と鉄の推奨量は，妊娠中期の値．

5 妊婦の栄養状態と体重増加不良の弊害

1．妊婦の栄養状態

　最近の妊婦および授乳婦の平均のエネルギー，鉄，カルシウム摂取量は推定エネルギー必要量，推奨量に比べて著しく低い．すなわち，多くの妊産婦はエネルギー摂取および大切な栄養素が不足していると考えられる（図1）．

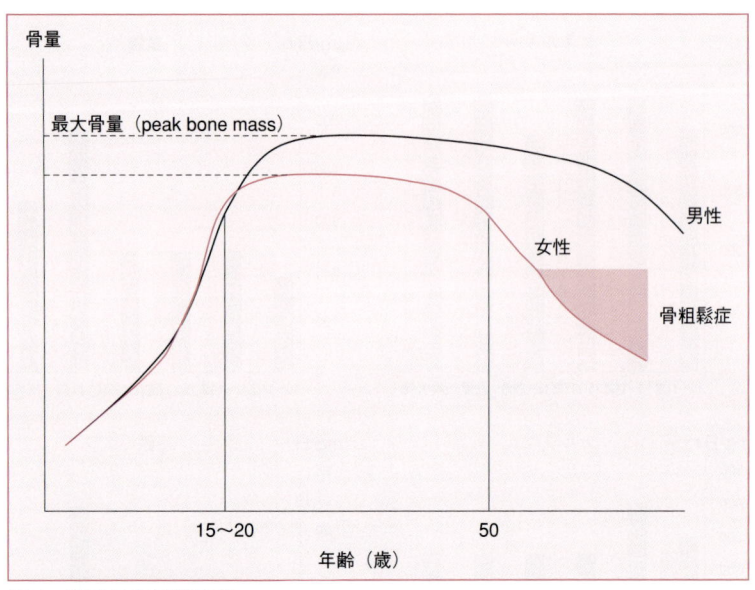

図2 骨量の年齢的変化
(大薗恵一:骨粗鬆症予防に重要なカルシウム摂取.小児科診療71 (6):1005-1010,2008より引用)

2. 妊婦の体重増加不良の弊害

妊娠前のやせや妊娠中の体重増加不良は,胎児の栄養状態を不良にし,低出生体重児出産の要因になる.2005年までは年々,低出生体重児(出生時体重,2,500g未満)の割合は増加していた.2005年以降はほぼ横ばいであるが,出生児の約10人に1人が低出生体重児で,年間約10万人の低出生体重児が生まれている.平均出生体重も減少している(図3).多胎の増加などさまざまな要因が関与していると思われるが,平均出生体重は単胎児でも減少しており,その理由として妊婦の過度な体重増加抑制が指摘されている.

胎児期に栄養状態が悪いと,胎児のさまざまな臓器は発育不全になり,胎児はインスリン分泌不全,インスリン抵抗性,グルココルチコイド過剰状態,レプチン抵抗性,腎機能低下などの状態になる.これらの機能変化は出生後も継続され,出生後に十分な栄養を摂取すると,その環境に対応することができないで,肥満,糖尿病,高脂血症,高血圧,メタボリックシンドロームなどに罹患しやすくなる(Developmental origins of health and disease:DOHaD)[4].

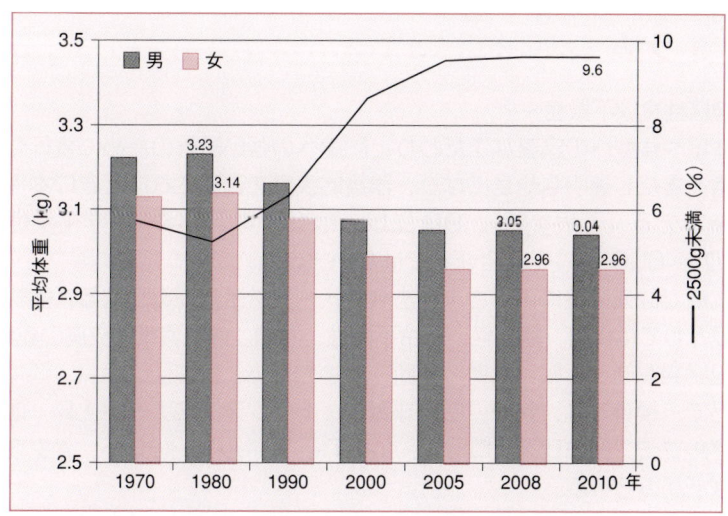

図3 平均出生体重と低出生体重児（2,500g未満）の推移
（母子保健の主なる統計平成23年度版よりデータを引用し作成）

6 若年女性・妊産婦のやせへの対応

1．年少時からの食育

やせ願望とやせは小学生女子から増加していることから，小学生からの食生活指導が必要である．さらに，中学生，高校生，大学生とそれぞれの年齢に応じた食育が必要である．特に女性に対しては，やせによる健康障害についての継続した教育が必要である．

2．妊産婦への食生活指導

2006年に厚生労働省は，「妊産婦のための食生活指針」を策定し，妊娠中は過度に栄養制限を行わないで，適切な栄養を摂取することを推奨している(**表**)．しかし，まだ十分に周知，実行されているとは言い難い．さらなる啓発が必要である．

3．やせを称賛する社会の改善

女性のやせ願望は，社会がやせ女性を称賛することが大きな要因である．若い男性，マスコミ，ファッション業界の影響は非常に大きい．"若い女性の魅力は健康美"であることを社会全体で推進することが望まれる．

コラム

～神経性食欲不振症～

体重や体型への顕著なこだわりと肥満への強い恐怖のために食行動に異常をきたし著明なやせになり，器質的疾患を否定されたときに本症と診断できる（下表参照）。90％以上は女性で，中学～大学生女性の200～600人に1人とまれではない[5]。

本症では低栄養によりさまざまな症状・異常所見がみられる。症状・所見としては便秘，無月経，寒冷不耐性，浮腫，味覚異常，皮膚の乾燥，自己誘発嘔吐，不眠，思考・判断・集中力低下，低血圧，徐脈，低体温などで，検査では，貧血，白血球減少，トランスアミナーゼ上昇，血清のアルブミン，コレステロール，freeT3，性ホルモンの低下，骨密度減少などがみられる。

治療は栄養状態の改善と精神治療の2つである。脱水改善のための輸液や栄養補給のための静脈栄養が必要になる場合がある。無月経には女性ホルモン療法が有効である。予後は，回復まで長期間を有する，しばしば再発する，死亡は7％と報告されており，注意深い対応と中等度以上では専門医に紹介する。

神経性食欲不振症の診断基準

A. 年齢と身長に対する正常体重の最低限，またはそれ以上を維持することの拒否（例：期待される体重の85％以下の体重が続くような体重減少，または成長期間中に期待される体重の85％以下になる）
B. 体重が不足している場合でも，体重が増えること，または肥満することに対する強い恐怖
C. 自分の体重または体型の感じ方の障害：自己評価に対する体重や体型の過剰な影響，または現在の低体重の重大さの否認
D. 初潮後の女性の場合は，無月経，つまり月経周期が連続して少なくとも3回欠如する［エストロゲンなどのホルモン投与にのみ月経が起きている場合，その女性は無月経とみなされる］

（高橋三郎，大野　裕，染矢俊幸　訳：DSM-Ⅳ-TR　精神疾患の診断・統計マニュアル　新訂版. 医学書院, 東京, 2004より引用）

表 体格区分別にみた妊娠全期間を通しての推奨体重増加量および妊娠中期から末期における1週間あたりの推奨体重増加量

体格区分	推奨体重増加量	妊娠中期から末期における1週間あたりの推奨体重増加量
低体重（やせ）：BMI 18.5未満	9〜12kg	0.3〜0.5kg/週
普通：BMI 18.5以上25.0未満	7〜12kg	0.3〜0.5kg/週
肥満：BMI 25.0以上	個別対応	個別対応

・体格区分は非妊娠時の体重．
・体格区分が「普通」の場合，BMIが「低体重」に近い場合には推奨体重増加量の上限側に近い範囲を，「肥満」に近い場合には推奨体重増加量の下限側に近い範囲を推奨することが望ましい．
・BMIが25.0をやや超える程度の場合は，おおよそ5kgを目安とし，著しく超える場合には，他のリスク等を考慮しながら，臨床的な状況を踏まえ，個別に対応していく．

文献

1) 重田公子, 笹田陽子, 鈴木和春, 他：若年女性の痩身志向が食行動と疲労に与える影響. 日本食生活学会誌 **18**：164-171, 2007
2) Murakami M, Ohmichi M, Takahashi T, et al.：Prepregnancy body mass index as an important predictor of perinatal outcomes in Japanese. Arch Gynecol Obstet **271**：311-315, 2005
3) Korpelainen R, Korpelainen J, Heikkinen J, et al.：Lifestyle factors are associated with osteoporosis in lean women but not in normal and overweight women：a population-based cohort study. Osteoporos Inte **14**：34-43, 2003
4) Gluckman PD, Hanson MA, Beedle AS：Early life events and their consequences for later disease：A life history and evolutionary perspective. Am J Hum Biol **19**：1-19, 2007
5) 中井義勝：中学生，高校生を対象とした身体像と食行動および摂食障害の実態調査：過去20年間の比較. 厚生労働省科学研究費助成金 難治性疾患克服事業 中枢性摂食異常症に関する調査研究. 平成15年度総括・分担研究報告書, pp35-40

10 女性と肥満

大阪大学大学院医学系研究科 内分泌・代謝内科学
小村徳幸／船橋 徹

! Point

- ■ 内臓脂肪蓄積を基盤とした脂質異常症, 高血圧, 糖尿病を一個人に合併する病態をメタボリックシンドロームといい, 動脈硬化性疾患の易発症状態である。
- ■ CT スキャンによる内臓脂肪面積 100cm^2 以上で動脈硬化危険因子の平均保有個数が 1 を超える。日本肥満学会では内臓脂肪面積 100cm^2 に相当するウエスト径を男性 85cm, 女性 90cm としている。
- ■ 男性では 20 歳代より内臓脂肪蓄積の割合が増加するが, 女性はそれより遅く閉経前後と考えられる 50 歳代より内臓脂肪蓄積の割合が増加する。
- ■ 55 歳未満の女性のうちメタボリックシンドロームと診断される割合は 15 ％に満たない。一方, 55 歳以上の女性において内臓脂肪蓄積者は増加しリスクファクター集積例の頻度も高くなるため, 男性と同様にメタボリックシンドロームに注意していくことが重要である。

近年, 生活習慣の欧米化により過栄養・運動不足に基づく肥満者が増加している。そのなかでも, 内臓脂肪蓄積を基盤とし脂質異常症, 高血圧, 糖尿病を一個人に合併する動脈硬化性疾患の易発症状態をメタボリックシンドロームという。この概念は, 偶然に動脈硬化性疾患のリスクファクターが集簇したのではなく, 上流に共通の発症基盤である内臓肥満を有する一つの病態単位として捉えられている。メタボリックシンドロームの概念は, 心血管病の予防をより効率的に講じるうえで大きな医学的・社会的意義がある。

1 これまでの肥満研究

1970～1980 年, Framingham Heart Study によって動脈硬化性疾患の独立した危険因子として, 高コレステロール血症, 高血圧, 喫煙などが同定された。

動脈硬化性疾患の最大危険因子であるとされていた高コレステロール血症については，国民啓発の普及，LDL および酸化 LDL をめぐる動脈硬化の成因の分子機構の解明，そしてスタチンをはじめとするコレステロール低下薬剤の開発によって，治療法がほぼ確立されてきた．

　しかし，高血圧，糖尿病も大きな動脈硬化性疾患の危険因子となること，また，これらの危険因子を単独に有し動脈硬化性疾患を発症する場合もあるが，一個人に脂質異常症，高血圧，糖尿病を合併する状態のほうがむしろ頻度が高く，動脈硬化性疾患の発症リスクも高いことが評価されるようになり（図1），リスクファクターを総合的に評価しコントロールするマルチプルリスクファクター症候群という病態が 1980 年後半より海外において注目されてきた．一方日本国内では，松澤らが提唱した内臓脂肪症候群は，CT スキャンによる脂肪組織分析法で判定した腹腔内の内臓脂肪過剰蓄積をキーファクターとしてその下流に糖尿病，脂質異常症，高血圧を引き起こし，最終的に動脈硬化を発症するという考え方である．ここから，内臓脂肪蓄積を改善することでより効率的な予防医学を行う概念につながる，メタボリックシンドロームが生まれた．

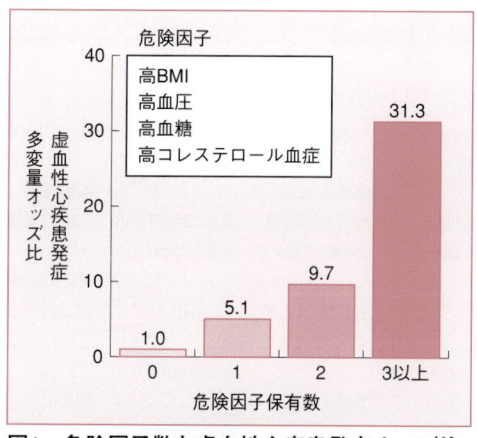

図1　危険因子数と虚血性心疾患発症オッズ比
リスクファクターを複数個保有すると急激に虚血性心疾患発症のオッズ比が上昇する．
（厚生労働省作業関連疾患総合対策研究班「宿主要因と動脈硬化疾患に関する研究」1995 年から改変引用）

2 メタボリックシンドローム診断基準

　心筋梗塞や脳梗塞などの動脈硬化性疾患は死亡率が高く，後遺症を残す場合も多く，社会的影響の大きい疾患である．その予防対策のために，2000年代に国外でメタボリックシンドロームの診断基準が提唱された（**表**）．日本でも，メタボリックシンドロームの基本原理についてはグローバルの考え方と協調しながら，外国人より体型が小さく農耕民族であるという特徴を有する日本人のエビデンスに基づいた診断基準を設定する必要性がでてきたため，2005年に関連8学会によるわが国独自の診断基準の設定に至った[1]．

　日本においては，これまでの肥満研究から，内臓脂肪量測定は腹部CT法を基準としている．肥満患者における検討で，男女ともに内臓脂肪面積が100cm^{2}以上になると糖尿病，高血圧症，脂質異常症などのリスクファクターの合併が多くみられたことから[2]，臍高部の断面像上での内臓脂肪面積（VFA）が100cm^{2}以上あれば内臓脂肪型肥満と診断される．最近発表されたCTスキャンによる内臓脂肪面積とリスク数に関するいくつかの大規模報告を再検証しても，いずれの報告もおおよそ内臓脂肪面積100cm^{2}が血糖・脂質・血圧などの動脈硬化危険因子の平均保有個数が1個を超える，すなわち複数有するポイントであることが示されている[3〜5]．しかし日常診療や健診時，疫学調査で繰

表　メタボリックシンドロームの診断基準の比較

NCEP（2001）	IDF（2005）	日本8学会（2005）
以下のうち3つ以上		
腹部肥満	腹部肥満（必須項目）	内臓脂肪蓄積（必須項目）
ウエスト周囲径　男性≧102cm 　　　　　　　　女性≧88cm	ウエスト周囲径　男性≧94cm （地域差を認める）女性≧80cm	ウエスト周囲径　男性≧85cm 　　　　　　　　女性≧90cm （内臓脂肪面積　男女とも≧100cm^{2}に相当）
	上記に加えて以下のうち2項目以上	上記に加えて以下のうち2項目以上
高トリグリセリド血症 　　　　　　　≧150mg/dL	高トリグリセリド血症 　　　　　　　≧150mg/dL	高トリグリセリド血症 または　　　　≧150mg/dL
低HDLコレステロール血症 　男性＜40mg/dL 　女性＜50mg/dL	低HDLコレステロール血症 　男性＜40mg/dL 　女性＜50mg/dL	低HDLコレステロール血症 　　　　　　　＜40mg/dL
高血圧　　　　≧130/85mmHg	高血圧　　　　≧130/85mmHg	高血圧　　　　≧130/85mmHg
空腹時血糖　　≧110mg/dL	空腹時血糖　　≧100mg/dL	空腹時血糖　　≧110mg/dL

NCEP：National Cholesterol Education Program, IDF：International Diabetes Federation．高トリグリセリド血症，高血圧，糖尿病に対する薬物治療を受けている場合はそれぞれの項目に含める．

り返し用いるにはコストや被曝の問題がある。ウエスト径は内臓脂肪蓄量を反映するよい指標であり，現在日本肥満学会では内臓脂肪面積100cm^{2}に相当するウエスト径は男性85cm，女性90cmとしている[2]。メタボリックシンドロームとは，内臓脂肪蓄積を基盤とすることが定義であり，内臓脂肪蓄積していない人が遺伝的に糖尿病や高血圧を複数個有することとはわけて考えられるべきである。日本においては，内臓肥満（腹部肥満）である腹腔内脂肪蓄積（ウエスト周囲径の増大で示される）を必須項目とし，脂質代謝異常，血圧高値，空腹時高血糖の3項目のうち2つ以上のco-morbidityと定義された（**表**）[1]。

③ 女性におけるメタボリックシンドロームの特徴

　肥満者における脂肪分布の分析では，男女とも年齢によって変化する。男性ではすでに20〜30歳以上で内臓脂肪の割合が増加するが，女性ではそれより遅く閉経前後と思われる50〜60歳を超えてから内臓脂肪を蓄積する比率が上昇する[6]。最近の著者らの報告では，女性において55歳未満では，平均内臓脂肪面積は59.8cm^{2}と少なく，リスクを1個以上有する人も非常に少なかった（**図2**）。平成16年の国民健康・栄養調査でも，50代未満女性でメタボリックシンドロームと診断される人は15％に満たない。国民健康・栄養調査によると，若年女性ではここ20年間BMIの減少傾向が続いており，痩せ志向が加速している（**図3**）。若年女性においては，内臓脂肪蓄積のないリスクファクター保有者に対し，「メタボリックシンドロームではないのでリスクを直す手段として減量する必要はない」ことを正しく説明することが重要である。ただし，55歳未満でも100cm^{2}を超えた場合には男性同様にリスクの集積個数が増加し

☕ コラム

〜内臓脂肪を簡単に測定できるベルト型装置〜

　内臓脂肪蓄積を簡便に測定できるベルト型の装置もあり，集団検診などで有用である。内臓脂肪が蓄積していた場合，減量により内臓脂肪量が減少すると動脈硬化のリスク因子も減少する。
　逆に増加した場合はリスク因子が増加するため注意が必要である。

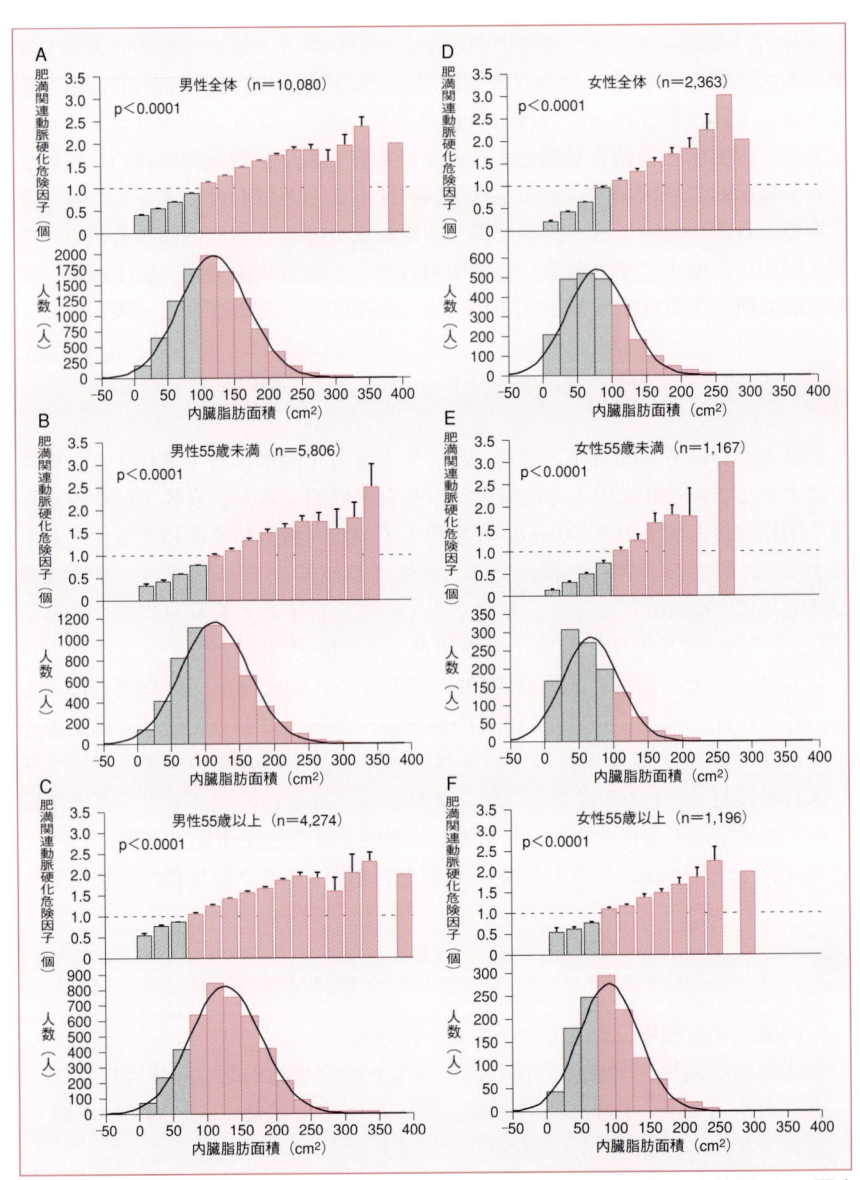

図2　日本の人間ドック・検診受診者のCTによる脂肪量と肥満関連動脈硬化危険因子との関連

若年女性では内臓脂肪蓄積者は少なく，リスクを1個以上有する人も少ない．ただし若年女性でも内臓脂肪が蓄積すると，リスク保有個数が増加する．高齢女性では，男性同様内臓脂肪蓄積者が増加し，リスクを複数個有する人数が若年女性に比し増加する．

(Kotani K, et al.：Int J Obes Relat Metab Disord 18：207-212, 1994 [6]) より引用）

10. 女性と肥満 | 141

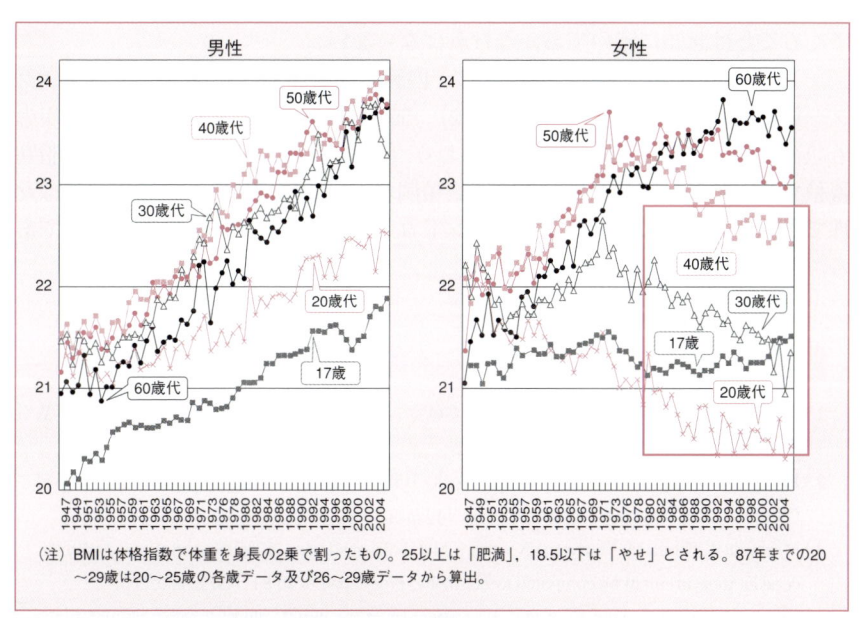

図3 日本人の体格の変化（肥満度BMIの推移）1947〜2005年
（国民健康・栄養調査，学校保健統計より改変引用）

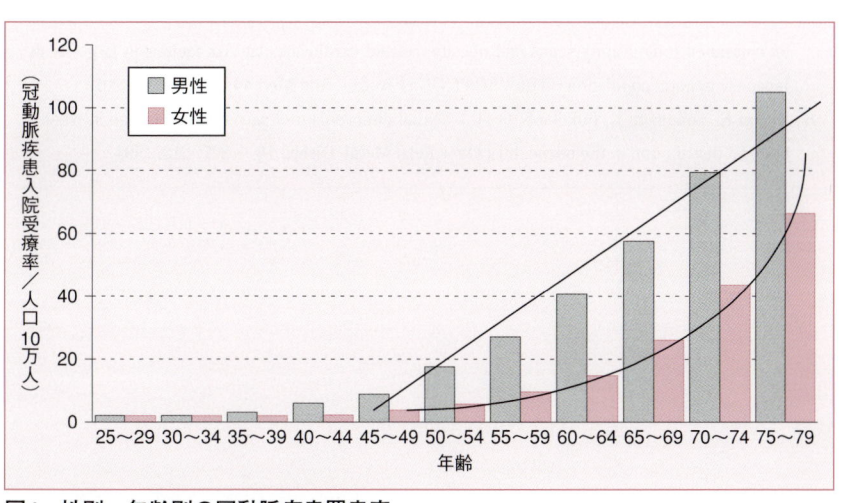

（注）BMIは体格指数で体重を身長の2乗で割ったもの。25以上は「肥満」，18.5以下は「やせ」とされる。87年までの20〜29歳は20〜25歳の各歳データ及び26〜29歳データから算出。

図4 性別・年齢別の冠動脈疾患罹患率
（平成14年厚生労働省調査より改変引用）

てくることは念頭に置いておかなければならない．
　一方，55歳以上の女性においては，内臓脂肪蓄積者が増加しリスクファクター集積例の頻度も高くなった（図2）．50〜60歳以上の女性では冠動脈疾患も急激に増加することが報告されており（図4），成人男性と同じく内臓脂肪蓄積を要因としたリスクファクター集積例が相対的に増加する．閉経以降は女性でも男性と同様にメタボリックシンドロームに注意していくことが重要である．

文献

1) メタボリックシンドローム診断基準検討委員会：メタボリックシンドロームの定義と診断基準．日本内科学会雑誌 **94**：188-203, 2005
2) Examination Committee of Criteria for 'Obesity Disease' in Japan; Japan Society for the Study of Obesity：New criteria for 'obesity disease' in Japan. Circ J **66**：987-992, 2002
3) Miyawaki T, Hirata M, Moriyama K, et al.：Metabolic syndrome in Japanese diagnosed with visceral fat measurement by computed tomography. Proc Japan Acad **81**：471-479, 2005
4) Oka R, Kobayashi J, Yagi K, et al.：Reassessment of the cutoff values of waist circumference and visceral fat area for identifying Japanese subjects at risk for the metabolic syndrome. Diabetes Res Clin Pract **79**：474-81, 2008
5) Hiuge-Shimizu A, Kishida K, Funahashi T, et al.：Absolute value of visceral fat area measured on computed tomography scans and obesity-related cardiovascular risk factors in large-scale Japanese general population（The VACATION-J study）. Ann Med **44**(1)：82-92, 2012
6) Kotani K, Tokunaga K, Fujioka S, et al.：Sexual dimorphism of age-related change in whole-body fat distribution in the obese. Int J Obes Relat Metab Disord **18**：207-212, 1994

11 女性と冷え

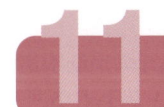

大阪医科大学健康科学クリニック 未病科学・健康生成医学寄付講座
後山尚久／向坂直哉／堤　英雄／藤原祥子

! Point

- ■冷えを有する女性の比率は高く，治療の要望は多いが，通常の疾患単位としては各論で教科書に記載されない症候である。
- ■女性は男性よりも冷えが多く，年齢が高いほど頻度が高くなる。
- ■冷えの自覚と末梢組織血流量の減少は相関する。
- ■漢方医学では四肢冷え型と上熱下寒型の冷えでは病態診断も治療方針も異なる。
- ■冷えは予防医学的には未病としての認識がなされ，積極的に治療することが望ましい。

　冬季，外気温が低下すると万人が四肢の冷えを自覚する。その自覚できる冷えは冷たい外気を衣類の工夫で遮断することで少なくできるものであるから生理的な冷えといえる。ところが，病的な「冷え」は十分に暖かい環境でも起こり，エアコンをきかせた室内でも容易に発現する。一見健康そうにみえる女性にも多くみられ，自律神経失調症の部分症状としても，あるいは心に問題をかかえたり，身体的疲労の蓄積がある場合にも，気になる症状として認められる。また，女性は骨盤内に子宮や卵巣などの，男性にはない臓器があり，腰や下半身への血流が滞りやすい。さらに日常生活においても女性は肌を露出する服装（特に下肢）や，体を締め付ける下着の着用が多くなった。このように病的な冷えは自律神経機能の個人差や精神的ストレスの心身症としての症状としてみられるものが多く，特に女性のほうが解剖学的，社会文化的な理由から骨盤血行が悪くなりやすく，身体表面から体温を失いやすく，「冷え症」が相対的に多くなっていると思われる。更年期世代の不定愁訴としても「冷え」は頻発する。

　日常生活上の不都合を感じない場合には，個人の体質上の特徴でもあり，「冷え」あるいは「冷え性」として扱い医療介入の必要はない。しかし，明ら

かな心身相関がみられたり，不定愁訴症候群を形成し，あるいは行動が制限されるものは「冷え症」とよび，一つの疾患単位として治療を要すると思われる[1]。しかしながらいわゆる「冷え症」という病名は一般的には西洋医学では用いられることがなく，社会通念としてのみ存在しているのが現状である。

1 冷え症という概念とその頻度

冷え症の定義（柴原）は次のように提案されている。「通常の人が苦痛を感じない程度の温度の環境下において，腰背部，四肢末梢，両下肢，偏身，あるいは全身的に異常な冷感を自覚し，この異常を一般的には年余にわたって持ち続けるもの」である。冷え症は西洋医学では疾患として記載がないため，その病態は明らかにされておらず，診断基準もない。社会通念として，人それぞれの感じ方にまかせた形になっている。あえて病気として扱わないという考え方や臨床対応もあながち間違いとはいえない。

疾患としての明確な「冷え」は，血管系の障害に起因するものや，毛細血管などの微小循環系が関与するものなど，さまざまである。閉塞性動脈硬化症，閉塞性血栓性血管炎（バージャー病），レイノー現象，膠原病に伴う血管障害，糖尿病性末梢血管障害やレプロシー，Reflex Sympathetic Dystrophy（RSD）などのほか，しもやけなども末梢循環障害の代表である。糖尿病でも下肢の冷感が観察され，床ずれ潰瘍のほとんどの患者には下肢の冷感が存在する。したがって，冷えは明確な疾患の未病状態や前駆症状，あるいは顕在化症状の一つと

☕ コラム

〜自律神経機能と冷え〜

自律神経は昼間の活動期は交感神経が優位であるため戦闘的であるが，ゆったりとくつろいだ気持ちになったときや，夜間は副交感神経が優位となるため末梢血管が拡張し，手足が暖かくなり，気分が落ち着き，自然に眠くなるのが普通である。しかし，自律神経失調状態になると，このスイッチの切り替えが行われず，常にいらいらしたり，動悸や顔面のほてり，不眠症，四肢末梢の冷えが出現する。

して捉えることもできる．

　冷えに性差はあるのだろうか．社会通念としては女性のほうがよく冷えを訴えるという印象がある．女性の健常者に対する調査では，約半数が冷え症と自覚しており，これは男性の約3倍の比率である．前記のように，さまざまな理由で女性は男性よりも冷えの自覚は多く，さらに東洋人は冷えを持ちやすい体質にあることが想像される．

　3,000人以上の女性を対象にした調査では，有症状比率は全体の52.0％（1,624/3,124）であり（表）．下肢のみに冷えを感じるのは62.7％，常に冷えがあり検査や治療の必要性を感じるのは14.5％であることが示されている．冷えを感じる女性の3人に2人は「しばしば」以上に頻回に冷えを感じていることもわかった．女性の年齢別に検討すると，40歳代前半まではその頻度は30％未満であるが，更年期以降は40％以上，55歳以上では50％以上に冷えの自覚が認められ，65歳以上の女性の7割は冷えを感じている（図1）．このことから更年期障害の症状の一つとして冷えの訴えが多いこと，あるいは閉経後，初老期，老年期の女性の不定愁訴患者が多くの症状とともに冷えの治療を希望することが多いことがうかがえる．

2　冷え症の要因と病態

　冷えは，女性に多いことが知られているが，エストロゲン分泌が血管内皮平滑筋のエストロゲンレセプターの機能あるいは生体調節物質を介して末梢血管の収縮や拡張に関連しているため，その低下や不均衡が末梢血管の収縮を促して血行障害を引き起こすとする報告がみられる[1]．エストロゲンレベルの低下

表　冷えを自覚する女性の冷える体の部分と程度

	数	比率
通常冷える部位		
四肢	547/1,624	33.7
下肢のみ	1,018/1,624	62.7
上肢のみ	59/1,624	3.6
冷えの程度		
常に	235/1,624	14.5
しばしば	843/1,624	51.9
時々	546/1,624	33.6

(n＝1,624)

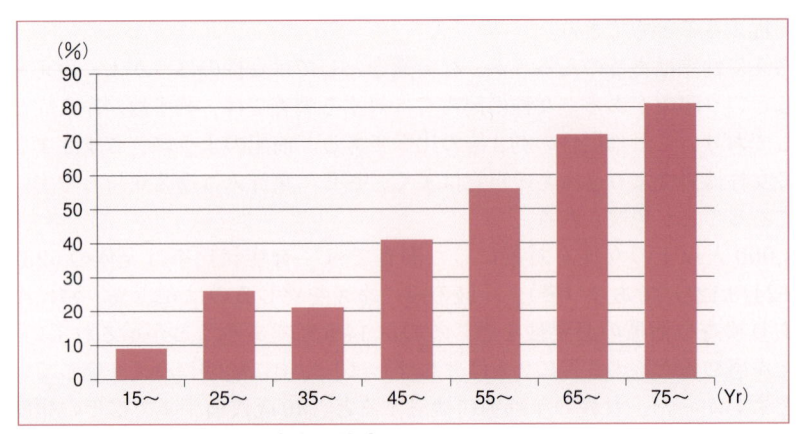

図1 女性における冷えの自覚の比率

は末梢血管の収縮から血行障害を起こし，「冷え症」を惹起するため，特に閉経後女性は高い頻度での冷え症の自覚が存在すると推察される。

　前記のように，冷えは末梢血管の収縮とその血行障害にあると考えられ，そのために組織血流は減少し，局所体温の保持機能が低下することにより発症する。サーモグラフィーでは冷えの自覚を訴える部位の皮膚表面温度は低下しており，その温度低下が腹部よりも6℃以上であれば，冷えがより顕在化していると判断される[2]。レーザー組織血流計を用いた浅部組織血流量の研究では，四肢の冷え，下肢の冷えを自覚する女性ではいずれも下肢の血流は冷えの自覚のない女性にくらべて有意に少ないことが報告されている（**図2**）[3]。冷え症と浅部組織血流量の関連性は，交感神経緊張による末梢血管循環低下からの浅部細動脈の還流低下の存在を推測させるものである。臨床的にその病態を把握し，quality of life の低下をきたさないよう，積極的な治療を行いたい。

③ 冷え症と臨床

　冷え症は投薬のみで改善するものではなく，理学療法としてのマッサージや温熱による末梢循環機能の促進が補助療法としては必要であろう。岩盤浴や温泉の利用，床暖房や足元に小さなホットカーペットを敷く等の生活上の工夫も推奨したい。逆に上半身に直接暖房の風が当たったり，熱を感じるような環境は避けるように指導したい。

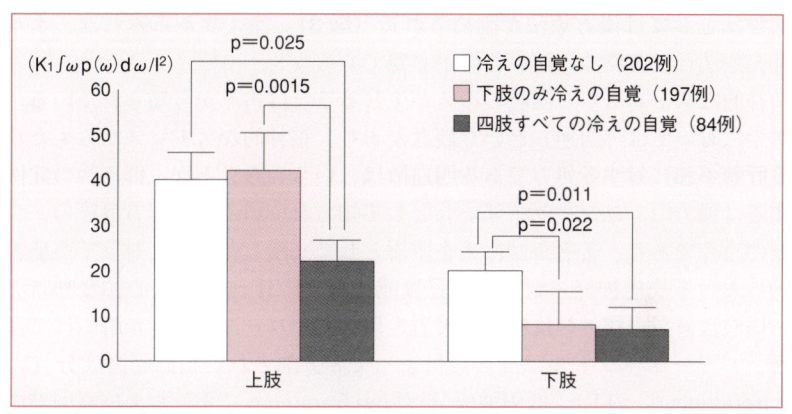

図2 冷えの自覚程度とレーザー組織血流計で測定した上肢および下肢の血流
K_1：比例定数，ω：角周波数（$2\pi f$），$p(\omega)$：信号のパワースペクトル，I：受光量
(Ushiroyama T, Kajimoto Y, Sakuma K, et al.：Assessment of chilly sensation in Japanese women with laser Doppler fluxmetry and acceleration plethysmogram with respect to peripheral circulation. Bull Osaka Med Coll 51：76-84, 2005より引用)

更年期障害の部分症状としての冷え症に対してはホルモン補充療法や漢方療法が行われる機会が多い。ホルモン補充療法と漢方療法に関する比較検討では，漢方療法群では治療1ヵ月で1.72倍に下肢の血流量が増加したがホルモン補充療法群では増加しなかった。少なくとも下半身の冷えを訴える更年期障害女性

コラム

〜浅部組織血流量〜
　皮膚の血流をレーザー光により連続的に測定する。送光ファイバーを通して照射されたレーザー光が組織内で散乱され毛細血管内の赤血球によって散乱され，ドップラーシフトを受ける。そのドップラー信号が受光ファイバーに入り，検出器により周波数スペクトラムとして記録される。このスペクトラムは特定の周波数を持たず，その平均周波数は，赤血球の平均流速，平均振幅は赤血球密度に比例する。したがってその信号処理により組織血流量，組織血液量，および血流速度が得られる。

の治療法としては漢方療法が勧められる（図3）。冷え症からみれば，ホルモン補充療法と漢方療法の使いわけが必要であろう[4]。

　精神的なストレスから四肢の冷えが生じることは古くから知られている。漢方医学においては「四逆」という観念があり，精神的なストレスからもたらされる肝脾不和に対する処方である四逆散は，いらいら，不眠，抑うつの症例に対する「漢方のトランキライザー」として知られているが，処方目標の一つは四肢の冷えである。著者らは冷えを主訴として来院した女性に対して交感神経活動における交感神経／副交感神経機能比率（L/H ratio）を心拍変動時間領域・周波数解析自律神経反射検査装置を用いてパワースペクトル解析にて測定した。パワースペクトルは周波数によって3分割され，超低周波成分（Very low frequency：VLF），低周波成分（Low frequency：L）および高周波成分（High frequency：H）の周波数帯域の積分値のうち，L/H比は交感神経活動指標として解析される。近年の女性を対象とした研究では，性成熟期女性の月経前症候群における黄体期後期にL/H比の著明な増加がみられること，あるいは更年期障害例において，hot flushes症例では同様にL/H比が対照例よりも有意に高いことが知られている[5,6]。自覚的な冷えに加えて触診による四肢の表面の冷えの存在を確認し，さらに浅部組織血流量において，上肢，下肢と

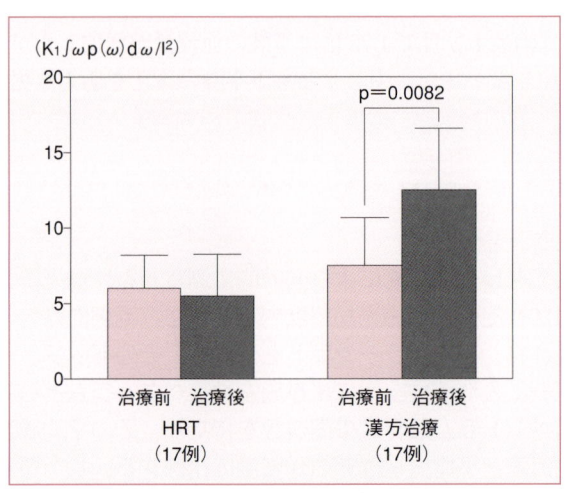

図3　冷え性におけるホルモン補充療法あるいは漢方治療施行時の下肢末端浅部組織血流量の変化

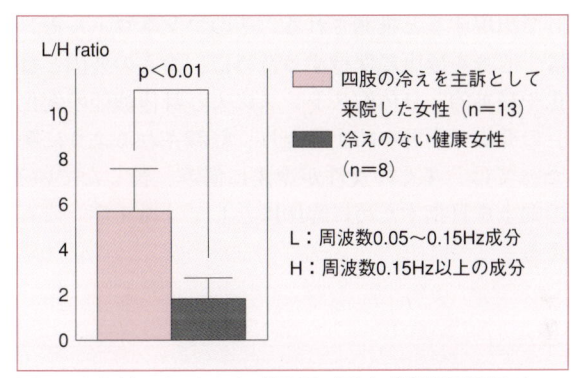

図4 冷え性における交感神経／副交感神経活動比率

もに低値を示した症例では，L/H ratio は 5.45±1.58 を示し，冷えを感じない対照例（1.49±0.83）にくらべて有意に高かった（図4）。カウンセリングや抗不安薬などの薬物治療により更年期女性では交感神経活動優位病態が改善されることが知られており[6]，冷え症の治療にはベンゾジアゼピン系抗不安薬を中心とした精神神経用剤も有効であると思われる。

まとめ

「冷え」は単に外気温の影響のみならず，体内環境における組織血流量の低下，循環動態の悪化，末梢組織温度そのものの低下，貧血，末梢組織浮腫など

コラム

〜冷え症を治す漢方薬〜

漢方薬は大きく2つにわけると温薬と涼薬がある。有名な麻黄湯や葛根湯は服用すると辛温解表作用で発汗が促進される。逆に黄連解毒湯は清熱・涼血作用によりのぼせ，いらいら，不眠を治療する。女性の冷え症には通常温裏補陽薬を用いるが，なかでも当帰四逆加呉茱萸生姜湯，当帰芍薬散，温経湯，人参湯，真武湯等がよく用いられ，効果が高い。

の混合病態として出現すると推測される。そのコントロールセンターとしての自律神経中枢は，心身を健康に保持するために，冷えの要因となる身体内外の環境因子の変化や精神的・身体的ストレスによる身体機能の変化に刻々と対応して「冷え症」の発症や増悪を防止したり，軽減されるように働いている。実際の臨床にあたっては，多くの女性が冷えに悩み，苦しんでいることを知り，quality of life の向上を目指すために臨床医として「冷え症」にもっと関心をいだくべきと考える。

文献

1) Orimo A, Inoue S, Ikegami A：Vascular smooth muscle cells as target for estrogen. Biochem Biophys Res Commun **195**：730-736, 1993
2) 奥田博之，髙取明正，河原伸明，他：サーモグラフィによる冷え症の診断と治療効果判定について．産婦人科漢方研究のあゆみ **10**：72-77, 1993
3) 後山尚久，池田　篤，坂井昌弘，他：冷え症に対する温経湯の臨床効果─レーザー組織血流計による検討─．産婦人科漢方研究のあゆみ **18**：34-38, 2001.
4) Ushiroyama T, Ikeda A, Sakuma K, et al.：Comparing the effects of estrogen and an herbal medicine on peripheral blood flow in postmenopausal women with hot flashes：Hormone replacement therapy and Gui-zhi-fu-ling-wan, a kampo medicine. Am J Chin Med **33**：259-267, 2005
5) 松本珠希，後山尚久，木村哲也，他：月経前症候群・月経前不快気分障害の発症と自律神経活動動態との関連．産婦治療 **95**：544-553, 2007
6) 後山尚久，佐久間航：心拍変動 power spectrum 解析による自律神経活動動態を指標とした更年期障害の病態・病状および治療の評価．大阪医学 **42**：25-32, 2009

12 女性と脂質異常症

愛知医科大学 産婦人科　若槻明彦

!Point

- ■ 心血管疾患リスクは閉経後に上昇する。
- ■ 閉経後，脂質濃度は大きく変化し，高 LDL‐C 血症および高中性脂肪血症の頻度が増加する。
- ■ 脂質異常症の診断には 12 時間以上の絶食後に採血し，総コレステロール，LDL‐C，HDL‐C，中性脂肪の測定が必要である。
- ■ 閉経後の高 LDL‐C 血症に対する薬物治療の意義は大規模臨床試験で確立されている。
- ■ ホルモン補充療法は脂質代謝改善効果を有するが，現時点では脂質異常症の第一選択薬とはならない。

　女性の死亡率をみると，単独では癌によるものが 1 位であるが，心血管疾患（CVD）の発症頻度は癌より高率であることがわかっている。CVD のリスク因子には脂質異常症，高血圧，肥満，喫煙，糖尿病などがある。いずれも女性の場合，閉経を契機にその罹患率は上昇するが，なかでも脂質代謝動態は大きく変動する。閉経前では脂質異常症の頻度はきわめて少ないが，閉経後，LDL コレステロール（LDL-C）と中性脂肪（トリグリセライド：TG）の上昇や HDL コレステロール（HDL-C）の低下をきたし，CVD リスクへとつながる。このように女性の場合は男性の脂質動態とは異なり，エストロゲン濃度の低下が脂質代謝に大きく影響する。

　脂質異常症の介入に関して，女性の場合，CVD リスクは男性よりも低率であることから治療の必要はないとの考えもあったが，本邦で行われた大規模臨床試験で女性での高 LDL 血症の治療意義が確立されている。また，高 TG 血症についてもその有用性を示唆する成績も報告されている。一方，ホルモン補充療法（HRT）は脂質代謝改善効果をはじめとする抗動脈硬化作用を有することから，CVD リスクを低下すると考えられてきた。しかし，Women' Health Initiative（WHI）では逆に HRT により，CVD リスクが増加するとの報告がな

され，HRTの使用が制限されるようになった[1]。しかし，最近の研究により，HRTの投与量や投与ルートさらには黄体ホルモンの種類の違いで脂質代謝へ与える影響に差のあることがわかってきた。

ここでは，閉経後の脂質変化や脂質代謝特性，さらには脂質異常症の管理について概説する。

① 経年的 CVD リスクの変化

Framingham Study によると CVD の発症頻度は，50歳以前では男性が女性の3～4倍高率であるのに対し，それ以後，女性の頻度が急激に増加し，75歳以降でほとんど男女差がなくなる（**図1A**）[2]。本邦の心疾患による死亡率の比率でも50歳以前では男性が高率で推移するが，それ以後女性の頻度が急増し，最終的には男性の比率に追いつく（**図1B**）。したがって，女性の場合，閉経後のエストロゲン濃度の低下が CVD リスク上昇と関連していることが推測できる。

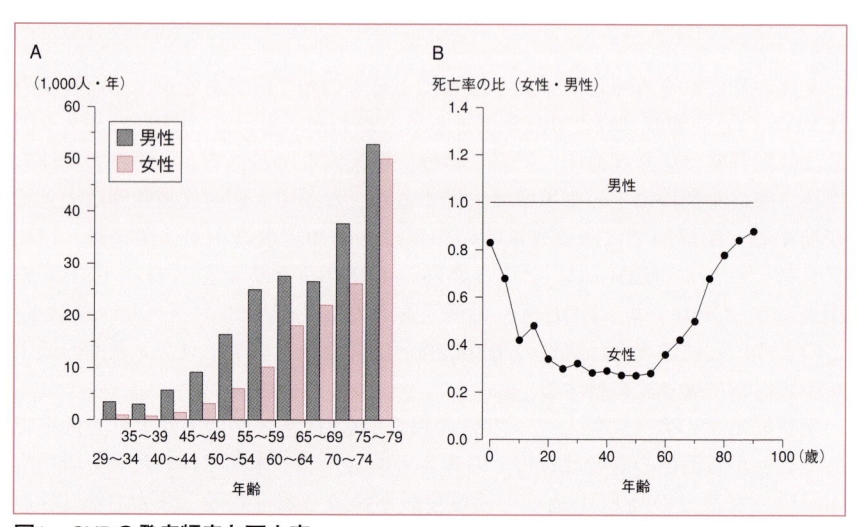

図1　CVDの発症頻度と死亡率
A：年齢，性別の心血管系疾患発症率（Framingham研究20年追跡調査）
　（Kannel WB, et al.：Ann Inten Med 85：447-452, 1976 [2] より引用）
B：本邦における心疾患による死亡率の男女比
　（厚生統計協会：国民衛生の動向2002年より引用）

② 経年的脂質代謝の変化

厚生労働省の平成18年国民健康・栄養調査報告によると，総コレステロール（TC）は閉経年齢の50歳以前の場合，女性は男性に比較して低値で推移するが，それ以後は上昇して女性が高値となる．TCが220mg/dL以上の頻度も同様に50歳以後，女性の頻度は急増し，約50％となる（図2A）．TGは基本的に男性が高値で推移するが，女性の場合，50歳以後に急上昇し，最終的に女性が高値となる．高TG血症の頻度も同様の推移を示す（図2B）．HDL-Cは基本的に女性が高値であるが，50歳以後，軽度低下傾向にある．低HDL-C血症の頻度も男性が高率で推移するが，50歳以後女性の頻度は上昇する（図2C）．

③ 閉経後脂質異常症の発症機序

自然閉経や外科的卵巣摘出後のエストロゲン濃度の低下により，血中LDL粒子数が増加する．この要因として，エストロゲン濃度が低下すると，肝のLDL受容体が減少するため，LDLの取り込みが低下し，血中にLDLが停滞す

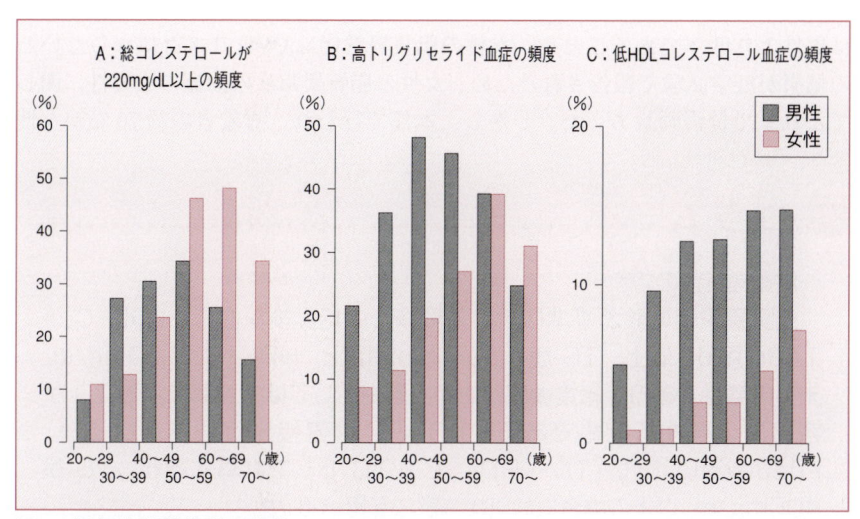

図2 経年的脂質代謝の変化
（厚生労働省：平成18年国民健康・栄養調査報告，2005）

ることが報告されている。またLDLの律速酵素の1つであるリポ蛋白リパーゼ活性がエストロゲン濃度の低下により亢進することも報告されている。

エストロゲン濃度の低下に伴う血中HDL粒子数の有意な変動はないが，TGはエストロゲン濃度の低い女性で高値を示す。高TG血症は，より動脈硬化に促進的な小型LDL粒子を産生することが最近注目されている。小型LDLが動脈硬化の進行に際し，超悪玉である理由として，肝のLDL受容体との親和性に乏しいため血中にLDLが停滞しやすいことや，容易に活性酸素に酸化変性され，マクロファージに取り込まれやすいことなどがある。さらに酸化LDLは，動脈硬化の発症と密接に関連する血管内皮機能を傷害することも最近報告されている。我々は閉経後の高TG血症がLDLを小粒子化することを明らかにしている。

④ 脂質異常症の管理

脂質異常症と診断された場合，まず食事や運動療法など生活習慣の改善が基本であるが，それでも脂質が目標値に達しなかった場合に薬物療法が適応となる。

1. スタチン製剤

女性の高LDL血症の頻度は男性に比較して高率である一方，CVD発症頻度は男性より低率であることや，女性の脂質異常症はCVDリスクにならないとの結果が疫学試験で報告されたため，女性の脂質異常症の治療の必要性に関してこれまで賛否両論あった。しかし，本邦で行われ，対象者の約70％が女性

コラム

〜脂質異常症の診断〜

脂質異常症の診断基準は12時間以上の絶食後採血で，LDL-Cが140mg/dL以上，TGが150mg/dL以上，HDL-Cが40mg/dL未満の場合である。絶食後に採血する理由としては，食事によりTGが容易に上昇するためである。LDL-Cは直接測定法を用いるか，Friedewaldの式（TC－HDL-C－TG/5）で計算するが，TGが400mg/dL以上の場合には直接測定法を用いる。

を占める Management of Elevated Cholesterol in the Primary Prevention Group of Adult Japanese Study（MEGA Study）によると，軽度から中等度の高 LDL 血症患者にスタチンを投与した場合，冠動脈疾患および冠動脈疾患＋脳梗塞のイベント発生率がそれぞれ 33 ％と 30 ％有意に低下することが示されている。さらに女性のみを対象としたサブ解析では，スタチンの効果は 55 歳以上と比較的高齢女性により顕著であり，閉経後高 LDL 血症におけるスタチン製剤の有用性が証明された[3]。

2. フィブラート製剤

The Fenofibrate Intervention and Event Lowering in Diabetes（FIELD）Trial 試験[4]では，2 型糖尿病患者にフェノフィブラートを投与すると，非致死性心筋梗塞と全心血管イベントの発症率が各々 24 ％と 11 ％低下することが示されており，サブ解析では特に女性における効果が証明されている。したがって，閉経後女性の高 TG 血症にはフィブラート製剤のメリットは明らかである。閉経後女性の糖代謝異常の頻度は我々の検討によると，糖尿病が 11 ％で境界型が 27 ％と高率であり，この場合，TG 上昇を伴うことが多く，フィブラート製剤の適応となる症例も少なくない。

3. HRT

HRT は LDL-C を低下し，HDL-C を上昇させる脂質代謝改善作用をはじめ，多くの抗動脈硬化作用を有し，CVD リスクを低下するとの数多くの観察試験が報告されたため，閉経後脂質異常症の第一選択薬とされてきた。しかし，Heart and estrogen/progestin Replacement Study（HERS）[5]や WHI[1]により，これまでとは逆に HRT が CVD リスクを増加することが示された。したがって，現時点では HRT は脂質異常症のみでは積極的適応ではなくなったが，WHI サブ解析によれば，HRT を閉経後比較的早期に開始すれば CVD リスクはむしろ

コラム

～HRT とスタチン併用療法～
　スタチンと HRT には脂質改善効果があるが，HRT とスタチンを併用投与すると両者の相乗効果で LDL-C の低下率がさらに大きくなることがわかっている。

低いことから，HRTの開始年齢が重要であることが示されている．さらにエストロゲンの経皮投与は経口投与に比較して有害事象が少なく，メリットの大きいことや，経皮エストロゲンで心筋梗塞リスクが低下する疫学結果も報告されている．

まとめ

　これまで閉経後女性の脂質異常症治療は必要ないと考えられてきたため，その介入率は低かった．我々の検討によると，脂質異常症と診断され，治療されていない女性の頻度は70％以上あることがわかっている．しかし，MEGA Studyをはじめとする大規模臨床試験で女性の脂質異常症への介入の意義はすでに確立されている．この場合，HRTをどのように使用するかが問題となるが，更年期障害を認める女性には，禁忌のない限りHRTを使用し，症状や脂質の改善効果を評価する．HRTのみで脂質濃度が十分低下しない場合にスタチンやフィブラートを併用する方法が閉経後女性のQOL上昇に貢献できると考えられる．今後，脂質異常症の介入に当たり，HRTが必要か否かについてのさらなる検討が必要である．

文献

1) Writing Group for the Women's Health Initiative Investigators：Risks and benefits of estrogen plus progestin in healthy postmenopausal women：principal results From the Women's Health Initiative randomized controlled trial. JAMA **288**：321-333, 2002
2) Kannel WB, Hjortland MC, McNamara PM, et al.：Menopause and risk of cardiovascular disease. The Framingham study. Ann Intern Med **85**：447-452, 1976
3) Nakamura H, Arakawa K, Itakura H, et al.：Primary prevention of cardiovascular disease with pravastatin in Japan（MEGA Study）：a prospective randomized controlled trial. Lancet **368**：1155-1163, 2006
4) Keech A, Simes RJ, Barter P, et al.：Effects of long-term fenofibrate therapy on cardiovascular events in 9795 people with type 2 diabetes mellitus（the FIELD study）：randomised controlled trial. Lancet **366**：1849-1861, 2005
5) Hulley S, Grady D, Bush T, et al.：Randomized trial of estrogen plus progestin for secondary prevention of coronary heart disease in postmenopausal women. Heart and Estrogen/progestin Replacement Study（HERS）Research Group. JAMA **280**：605-613, 1998

13 女性と高血圧

札幌共立五輪橋病院 腎臓内科　黒田せつ子

！Point

- 女性では，更年期以降，高血圧が増加する。
- 更年期を含む女性の高血圧は病態生理および治療法が男性とは異なる可能性がある。
- 妊娠に高血圧を合併すると，周産期異常や心血管系，腎の合併症等，母子ともに異常が多くなる。
- 妊娠高血圧の治療は，妊娠高血圧の既往がある場合や高血圧が妊娠前からある場合には，より積極的な薬物による降圧治療（140/90mmHg以下）が勧められている。
- 妊娠高血圧の主たる降圧薬はメチルドパ，ヒドララジン，ラベタロールであり，ACE阻害薬とアンジオテンシン受容体拮抗薬（ARB）は禁忌である。

　性差医学・医療は米国において1980年代後半から脚光をあびるようになり，1990年代より循環器分野における性差医学・医療研究が進み，特に心血管疾患では，発症形式や予後が大きく異なっていることが，次々と明らかにされている。高血圧に関してはわが国で日本高血圧学会による高血圧治療ガイドライン2009（以下JSH2009）[1]と，日本循環器学会による循環器領域における性差医療に関するガイドライン（JCS2010）[2]において，主に更年期や妊娠に関連した高血圧の管理について述べられている。

1 高血圧と性差

1．疫学

　女性と男性とでは高血圧の年齢分布が異なっていることが知られている。女性では30歳台，40歳台の高血圧の罹患頻度は男性より少なく，閉経を境として50歳台より増加し，60歳を過ぎるころよりその有病率はほぼ男性と同じに

なっている（図1）。

2. 生理

　女性では血圧が正常あるいは低血圧とされていても，更年期を境として血圧が急激に上昇あるいは高血圧と診断されることは，まれではない。女性の更年期の血圧上昇には，エストロゲンをはじめとするホルモンの変動が関与すると考えられている。エストロゲンには血管内皮細胞における一酸化窒素（NO）産生促進，プロスタサイクリンの産生亢進，血管平滑筋細胞における細胞内カルシウム流入抑制を介する血管拡張作用や，レニン・アンジオテンシン系（RAS）抑制，食塩感受性の抑制作用がある。閉経に伴い内因性エストロゲンが低下し上記の変化が生じると考えられる。

3. 高血圧の臓器障害における性差

　高血圧の臓器障害における性差を検討すると，脳血管疾患ではほとんどの年代で男性は女性の約2倍，同一死亡率の男女年齢差は5～7歳程度である。脳卒中の頻度は男女とも血圧レベルと相関するため，元来血圧レベルが低い女性は男性より頻度が少ないと考えられる。しかしながら脳卒中発症率（年齢調整）は男性で順調に低下しているのに対し，元来低率であった女性の脳出血発症率が近年増加し，脳梗塞は女性における発症の低下が鈍っていることで男女差が消失しつつある。「健康日本21」によれば収縮期血圧10mmHgの上昇は，男

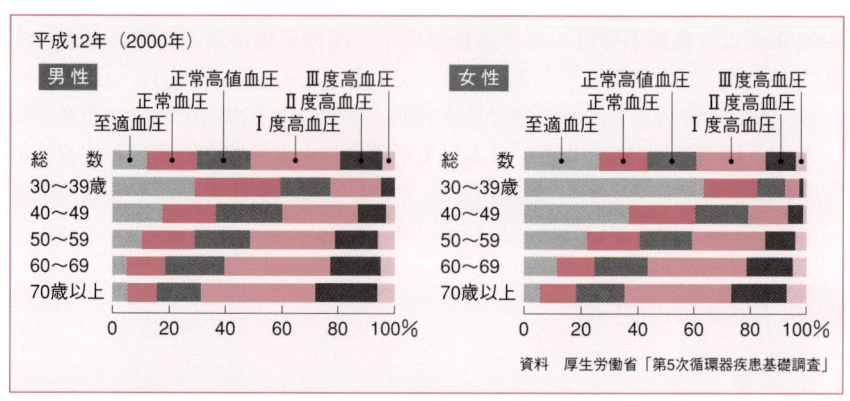

図1　性・年齢階級にみた血圧区分別の割合
（日本高血圧学会高血圧治療ガイドライン作成委員会　編：高血圧治療ガイドライン2009．ライフサイエンス出版，東京，2009[1]）の図9-1（p80）より引用）

性では約20％，女性では約15％，脳卒中罹患・死亡の危険度を高める。

虚血性心疾患の発症に関しては，男性のほうが2～4倍多いが，年齢が上がるにつれて，特に閉経後には女性の発症率が増加し，男性のそれに追いつくという特徴がある。高血圧と心疾患の関連は脳卒中との関連性よりも弱い。虚血性心疾患罹患・死亡は収縮期血圧10mmHgの上昇で男性では約15％危険度が増加するが，女性では明らかでない。

心不全の罹患率，発症率は絶対数で性差は小さいが，女性は男性より高齢になって心不全を発症することが多い。心不全の基礎疾患や危険因子として，男性は虚血性心疾患，女性は高血圧，糖尿病，肥満が多いとされる。心不全患者のうち，女性の55～59％，男性の39％が高血圧であり，正常血圧者に対し高血圧患者の心不全を発症する割合は，女性は約3倍，男性は2倍と女性に対する影響が大きく，圧負荷に対する心筋の反応の差によると考えられている。

4．治療の基本方針

治療について性差が考慮されているものはなく，まず血圧値の分類と危険因子の評価を行う。心血管病の危険因子として，高齢（65歳以上），喫煙，脂質異常症，肥満（BMI25以上），メタボリックシンドローム，若年発症の心血管病の家族歴，糖尿病がある。血圧に基づいた脳心血管リスク層別化（**表1**），検査・診断を行い，初診時の高血圧管理計画（**図2**）に基づいて加療を行う。糖尿病がある場合，慢性腎臓病（CKD）や脳，心臓，腎臓，血管，眼底などの臓器障害/心血管病がある場合，危険因子が3個以上ある場合は高リスクとなりただちに降圧薬治療が必要となる。低リスク，中等リスク群では，減塩，野菜・果物・魚の積極的な摂取とコレステロールや飽和脂肪酸の摂取制限，減量，運動，節酒，禁煙などの生活習慣の修正（非薬物療法）を行ったうえで薬物治療を考慮する。降圧目標（**表2**）は診察室血圧のもので，家庭血圧の降圧目標値は診察室の血圧より5mmHg低い数値とされている。

2 更年期女性の高血圧

1．更年期女性の高血圧の特徴

更年期女性の血圧上昇には，エストロゲンをはじめとするホルモンの変動が関与するものと考えられている。加えて，更年期女性ではストレスに対する反応性の増強や，精神面での不安定さも加わり，白衣高血圧や白衣現象が多くなることも知られている。このような更年期の血圧に対して，ホルモン補充療法

表1 （診療室）血圧に基づいた脳心血管リスク層別化

リスク層＼血圧分類	正常高値血圧 130～139/85～89 mmHg	Ⅰ度高血圧 140～159/90～99 mmHg	Ⅱ度高血圧 160～179/100～109 mmHg	Ⅲ度高血圧 ≧180/≧110 mmHg
リスク第一層 （危険因子がない）	付加リスク なし	低リスク	中等リスク	高リスク
リスク第二層 （糖尿病以外の1～2個の危険因子，メタボリックシンドローム*がある）	中等リスク	中等リスク	高リスク	高リスク
リスク第三層 （糖尿病，CKD，臓器障害/心血管病，3個以上の危険因子のいずれかがある）	高リスク	高リスク	高リスク	高リスク

＊リスク第二層のメタボリックシンドロームは予防的な観点から以下のように定義する。正常高値以上の血圧レベルと腹部肥満（男性85cm以上，女性90cm以上）に加え，血糖値異常（空腹時血糖110～125mg/dL，かつ/または糖尿病に至らない耐糖能異常），あるいは脂質代謝異常のどちらかを有するもの。両者を有する場合はリスク第三層とする。他の危険因子がなく腹部肥満と脂質代謝異常があれば血糖レベル以外の危険因子は2個であり，メタボリックシンドロームとあわせて危険因子3個とは数えない

（日本高血圧学会高血圧治療ガイドライン作成委員会 編：高血圧治療ガイドライン2009．ライフサイエンス出版，東京，2009[1] の表2-8（p16）より引用）

や向精神薬あるいは漢方薬による治療が行われることもあるが，降圧効果に関して十分な成績は示されていない。

更年期障害の治療薬としてエストロゲンが用いられ，大量使用では血圧上昇や血栓塞栓症をきたすとされてきた。エストロゲン大量使用の血圧上昇機序としては，アンジオテンシノーゲン産生量の増加に基づくアンジオテンシンⅡ産生亢進が想定されているが詳細は明らかではない。

Women's Health Initiative（WHI）報告では閉経後女性においてエストロゲンは心血管イベントを増加させたことから，最近では少量の慎重使用が推奨され，その条件下では高血圧をきたすことは少ない。このように閉経後女性ではホルモン補充療法は血圧に影響しないと考えてよいが，高血圧の素因を有しているような場合には血圧が上昇することもあるので定期的な血圧測定を行うことが望ましい。

2. 更年期女性の高血圧に対する降圧治療

降圧薬の効果については，女性では男性よりもRAS阻害薬の降圧効果が弱い可能性がある。この明確な理由は不明であるが，女性では更年期に食塩感受

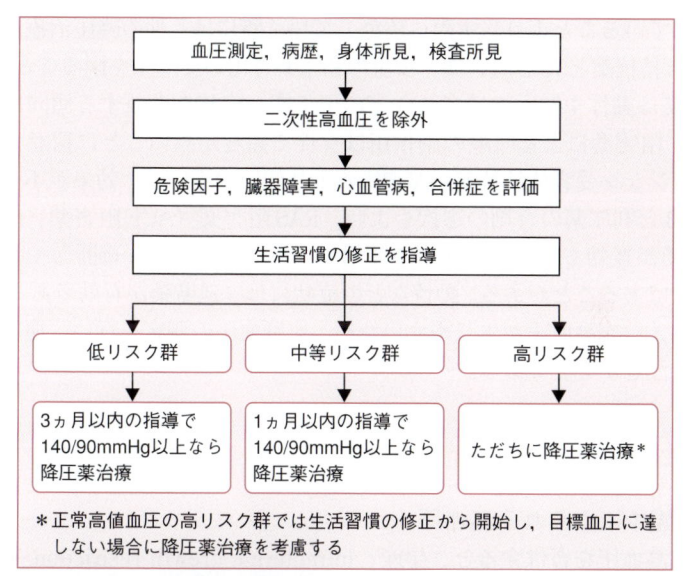

```
┌─────────────────────────────┐
│ 血圧測定，病歴，身体所見，検査所見 │
└─────────────────────────────┘
              ↓
┌─────────────────────────────┐
│      二次性高血圧を除外       │
└─────────────────────────────┘
              ↓
┌─────────────────────────────┐
│ 危険因子，臓器障害，心血管病，合併症を評価 │
└─────────────────────────────┘
              ↓
┌─────────────────────────────┐
│      生活習慣の修正を指導     │
└─────────────────────────────┘
```

低リスク群	中等リスク群	高リスク群
3ヵ月以内の指導で140/90mmHg以上なら降圧薬治療	1ヵ月以内の指導で140/90mmHg以上なら降圧薬治療	ただちに降圧薬治療*

＊正常高値血圧の高リスク群では生活習慣の修正から開始し，目標血圧に達しない場合に降圧薬治療を考慮する

図2　初診時の高血圧管理計画
(日本高血圧学会高血圧治療ガイドライン作成委員会　編：高血圧治療ガイドライン2009．ライフサイエンス出版，東京，2009[1] の図3-1（p25）より引用)

表2　降圧目標

若年者・中年者	130/85mmHg未満
高齢者	140/90mmHg未満
糖尿病患者 CKD患者 心筋梗塞後患者	130/80mmHg未満
脳血管障害患者	140/90mmHg未満

(日本高血圧学会高血圧治療ガイドライン作成委員会　編：高血圧治療ガイドライン2009．ライフサイエンス出版，東京，2009[1] の表3-1（p27）より引用)

性に近い形の高血圧症となっている可能性が挙げられる．このことから，利尿薬がより効果的と考えられるが，現時点では，更年期女性でどのような降圧薬が適しているのか，あるいは，どのような降圧目標にすべきなのかは，今後の検討課題となっている．

　エストロゲンの低下がRAS活性亢進やNO活性抑制，食塩感受性の亢進を

もたらしていることより，実際に治療していく際には，他の降圧治療と同様に減塩，Ca拮抗薬とRAS阻害薬，少量の利尿薬を用いて降圧を図ることとなる。Ca拮抗薬は動悸や顔面のほてりなどの更年期の症状を助長する傾向にあること，ACE阻害薬による咳嗽の副作用は女性で頻度が高いことに留意する。アンジオテンシン受容体拮抗薬（ARB）がより使いやすいが，効果が不十分であればARBと利尿薬の合剤の選択もよい。RAS阻害薬（ACE阻害薬，ARB）やCa拮抗薬が無効あるいは副作用で使用しにくい症例ではα遮断薬やαβ遮断薬が有効であることがある。動悸などの症状にはβ遮断薬が有効である。また，白衣現象・白衣高血圧が生じやすいため，家庭血圧の測定を行い，血圧の下がりすぎに注意が必要である。

③ 妊娠に関連した高血圧

1．妊娠中にみられる高血圧

妊娠に高血圧を合併すると，早産，Intrauterine growth restriction（IUGR），周産期死亡，妊娠高血圧症候群（表3）[3]などの周産期異常を伴いやすい。なかでも，妊娠高血圧症候群を合併すると，常位胎盤早期剥離や周産期死亡は増加するといわれている。また，原疾患も妊娠により影響を受けて，悪性高血圧，脳出血，心不全，腎機能障害が起こりやすくなるので，血圧の適切な管理が必要である。また妊婦の高血圧は本態性高血圧，二次性高血圧による血圧上昇の可能性もあり注意が必要である。

2．妊婦の高血圧に対する降圧治療

軽症高血圧を呈する妊娠高血圧症候群のメタ解析では降圧薬療法により，臓

☕ コラム

〜女性の若年性高血圧の診断のポイント〜
　女性の若年性高血圧では，線維筋性異形成による腎血管性高血圧，大動脈炎症候群（高安動脈炎），原発性アルドステロン症，クッシング症候群，褐色細胞腫，甲状腺中毒症，大動脈縮窄症などの二次性高血圧の鑑別も重要である。

表3 妊娠高血圧症候群の定義・分類

1. 名称：
   妊娠中毒症を妊娠高血圧症候群（pregnancy induced hypertension：PH）との名称に改める。
2. 定義：
   妊娠20週以後，分娩後12週までに高血圧がみられる場合，または高血圧に蛋白尿を伴う場合のいずれかで，かつこれらの症候が偶発合併症によらないものをいう。
3-1．病型分類
   1. 妊娠高血圧腎症（preeclampsia）
      妊娠20週以降に初めて高血圧が発症し，かつ蛋白尿を伴うもので分娩後12週までに正常に復するもの。
   2. 妊娠高血圧（gestational hypertension）
      妊娠20週以降初めて高血圧が発症し，分娩後12週までに正常に復するもの。
   3. 加重型妊娠高血圧腎症（super imposed preeclampsia）
      1）高血圧症が妊娠前あるいは妊娠20週までに存在し，妊娠20週以降に蛋白尿を伴うもの。
      2）高血圧と蛋白尿が妊娠前あるいは妊娠20週までに存在し，妊娠20週以降に，何れか，または両症候が憎悪するもの。
      3）蛋白尿のみを呈する腎疾患が妊娠前あるいは妊娠20週までに存在し，妊娠20週以降に高血圧が発症するもの。
   4. 子癇（eclampsia）
      妊娠20週以降に初めて痙攣発作を起こし，てんかんや二次性痙攣が否定されるもの。発症時期により妊娠子癇・分娩子癇・産褥子癇とする。
3-2．症候による亜分類
   1）症候による病型分類

	高血圧	蛋白尿
軽症	血圧がいずれかに該当する場合 ①収縮期血圧が140mmHg以上で160mmHg未満 ②拡張期血圧が90mmHg以上で110mmHg未満	原則として24時間尿を用いた定量法で判定し，300mg/日以上で2g/日未満の場合
重症	血圧がいずれかに該当する場合 ①収縮期血圧が160mmHg以上の場合 ②拡張期血圧が110mmHg以上の場合	2g/日以上の場合，随時尿を用いる場合は複数回の新鮮尿検査で，連続して3＋（300mg/dL）以上の場合

   2）発症時期による病型分類
      妊娠32週未満に発症するもの早発型（early onset type），妊娠32週以降に発症するものを遅発型（late onset type）とする。
      付記
      1）妊娠蛋白尿（gestational proteinuria）：妊娠20週以降に初めて蛋白尿が指摘され，分娩後12週までに消失するもの。病型分類には含めない。
      2）高血圧症（chronic hypertension）：加重型妊娠高血圧腎症を併発しやすく妊娠高血圧症候群と同様の厳重な管理が求められる。妊娠中に憎悪しても病型分類は含めない。
      3）肺水腫・脳出血・常位胎盤早期剥離およびHELP症候群は必ずしも妊娠高血圧症候群に起因するものではないが，かなり深い因果関係がある重篤な疾患である。病型分類には含めない。
      4）高血圧をh・H，蛋白尿をp・P（軽症は小文字，重症は大文字），早発型をEO（early onset type），遅発型をLO（late onset type），加重型をS（super imposed type）および子癇をCと略記する。
         例）妊娠高血圧腎症は（Hp-EO），（hP-LO）など，妊娠高血圧は（H-EO），（h-LO）など，加重型妊娠高血圧腎症は（Hp-EOS）（hP-LOS），など，子癇は（HP＝EOSC），（hP-LOSC）などと表示する。

（循環器病の診断と治療に関するガイドライン（2008-2009年度合同研究班報告）．循環器医療における性差医療に関するガイドライン．Circ74（Suppl Ⅱ）：1085-1160，2010[2]）の表15（p1138），および「妊娠高血圧症候群の定義・分類」について．日産婦誌56（9）：3-4, 2004[3]）より引用）

器障害を伴わない軽症高血圧から重症高血圧への移行が半分以下に減少したが，妊娠高血圧腎症への進展頻度は変わらず，周産期死亡や早産にも有意差を認めなかった．そのようなことから，現時点では妊娠中の軽症高血圧に対する降圧治療には否定的な意見が多く[4]，ESH-ESC2007ガイドラインでは収縮期血圧150mmHg以上，拡張期血圧95mmHg以上で薬物による降圧治療を勧めている．既往に妊娠高血圧症候群がある場合や高血圧が妊娠以前からある場合には，より積極的に薬物による降圧治療を行い，収縮期血圧140mmHg以下，拡張期血圧90mmHg以下を降圧目標とするよう提唱している．

　降圧薬としては，安全性が十分に確認されているメチルドパとヒドララジンが，妊娠中の高血圧治療の主流として用いられてきた．しかし，これらの薬剤の降圧効果は弱く，最近ではCa拮抗薬の有用性が少しずつ認められるようになってきており，欧米諸国のガイドラインでもCa拮抗薬の使用が認められている．わが国では多くのCa拮抗薬の薬剤情報に妊娠中は禁忌と記載されているが，少なくとも重篤な副作用の報告がほとんどないこと，また諸外国では使用がガイドラインでも認められていることより，十分なインフォームドコンセントを得たうえで，必要に応じて使用することは可能と考えられる．β遮断薬については$\alpha\beta$遮断薬であるラベタロールが中心的に用いられている．RAS阻害薬は，胎児に羊水過少症，腎不全，成長障害などさまざまな障害をもたらすことが報告されているため妊娠中には禁忌とされている．妊娠高血圧腎症は血液濃縮・循環血漿量低下を伴っており，利尿薬の使用はこれを悪化させて胎盤血流量を低下させる可能性が強いため，妊娠高血圧腎症の症例には，肺水腫や心不全兆候がない限り原則として利尿薬を使用しない．一方，妊娠前より降圧利尿薬を服用している場合は，継続しても胎盤血流量が大きく減ることは少ないとされている．

　減塩，減量，カルシウム補充などの非薬物療法の降圧に対する有効性は証明されていない．唯一，低用量のアスピリンが20週から28週以内に発症した妊娠高血圧腎症のさらなる進展を抑制する可能性があるとされている．降圧薬ではないが硫酸マグネシウム（$MgSO_4$）は，子癇切迫症状を有する重症の妊娠高血圧腎症患者で分娩誘導を行うときの，子癇発症予防目的でも広く使用されている．

文献

1) 日本高血圧学会高血圧治療ガイドライン作成委員会 編：高血圧治療ガイドライン 2009．ライフサイエンス出版，東京，2009
2) 循環器病の診断と治療に関するガイドライン（2008-2009 年度合同研究班報告）．循環器領域における性差医療に関するガイドライン．Circ J **74**（Suppl Ⅱ）：1085-1160, 2010
3)「妊娠高血圧症候群の定義・分類」について．日産婦誌 **56**（9）：3-4, 2004
4) Steegers EA, von Dadelszen P, Duvekot JJ, et al.：Pre-eclampsia. Lancet **376**：631-644, 2010

14 女性と糖尿病

岡山大学大学院医歯薬学総合研究科 産科・婦人科学　　平松祐司

❗ Point

- 妊娠前に耐糖能スクリーニングし，耐糖能異常者は計画妊娠すること．
- 妊娠中は妊娠初期，中期の2回全妊婦に対し妊娠糖尿病スクリーニングを行うこと．
- 妊娠中は，血糖値が食前<100mg/dL，食後2時間<120mg/dLになるように食事，インスリンで血糖コントロールすること．
- 妊娠糖尿病，妊娠時に診断された明らかな糖尿病の患者では，分娩後に必ず耐糖能の再評価を行うこと．
- 耐糖能異常妊婦では，産後は母児ともに厳重フォローアップすること．

　世界各国およびわが国においても糖尿病人口は急増しており，厚生労働省が5年ごとに発表しているデータでは平成18年の「糖尿病が強く疑われる人」は約820万人，「糖尿病の可能性が否定できない人」は約1,050人で，合計すると約1,870万人の耐糖能異常者が存在する．その後も種々の対策が進行中であるが，著明な改善はみられておらず"糖尿病はわが国の国民病"といってよい状況は続いており，今年度の調査結果が注目される．
　女性は妊娠・出産を経験するため，糖尿病の自分自身だけでなく，児への影響も考慮する必要があり，女性のライフサイクルのなかにおいて，糖尿病に対する正しい知識を持っておくことは重要である．

1　女性に対する糖尿病の知識普及と教育

　女性と糖尿病という観点からみると，妊娠時に妊娠糖尿病（gestational diabetes mellitus：GDM）あるいは糖尿病を合併すると，妊娠中の過ごし方・管理はその妊娠中の周産期合併症だけでなく，本人および児の将来の糖尿病，メタボリック症候群発症といったことまで影響するため，十分な知識を持ち対応

していくことが要求される．

また，妊婦は家庭においては妻であり，母親であり，栄養管理や生活習慣確立の面から考えると一家におけるkey personである．したがって，妊婦が糖尿病に関する正しい知識を持てば，家族全体に好影響をもたらすことになる（図1）．このため，色々な機会を利用し女性（妊婦）に糖尿病，栄養管理について啓発することはきわめて重要である．

2 妊娠前の管理

耐糖能異常妊娠では母児に表1に示すような合併症が起こるためこれを予防することが重要である．このうち奇形については，妊娠してからの対応ではすでに器官形成期を過ぎているため回避できない．したがって，妊娠を計画している女性，特に糖尿病家族歴，肥満，巨大児出産既往，35歳以上といったリスクファクターを持っている場合は，妊娠前に耐糖能異常の有無をスクリーニングしておく必要がある．そして，糖尿病が発見された場合には，表2に示す妊娠許可基準に達するよう治療し，計画妊娠することが重要である．

妊娠前の血糖コントロールでは，経口糖尿病薬，糖尿病腎症に対するACE阻害剤の使用も可能であるが，妊娠を希望する場合は胎盤通過性のないインスリンに変更する．

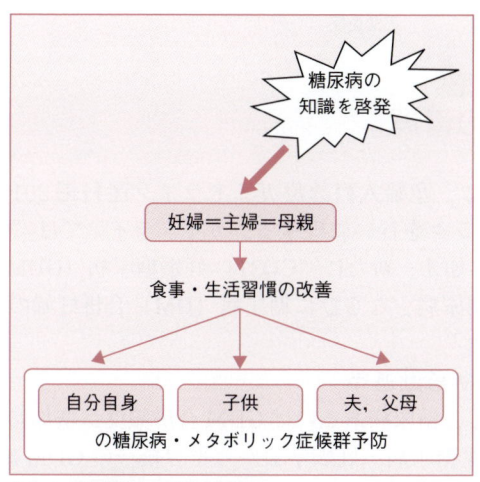

図1　妊婦教育の波及効果

表1 耐糖能異常妊婦の合併症

I. 母体
  網膜症
  腎症
  冠動脈疾患
  神経障害
  低血糖
  不妊症
  妊娠高血圧症候群
  早期産
  羊水過多症

II. 胎芽，胎児
  流産
  奇形
  巨大児
  肥厚性心筋症

III. 新生児
  呼吸窮迫症候群
  低血糖
  高カルシウム血症，高マグネシウム血症
  多血症
  高ビリルビン血症

表2 妊娠許可基準

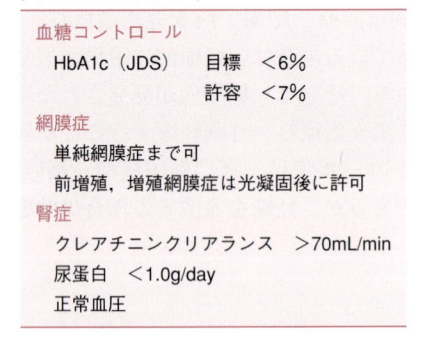

血糖コントロール
  HbA1c（JDS）　目標　<6%
  　　　　　　　　　許容　<7%
網膜症
  単純網膜症まで可
  前増殖，増殖網膜症は光凝固後に許可
腎症
  クレアチニンクリアランス　>70mL/min
  尿蛋白　<1.0g/day
  正常血圧

3 妊娠中の管理[1〜3]

　妊婦に対しては，産婦人科診療ガイドライン産科編2011[1]を参考にしてGDMスクリーニングを行い管理する。ガイドラインでは"CQ005　妊婦の耐糖能検査は？"に加え，新たに"CQ314　妊娠糖尿病（GDM），妊娠時に診断された明らかな糖尿病，ならびに糖尿病（DM）合併妊婦の管理・分娩は？"（**表3**）を追加した[1]。

1．新しいGDM診断基準

　妊婦においても，糖尿病あるいはGDM合併頻度は増加傾向にある。また，2010年3月に国際糖尿病・妊娠学会から世界統一のGDM診断基準が提唱され，わが国でも2010年7月からこれに準拠した新しいGDM診断基準（**表4**）

表3 CQ314 妊娠糖尿病（GDM），妊娠時に診断された明らかな糖尿病，ならびに糖尿病（DM）合併妊婦の管理・分娩は？

Answer
1. 早朝空腹時血糖≦95mg/dL，食前血糖値≦100mg/dL，食後2時間血糖値≦120mg/dLを目標に血糖を調節する。（C）
2. 耐糖能異常妊婦ではまず食事療法を行い，血糖管理できない場合はインスリン療法を行う。（B）
3. 妊娠32週以降は胎児well-beingを適宜NST，BPS（biophysical profile score）などで評価し，問題がある場合は入院管理を行う。（C）
4. 血糖コントロール良好かつ胎児発育や胎児well-beingに問題ない場合，以下のいずれかを行う。（B）
　　1）40週6日まで自然陣痛発来待機（待機的管理）と41週0日以降の分娩誘発
　　2）頸管熟化を考慮した37週0日以降の分娩誘発（積極的管理）
5. 遷延分娩時，陣痛促進時，あるいは吸引分娩時には肩甲難産に注意する。（C）
6. 血糖コントロール不良例，糖尿病合併症悪化例や巨大児疑い合併例では分娩時期・分娩法を個別に検討する。（B）
7. 39週未満の選択的帝王切開例，血糖コントロール不良例，あるいは予定日不詳例の帝王切開時には新生児呼吸窮迫症候群に注意する。（C）
8. 糖尿病合併妊婦分娩中においては連続的胎児心拍数モニタリングを行う。（B）
9. 分娩時は母体血糖値70〜120mg/dLの正常範囲にコントロールする。（C）
10. 分娩後はインスリン需要量が著明に減少する。インスリン使用例では低血糖に注意し，血糖値をモニターしながらインスリンを減量もしくは中止する。（B）

Answer末尾の（A，B，C）は推奨レベル（強度）を示している。原則として以下のように解釈する。
A：（実施すること等が）強く勧められる。
B：（実施すること等が）勧められる。
C：（実施すること等が）考慮される（考慮の対象となるが，必ずしも実施が勧められているわけではない）。

（日本産科婦人科学会，日本産婦人科医会：産婦人科診療ガイドライン産科編2011[1]より引用）

が設定[4]された。

　今回の大きな変更点は，①75gOGTTのカットオフ値が変更され，1ポイント以上陽性であればGDMと診断されるようになったことと，②妊娠時に診断された明らかな糖尿病（overt diabetes in pregnancy）の概念が取り入れられたことの2点である。そのため，妊娠中に取り扱う耐糖能異常は図2のように変化する。これまでは，GDMは「妊娠中に発症もしくははじめて発見された耐

表4　妊娠中に発見される耐糖能異常の新しい診断基準

定義：
妊娠糖尿病 gestational diabetes mellitus (GDM)：妊娠中にはじめて発見または発症した糖尿病にいたっていない糖代謝異常である。妊娠時に診断された明らかな糖尿病 (overt diabetes in pregnancy) は含めない。

診断基準：
妊娠中に発見される耐糖能異常 hyperglycemic disorders in pregnancy には，1) 妊娠糖尿病 gestational diabetes mellitus (GDM)，2) 妊娠時に診断された明らかな糖尿病 overt diabetes in pregnancy の2つがあり次の診断基準により診断する。

1) 妊娠糖尿病 (GDM)
　75gOGTTにおいて次の基準の1点以上を満たした場合に診断する。
　①空腹時血糖値　≧92mg/dL　(5.1mmol/L)
　②1時間値　≧180mg/dL　(10.0mmol/L)
　③2時間値　≧153mg/dL　(8.5mmol/L)

2) 妊娠時に診断された明らかな糖尿病　overt diabetes in pregnancy
　以下のいずれかを満たした場合に診断する。
　①空腹時血糖値≧126mg/dL
　②HbA1c≧6.5%（HbA1c（JDS）≧6.1%）註1
　③確実な糖尿病網膜症が存在する場合
　④随時血糖値≧200mg/dL あるいは 75gOGTT で2時間値≧200mg/dL の場合*
　*いずれの場合も空腹時血糖か HbA1c で確認

註1．国際標準化を重視する立場から，新しい HbA1c 値（%）は，従来わが国で使用していた Japan Diabetes Society (JDS) 値に 0.4% を加えた National Glycohemoglobin Standardization Program (NGSP) 値を使用するものとする。

註2．HbA1c＜6.5%（HbA1c（JDS）＜6.1%）で75gOGTT2時間値≧200mg/dL の場合は，妊娠時に診断された明らかな糖尿病とは判定し難いので，High risk GDM とし，妊娠中は糖尿病に準じた管理を行い，出産後は糖尿病に移行する可能性が高いので厳重なフォローアップが必要である。

（日本糖尿病・妊娠学会：糖尿病と妊娠10：21, 2010[4]）より引用）

糖能低下」と定義されており，GDMには妊娠後発症した耐糖能異常と見逃されていた糖尿病が含まれていたが，新診断基準ではGDMは「妊娠中にはじめて発見または発症した糖尿病にいたっていない糖代謝異常である。妊娠時に診断された明らかな糖尿病（overt diabetes in pregnancy）は含めない」と定義され，従来GDMと診断されていたものがGDMと"妊娠時に診断された明らかな糖尿病"に分離されることになった。

　今回の改訂により，わが国のGDMの頻度は，全例に75gOGTTを施行した

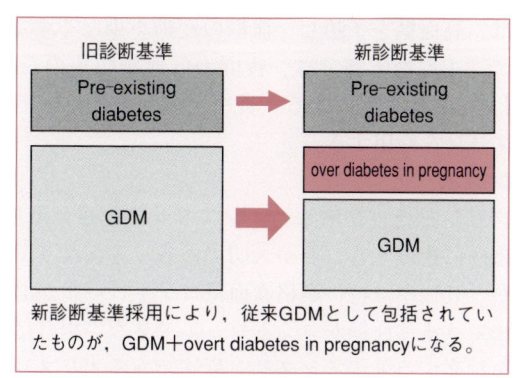

図2 妊娠中に取り扱う耐糖能異常

場合には 2.92 % から 12.08 % へと 4.1 倍に増加する．これに，pre-existing diabetes と"妊娠時に診断された明らかな糖尿病"を加えると，約 15 % の妊婦が耐糖能異常と診断されることになる（スクリーニング陽性者のみに 75gOGTT 施行した場合は若干頻度は減少する）．

2. GDMスクリーニング[1～3]

GDM スクリーニングは，全妊婦に対し，妊娠初期と妊娠中期（24～28 週）の2回実施する．スクリーニング法としては，妊娠初期は随時血糖，妊娠中期は 50gGCT か随時血糖を使用し，スクリーニング陽性のときは 75gOGTT を行い，**表4**の診断基準[4]に従って診断する．

3. 血糖管理目標[1～3]

血糖管理目標は毎食前，食後2時間と眠前の1日7回血糖自己測定 self-monitoring of blood glucose（SMBG）を行い，血糖管理目標を食前 100mg/dL 以下，食後2時間 120mg/dL 以下とする．また，HbA1c（JDS）は 5.8 % 以下を目標にする．

4. 妊娠時の食事療法，運動療法[2, 3]

わが国では2型糖尿病が多いため，食事療法，運動療法が中心になるが，妊娠中の運動療法には限界がある．施設により多少付加量が異なるが，当科では次のようにしている．

非肥満妊婦（BMI < 25）：標準体重*×30＋200kcal
肥満妊婦（BMI ≧ 25）：標準体重*×30kcal
*標準体重＝（身長 m）^{2}×22

妊娠中の食事は，高血糖を予防し，血糖の変動を少なくするために4～6分割食にする。また，1型糖尿病では，夜間の低血糖防止のために，就寝前に0.5～1単位の間食をとるようにする。食事・運動療法だけで血糖管理が困難な場合は，インスリンを使用する。

5. インスリン療法[3]

妊娠中はインスリン抵抗性が増し，インスリン使用量は増加してくるため，不安を抱かないように指導することが大切である。インスリン治療にはいくつかの方法があるが，妊娠中は特に厳格な血糖コントロールが必要であり，通常のインスリン療法でうまく血糖がコントロールできない場合は，インスリンの基礎量と追加量を補充する強化インスリン療法であるインスリンの頻回注射療法（multiple insulin injection therapy：MIT）やインスリン持続皮下注入療法（continuous subcutaneous insulin infusion therapy：CSII）などが推奨される。また，食後血糖が高い場合は分割食＋速効型インスリンという従来の方法にかわり，分割食にせず超速効型インスリンを用い食後高血糖を是正する方法が普及しつつある。

④ 分娩時期・分娩法の決定と血糖管理[1～3]

分娩時期・分娩法の決定と血糖管理についても，産婦人科診療ガイドライン産科編2011の"CQ314 妊娠糖尿病（GDM），妊娠時に診断された明らかな糖尿病，ならびに糖尿病（DM）合併妊婦の管理・分娩は？"で解説[1]した（**表3**）。

⑤ 分娩後の管理とフォローアップ[1～3]

授乳期間中は，妊娠前の摂取カロリーに，授乳のための付加カロリーとして450kcal（肥満者は200kcal）程度増加し，授乳が終われば元の摂取カロリーに戻す。運動については，医師から特に制限指示がなければ，今までどおり運動を行う。分娩後は急速にインスリン必要量が減少するので，血糖値をみながら量を調整する。2型糖尿病で妊娠前に経口糖尿病薬を服用していて，妊娠直前からインスリンに変更していた妊婦は，授乳中も引き続きインスリンで治療する。その理由は，内服薬は乳汁分泌され新生児が低血糖になることがあるからである。

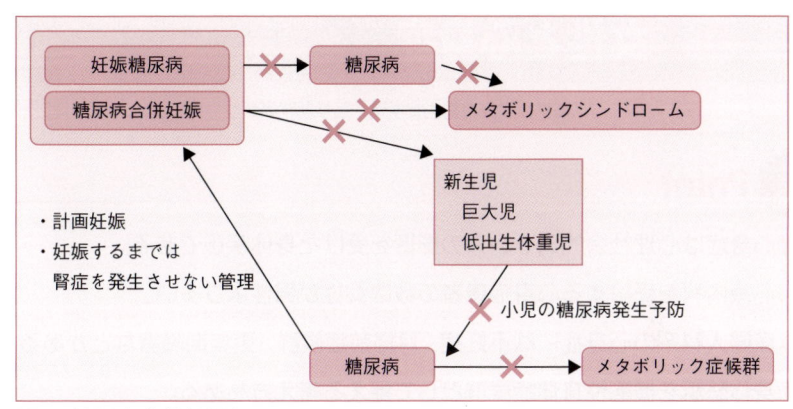

図3 糖尿病合併妊娠とvicious circle

　最近，報告されたメタアナリシスでは，GDMから2型糖尿病の発症する頻度はコントロールの7.43倍である[5]。したがって，GDMおよび"妊娠時に診断された明らかな糖尿病"患者では，かならず産後6〜12週の間に耐糖能異常を再評価し，その程度に応じ1〜4回/年の頻度で厳重フォローアップする。同時に，GDMおよび"妊娠時に診断された明らかな糖尿病"患者およびその母体から生まれた児では，食事，運動にも留意して定期的な検診をうけ，図3に示した悪循環を断ち切ることは，女性の一生およびその児の生涯，さらには医療経済的にも非常に重要なことである．

文献

1) 日本産科婦人科学会，日本産婦人科医会：産婦人科診療ガイドライン産科編2011
2) 平松祐司：糖尿病合併妊娠とその取り扱い方．産婦人科治療 96（増刊）：617-621, 2008
3) 平松祐司：糖尿病．周産期医学 40(7)：1115-1119, 2010
4) 日本糖尿病・妊娠学会：妊娠糖尿病診断基準変更に関する委員会報告．糖尿病と妊娠 10：21, 2010
5) Bellamy L, Casas JP, Hingorani AD, et al.：Type 2 diabetes mellitus after gestational diabetes：a systematic review and meta-analysis. Lancet 373(9677)：1773-1779, 2009

15 女性と心身症

帝京大学公衆衛生大学院・医学部附属病院心療内科　中尾睦宏

!Point

- 心身症は心理社会的ストレスの影響を受けた身体疾患である。
- 心療内科を受診する心身症患者の数は女性が男性より多い。
- 産婦人科系の心身症には不妊症，月経前症候群，更年期障害などがある。
- 身体愁訴を機能性身体症候群として捉える考え方もある。
- 心身症の治療は心理・薬物・リラクセーション療法を組み合わせる。

心身症とは「心（こころ）」と「身（からだ）」が相互に影響しながら不調を訴える身体病変の総称である。日本心身医学会では心身症を表1のように定義している[1]。その定義によると心身症はあくまで身体疾患であり，主診断名として精神疾患が明らかとなった場合はたとえ心理社会的ストレスがあり身体不調を訴えていたとしても精神疾患として扱う。

ただしこの定義は古くて実地診療で使いづらいという意見も一部ある。たとえば帝京大学医学部附属病院心療内科では内科の外来ブースで診療をしているが，初診外来患者の診断名は心身症圏38％，うつ病圏26％，不安障害圏19％，その他17％となっていた（集計810人，うち女性66％，平均年齢46歳）。つまり心療内科には狭義の心身症だけでなくうつ病や不安障害の患者も多数受診しており，そのなかには心身症なのか精神疾患なのか鑑別が難しい症例も多く含まれている。

表1　心身症の定義（日本心身医学会，1991年）

身体疾患のなかで，その発症や経過に心理社会的因子が密接に関与し，器質的ないし機能的障害を認められた病態をいう。ただし神経症やうつ病など，他の精神障害に伴う身体症状は除外する。

（日本心身医学会教育研修委員会　編：心身医学31：537-576, 1991[1]より引用）

表2　現代医療における心身症の診療・研究の発展

第1の時期	神経症についての心身相関の診療と研究（20世紀半ばまで）
第2の時期	心理社会的因子が発症や経過に関与している身体疾患の診療・研究（20世紀後半）
第3の時期	臨床各科の疾患一般について，心身両面から社会・環境・倫理面なども考慮して診療 →総合医学ないし全人的医療への展開（21世紀）

　一例を挙げる。うつ病は心身症から定義上除外されている。しかしうつ病になると視床下部―下垂体―副腎皮質系ホルモンのフィードバック不全や自律神経機能の調整障害などの身体機能異常が生じることが現在では明らかになっている。しかもそうした身体機能異常がうつ気分や意欲低下よりも先に出現する患者は多い。つまり「心身症が身体障害で，うつ病が精神障害である」という単純な区分けでは，心身の不調を抱える患者を分類することが困難になってきた。従来の医学が培ってきた身体からみる立場と，内省的に心からみる立場に加えて，もっと広い視点から心身症を捉える必要性が生じてきた（表2）。

　こうした現状を踏まえ日本心身医学会では心身症の定義について再検討する委員会を開いてきた。結局今回は変更は見送りにされたが，長い歴史からみれば心身症の概念は少しずつ変わっている。ここではそうした定義上の変遷を踏まえたうえで，女性の心身症について解説する。

コラム

～精神科と心療内科～
　純粋な精神科であっても受診患者の心理的抵抗を軽減するため看板を心療内科とする施設が多く，従来の定義に基づいた心身症のみを対象にする心療内科施設のほうがまれな状態が続いている。ちなみに日本心身医学会の認定研修施設や認定専門医は学会ホームページから検索できる。

1 心療内科を受診する女性

　一般的に、心療内科では女性のほうが男性より患者数が多い。先ほどの帝京大学の例では女性患者数は男性に比べて約2倍になっている。九州大学、東京大学、ハーバード大学の心療内科外来患者についての報告をまとめたことがあったが[2]、3施設とも女性のほうが男性に比べて1.3～3.0倍の外来受診者がいた。また中部労災病院心療内科の報告によると[3]、主要診断名ごとに分析しても、女性患者数は男性より1.5～4.5倍多いと推計されている（**表3**）。

　もちろん、こうした患者統計からすぐに「心身症は女性が多い」と結論できない。心療内科への受診のしやすさに性差があれば調査対象に女性が含まれやすくなるし、症状の訴え方に性差があれば、すなわち女性のほうがシビアに症状を訴える傾向があれば、女性のほうが心身症と診断されやすくなり統計上の患者数が増える。これらは日常診療でもよく経験することである。

　次に精神疾患の影響がある。多くの精神障害において、女性のほうが男性より有病率が高い。前述した帝京大学の外来データをみればわかるように、心身症を鑑別する際はうつ病と不安障害という2つの精神疾患に注目する必要がある。両精神疾患とも女性のほうが男性より有病率が2～3倍高く、心身症と診断された患者のなかに両精神疾患が隠れている、もしくは併発しているケースが非常に多い。一般的に、精神疾患に罹患すると、否定的な感情が生じやすくなり、身体化すなわち身体症状を訴えやすい傾向も高まる。その結果、心理社会的ストレスへの反応が亢進し、心身症を誘発しやすくなる。こうしたストレスへの脆弱性は、女性において顕著であるという研究報告もある。

表3　心療内科における主な心身症診断名（中部労災病院）

診断名	女性	男性	女性／男性比
自律神経失調症	119	64	1.9
頭痛	102	49	2.1
関節リウマチ	77	25	3.1
過敏性腸症候群	59	40	1.5
睡眠障害	40	20	2.0
過換気症候群	27	6	4.5

データは1990～98年のもの。女性症例数上位順に並べたが、膠原病（女性46人、男性4人）と摂食障害（女性43人、男性1人）のデータは本表から削除した。
（中尾睦宏：心療内科9：10-16, 2005[2]より引用改変）

さらに文化・社会的な影響がある．仕事，婚姻状態，経済状況，教育などさまざまな社会的要因が心理社会的ストレスとして心身症に影響を及ぼすが，妊娠・出産をはじめ女性ならではの社会生活上の変化がある．また幼少時からの生育環境で，周囲や社会が考える女性としてあるべき像や立場に従った結果，心身症を発症する場合もある．たとえば摂食障害は女性が90％以上を占める食行動異常であるが，10代後半から20代前半の初発例が多く，ダイエットの既往が認められることが多く，もっぱら先進諸国での発症が多い特徴がある．摂食障害の生物学要因だけでなく，ファッションモデルなどを典型とする「やせをよしとする」社会風潮によって女性が不食・過食など問題となる食行動に駆り立てられやすくなり，神経性食欲不振症や神経性過食症の率が高まっているという意見がある．

最後に女性ホルモンの身体生理学的な影響を考えないといけない．男女は解剖学的にも生殖内分泌学的にも機能が異なる．こうした違いが，心理社会的ストレッサーを受けてから生体ダメージを受けるまでの過程に強く影響し，結果的に女性の心身症患者が多い原因になっている可能性がある．たとえば，痛み閾値は女性の生理周期で変化することはよく知られている．

こうしたさまざまな影響を考えながら，女性心身症についてさらに解説する．キーワードはあくまで心身相関である．

2 女性の心身症

心理・社会・生物学要因が複雑にからみ合いながら女性の心身症は，思春期，周産期，更年期，それぞれの時期に特有の症状を示す．それは，成熟した女性になる精神的問題であったり，女性独自の身体的機能の問題であったり，女性ホルモンが関連する問題であったりする．心身医学的配慮が必要な産婦人科領域の主な病態を**表4**にまとめる．

産婦人科以外の臨床各科でも，専門領域に関連した身体症状を患者が訴えて対応に苦慮する症例は多い．確かに身体不調を訴えているのだが器質的・機能的異常がはっきりせず，むしろ精神疾患ではないかと疑いたくなるケースである．

たとえば過敏性腸症候群の場合は緊張のため下痢や便秘を繰り返すが，その心身相関は「身体」寄りから「精神」寄りまで幅広い．腸の蠕動運動異常など何らかの身体異常がある「身体」がメインの場合は，消化器内科医の出番とな

表4　産婦人科領域において心身医学的配慮が必要とされる主な病態

- ●産科学関連の問題
  不妊症（卵管攣縮，無排卵周期症を含む），流産・早産，妊娠悪阻，陣痛異常（過強陣痛，微弱陣痛），乳汁分泌異常，マタニティーブルー
- ●婦人科学関連の問題
  性交痛，性交不能，不感症，腟痛，外陰部痛・異常感，外陰潰瘍，外陰瘙痒症，帯下，腟痙攣，術後不定愁訴，老人性腟炎，慢性付属器炎，骨盤うっ血
- ●生理周期関連の問題
  更年期障害，機能性子宮出血，月経痛，月経前症候群，月経異常，続発性無月経，卵巣機能低下

る。一方，検査異常がほとんどなく心気的な訴えが顕著な「精神」がメインの場合は，精神科医の出番となる。結局その心身相関が身体・精神のどちらに寄っているかという程度が問題なのであって，過敏性腸症候群は内科から精神科の領域まで横たわっている「広い病態」である。これは月経前症候群，慢性疲労症候群，顎関節症といった症候群すべてにいえる。

患者が持続的な身体症状を訴えていて十分な検査をしてもその症状を説明するだけの器質的・機能的所見が得られない病態を「機能性身体症候群（functional somatic syndromes）」とする分類がある[4]。その代表的な病態を表5に示す。それぞれの病態は国際疾病分類ICD-10ではまったく違うカテゴリーに属するが（例：過敏性腸症候群はK58，線維筋痛症はM79，慢性疲労症候群はG93など），精神科の視点で捉えると身体表現性障害（somatoform disorder）という同じカテゴリー（F45）に分類される。この身体表現性障害は心気症，

☕ コラム

〜心因性と思っても油断は禁物〜

たとえば過呼吸発作で何回もER搬送される患者がいたとする。夜間に呼吸苦を再び訴えて受診し，いつもの症状だと思って帰宅させた。結局くも膜下出血を発症して呼吸苦を訴えていた事例が実際にある。どんなに忙しくても最低限の検査やフォローアップを心がけたい。

表5　心身症として捉えることの多い機能性身体異常（産婦人科系を除く）

消化器系	過敏性腸症候群，逆流性食道炎，機能性ディスペプシアまたはNUD（Non-ulcer dyspepsia）
心臓系	非心原性胸痛
呼吸器系	過換気症候群または過呼吸症候群
リウマチ系	線維筋痛症
アレルギー系	化学物質過敏症，シックハウス症候群
感染・炎症系	慢性疲労症候群
神経内科系	緊張型頭痛，片頭痛
歯科口腔外科系	顎関節症，非定型顔面痛
耳鼻咽喉科系	咽喉頭異常感症またはヒステリー球，めまい
整形外科系	頸肩腕症候群，慢性腰痛，むちうち症
泌尿器科系	過敏性膀胱

　身体化障害，疼痛性障害，身体醜形障害，転換性障害などがあるが，精神科の立場ではいずれも心因性による発症を想定している．心身相関が「身体」寄りなのか「精神」寄りなのかという先ほどの議論と同じである．

3　心身医学的治療

　心身医学的治療を効果的に行うためには，良好な医師—患者関係の確立と治療への動機づけが前提となる[5]．良好な医師—患者関係の形成のためには，患者の訴えや悩みによく耳を傾け（傾聴），患者の立場に立ってそのつらさや苦しさを理解するよう心がけ（共感），温かく誠実に患者に接する治療者の態度

☕コラム

〜機能性身体症候群の特徴〜
　機能性身体症候群は心身症の概念とは異なるが，不安・うつといった気分状態に影響される点や，痛みなど身体感覚の増幅が関連している点など共通点は多い．虐待の既往といった心理社会的ストレスの影響や，女性に多い点も共通である．

（支持）が大切となる．患者の治療への動機づけを高めるためには，真の意味で病気を克服するのは患者本人であることを伝え，そのためには治療者は援助を惜しまず，一緒に問題解決する態度を示すよう心がける．また検査データなどを活用し，十分な説明と保証を行うことも重要である．

　具体的には病歴を聴取しながら「患者が何を困っているのか」，「どうなりたいと思っているのか」，「短期的あるいは長期的に何が実現可能なのか」，「その目標を実現するために治療者は何を提供できるか」を治療者が的確に把握し，患者と問題点を共有するようにする．そういう意味では，診断の過程そのものが治療的な側面を持つ．何回かの評価面接をするなかで，患者が新たな気づきを得たり，悩みが発散されたりすることがある．

　まとめると心身医学的治療の基本は，①まずじっくりと話を聞く，②必要な症例には精神科的な薬を適切に処方する，③それでも不十分なら積極的なリラクセーション指導を併用する，が原則といえる．薬物療法としては抗うつ薬のselective serotonin reuptake inhibitor（SSRI）やserotonin and noradrenaline reuptake inhibitor（SNRI）の有用性を報告する研究が多い．不安や不眠の症状に対して，抗不安薬や睡眠薬の併用を考慮する．

　心理療法としては認知行動療法の有用性が注目されている．心理社会的ストレスを自覚している場合は，その考え方すなわち認知が偏っていないか，偏っていれば修正が可能かどうかを検討する．患者がストレスに気づいておらず心理面に触れても受け入れてくれそうにない場合は，とりあえず目に見える行動のみに焦点をあてた行動療法的なアプローチを行う．実際は認知に焦点をあてた認知療法的アプローチと行動に焦点をあてた行動療法的アプローチを組み合

☕ コラム

〜SSRIとSNRIの処方〜

　2011年11月現在，SSRIはフルボキサミン（デプロメール®，ルボックス®），パロキセチン（パキシル®），セルトラリン（ジェイゾロフト®），エスシタロプラム（レクサプロ®）の4種類が日本で処方できる．またSNRIはミルナシプラン（トレドミン®）とデュロキセチン（サインバルタ®）の2種類が日本で処方できる．

わせながら認知行動療法を行う．これはいわゆる町の名医であれば自然に実践していることである．しっかりと話を聴きながら相手の気づきをうながし，できることから着々と進めることがポイントである．

リラクセーション指導としては，自律訓練法や筋弛緩法などが有名であるが，過呼吸やパニック発作を起こしているときは，腹式呼吸をさせて落ち着かせるだけでも効果がある．

まとめ

心身症は血圧が何 mmHg であるといった客観的な物差しがなく，患者の心理・身体・行動の各側面を総合的に評価しないと実態をつかめない．心身の不調に悩む女性は多く，日本女性心身医学会（旧日本産婦人科心身医学研究会）は 1972 年に発足している．心身症患者は女性が多いといわれているが，著者はその点を否定的に解釈していない．むしろ，女性のほうが生活や健康に作用している心身医学的な原理をより良く理解し，活用する傾向があると考えている．ハーバード大学の心身医学研究所に留学していたころ，所長のベンソン先生は常々，「女性は，信じる気持ちと身体変化が生まれつきつながっており，また感情と健康がきわめて密接につながっているのではないか」とおっしゃっていた．こうした女性特有の利点・特徴を健康以外の面でもポジティブなものとして社会に活かせる場は多いはずである．

文献

1) 日本心身医学会教育研修委員会　編：心身医学の新しい診療指針．心身医学 31：537-576, 1991
2) 中尾睦宏：ジェンダーと心療内科：心身症の性差．心療内科 9：10-16, 2005
3) 玉田太郎：心身症発症における性差．医学のあゆみ 195：137-138, 2000
4) 中尾睦宏：機能性身体症候群（FSS）の疫学．日本臨牀 67：1661-1668, 2009
5) 中尾睦宏，久保木富房：心身医学的治療（総論）．女性心身医学 8：93-98, 2003

16 女性と心の病気

昭和大学医学部 精神医学教室　平島奈津子

! Point

- 成人期の女性は男性に比して，うつ病，不安障害などの有病率が高い。
- 不安障害やうつ病の症状や経過はほぼ男性と変わらない。
- 産後うつ病では非産褥期よりも産後に再発する危険性が高い。
- 月経前不快気分障害は，黄体期の最後の週に抑うつ気分，情緒不安定，過食などが出現し月経開始後速やかに消失する病態である。
- 女性の心の病気では，女性の各ライフサイクルに応じた心理的アプローチが不可欠である。

　心の病気の症状や経過には性差はみられないが，有病率には性差がみられる。立森ら[1]は，国内における地域住民（成人以降）に対する疫学調査を実施し，表1のように，気分障害や不安障害が有意に女性に多く，物質関連障害が男性に多いことを報告した。国内外を問わず，女性におけるうつ病（DSM-Ⅳ分類では大うつ病性障害）や不安障害の有病率は男性の約2倍を呈するといわれている。また，このような有病率の性差は一般的に思春期以降に現れるが，これには生物学的要因ばかりでなく心理社会学的要因の関与が考えられる。

　ここでは，女性に多い心の病気として，摂食障害，うつ病，不安障害について概説する。

1 摂食障害

　摂食障害は女性に多い疾患である。思春期から成人期前期に好発するが，近年では学童例，産後の初発例，思春期の子どもの母親例などの低年齢化・高年齢化の傾向も囁かれている。摂食障害は，神経性無食欲症（anorexia nervosa：AN）と神経性大食症（bulimia nervosa：BN）に大別され，それぞれの診断基準は表2，3[2]のとおりである。ANの診断基準は満たさないものの，

表1 DSM-IV診断による主要な精神障害の生涯有病率（性別）

	男性（1,871名）		女性（2,263名）		合計（4,134名）		χ^2
	%	人数	%	人数	%	人数	
気分障害							
大うつ病性障害	3.5	66	8.5	193	6.3	259	43.6**
小うつ病性障害	1.0	18	1.8	41	1.4	59	5.3*
双極I型障害	0.4	7	0.4	9	0.4	16	0.0
軽躁病エピソード	0.2	3	0.2	4	0.2	7	0.0
双極II型障害	0.1	1	0.0	0	0.0	1	1.2
気分変調性障害	0.4	7	1.1	25	0.8	32	7.1**
焦燥性大うつ病性障害	0.3	6	0.6	14	0.5	20	1.9
焦燥性小うつ病性障害	0.2	4	0.1	2	0.1	6	1.1
いずれかの気分障害	5.5	103	11.6	263	8.9	366	47.5**
不安障害							
パニック障害	0.7	13	0.9	20	0.8	33	0.5
パニック障害の既往歴のない広場恐怖	0.1	2	0.3	6	0.2	8	1.3
社会恐怖	1.7	31	1.0	23	1.3	54	3.3
特定の恐怖症	2.5	47	4.0	91	3.3	138	7.2**
全般性不安障害	1.3	24	2.3	53	1.9	77	6.3*
外傷後ストレス障害	0.2	4	1.5	34	0.9	38	6.3**
いずれかの不安障害	5.1	95	8.0	181	6.7	276	6.3**
物質関連障害							
アルコール乱用	5.8	109	1.2	28	3.3	137	67.3**
アルコール依存	1.3	24	0.2	4	0.7	28	18.6**
薬物乱用	0.1	2	0.2	4	0.1	6	0.3
薬物依存	0.1	1	0.0	1	0.0	2	0.0
いずれかの物質関連障害	7.1	133	1.5	34	4.0	167	83.0**
間欠性爆発性障害	2.8	52	1.2	28	1.9	80	12.8**
いずれかの精神障害	16.3	305	17.9	406	17.2	711	1.9

*p＜0.05, **p＜0.01, χ^2検定（人数が5人以下のセルを含む比較は参考値）
注）重みづけを考慮していないため，外傷後ストレス障害，物質関連障害すべて，いずれかの精神障害の頻度は過小評価している可能性がある。
（立森久照，他：こころの健康に関する地域疫学調査の成果の活用に関する研究：こころの健康に関する疫学調査の主要成果．平成16〜18年度厚生労働科学研究費補助金（こころの健康科学研究事業）「こころの健康についての疫学調査に関する研究」総合研究報告書，pp17-70，2007[1]）より引用）

「AN予備軍」ともいえるような「やせに固執する若い女性」が少なくないことが国内外を問わず社会問題化している。

ANの「無食欲」というのは誤りであり，AN患者は「食欲があるのに，体

表2　神経性無食欲症の診断基準（DSM-Ⅳ-TR）

A. 年齢と身長に対する正常体重の最低限、またはそれ以上を維持することの拒否（例．期待される体重の85％以下の体重が続くような体重減少：または成長期間中に期待される体重増加がなく、期待される体重の85％以下になる）
B. 体重が不足している場合でも、体重が増えること、肥満することに対する強い恐怖
C. 自分の体重または体形の感じ方の障害、自己評価に対する体重や体型の過剰な影響、または現在の低体重の重大さの否認
D. 初潮後の女性の場合は、無月経、すなわち月経周期が連続して少なくとも3回欠如する（エストロゲンなどのホルモン投与後にのみ月経が起きている場合、その女性は無月経とみなされる）

▼亜型分類

制限型：現在の神経性無食欲症のエピソードの期間中、その人は規則的にむちゃ食いや排出行動（つまり、自己誘発性嘔吐、または下剤、利尿剤、または浣腸の誤った使用）を行ったことがない。

むちゃ食い/排出型：現在の神経性無食欲症のエピソードの期間中、その人は規則的にむちゃ食いや排出行動（つまり、自己誘発性嘔吐、または下剤、利尿剤、または浣腸の誤った使用）を行ったことがある。

（American Psychiatric Association：Diagnostic and statistical manual of mental disorders, 4th TR ed. APA, Washington DC, 2000（高橋三郎、他 監訳：DSM-Ⅳ-TR精神疾患の診断・統計マニュアル．医学書院、東京、2002）[2]より引用）

重増加を過度に恐れて食べることを拒む」のである。そのため、その反動で過食や盗食に走ることがある。また、AN患者は年齢相応の性的な関心に乏しく、社会機能の発達も遅れており、自己評価の低さを「体重制御」を全うすることで補おうとしているかのようである。儀式的な運動への没頭（過活動）もよくみられる。ANではうつ病や強迫性障害を併存することが多い。著しい体重減少による衰弱死の危険がある場合は入院治療が必要となる。

一方、BN患者は正常体重から肥満に推移することが多く、体型への不満のためにしばしば自宅に「ひきこもり」がちとなる。過食や代償行動（自己誘発性嘔吐や下剤乱用）を制御できない無力感や自己嫌悪を抱いていることが少なくない。ANと対照的にBN患者では性的関心が高く、衝動性や情動の制御に困難を生じている場合が少なくない。

経過と予後はさまざまであり、ANとBN両者の移行もある。治療としては、薬物療法は対症療法にとどまり、認知行動療法、精神分析的精神療法、家族療法などの有効性が報告されている。

表3 神経性大食症の診断基準（DSM-Ⅳ-TR）

A. むちゃ食いのエピソードの繰り返し，むちゃ食いのエピソードは以下の2つによって特徴づけられる．
 (1) 他とはっきり区別される時間帯（例．1日の何時でも2時間以内），ほとんどの人が同じような時間に同じような環境で食べる量よりも明らかに多い食物を食べること
 (2) そのエピソードの期間では，食べることを制御できないという感覚（例．食べるのをやめることができない，または，何を，またはどれほど多く，食べているかを制御できない感じ）
B. 体重の増加を防ぐために不適切な代償行動を繰り返す．例えば，自己誘発性嘔吐；下剤，利尿剤，浣腸，またはその他の薬剤の誤った使用；絶食；または過剰な運動
C. むちゃ食いおよび不適切な代償行動はともに，平均して，少なくとも3ヵ月間にわたって週2回起こっている．
D. 自己評価は，体型および体重の影響を過剰に受けている．
E. 障害は，神経性無食欲症のエピソード期間中にのみ起こるものではない．

▼亜型分類
排出型：現在の神経性大食症のエピソードの期間中，その人は定期的に自己誘発性嘔吐をする，または下剤，利尿剤，または浣腸の誤った使用をする．
非排出型：現在の神経性大食症のエピソードの期間中，その人は絶食または過剰な運動などの他の不適切な代償行為を行ったことがあるが，定期的に自己誘発性嘔吐をする，または下剤，利尿剤，または浣腸の誤った使用をしたことがない．

（American Psychiatric Association：Diagnostic and statistical manual of mental disorders, 4th TR ed. APA, Washington DC, 2000（高橋三郎，他 監訳：DSM-Ⅳ-TR精神疾患の診断・統計マニュアル．医学書院，東京，2002)[2] より引用）

2 女性のうつ病

　うつ病が女性に多い要因としては，まず，第二次性徴から始まる性ホルモンがうつ病の発症に関連する神経伝達系（グルタミン受容体，GABA系，セロトニン系，ドパミン系，アドレナリン系，アセチルコリン系など）に影響するため，その変動によってうつ病への脆弱性が生じる可能性があるという仮説がある．また，女性が対人関係の問題を抱えやすく，そこにうつ病の危険因子が潜在する可能性も指摘されている．
　ここでは，女性に特有なうつ病の亜型である月経前気分不快障害と産後うつ病，女性に特に多い非定型うつ病について概説する．

1. 月経前不快気分障害

　月経前不快気分障害（premenstrual dysphoric syndrome：PMDD）とは，著しい抑うつや不安，著しい情緒不安定（易怒），活動に対する著しい興味の減退，過食などの精神症状に加えて，乳房痛や頭痛などの身体症状が黄体期の

最後の週に必ず現れ，月経開始後2，3日で消失する病態をいう．PMDDで認められる抑うつや不安の程度は大うつ病性障害や不安障害に匹敵し，社会機能や対人関係に著しい障害をきたす．

PMDDでは性ホルモンの異常は見出されておらず，診断するための特定の臨床検査はない．仮説の一つとして，性腺ステロイドホルモンに対する神経伝達物質や受容体の過感受性が想定されており，特にセロトニン機能の低下が指摘されている．PMDDの治療薬として，選択的セロトニン再取り込み阻害薬（selective serotonin reuptake inhibitors：SSRI）の有効性が報告されている．

2．産後うつ病

産後うつ病は，米国精神医学会による精神疾患の診断・統計マニュアル第Ⅳ版（DSM-Ⅳ-TR）では「産後の発症の特定用語」のなかで「産後4週以内に発症」した気分障害として定義される一方，国際疾病分類第10改訂版（ICD-10）では「産後6週以内」と定義されている．このように定められた期間は産後うつ病が分娩後の急激な内分泌変化に伴う病態であるという認識から生じていると考えられるが，現実的には産後3ヵ月以降の発症も同程度報告されている．つまり，産後うつ病は内分泌変動だけに起因する病態とは限らないことが示唆される．O'haraら[3]による産後うつ病の危険因子のメタ分析の結果では，精神障害の既往，妊娠中の精神障害，葛藤的な夫婦関係，社会的サポートの欠如，ストレスフルなライフイベントが挙げられた．Cooperら[4]によると，産後うつ病では，産後にうつ病を再発する危険が高いが，非産褥期の再発の危険は高くなかったという．

産後うつ病の症状は通常のうつ病とほぼ変わらず，持続的な憂うつ，興味の喪失，睡眠障害，食欲不振（または過食）などが認められるが，うつ病特有の

コラム

～自覚しにくい産後うつ病～

産後うつ病では，産後の消耗や疲労とあいまって，睡眠障害，身体痛，倦怠感，性欲低下などの身体症状が前景に出て，抑うつ気分が目立たない場合があり，本人さえ自分の異変に気付かない例が少なくない．まず，産後の女性を孤立させない配慮が必要である．

悲観的な訴えは母親となった女性特有の色あいを帯びており，乳児に対する悲観的認知や，心に描いた理想的な母親像と自分を比較して嘆くことによって，乳児や育児をめぐる不安や悲観的思考が特徴的にみられる。特に，産後は母子が孤立しやすいため，発見が遅れ，重症化し，母子心中や虐待の危険性がある。そのため，近年では，地域保健師訪問などによる早期発見の試みが行われている。

3．非定型うつ病

非定型うつ病は女性に特有ではないが，非定型うつ病の約70％は女性であるといわれている。典型的なうつ病では，夕方より朝に強い抑うつ気分（どんな契機でも気分は上がらない），不眠，食欲低下などが認められるのに対して，非定型うつ病では，朝より夕方に強い抑うつ気分（契機によって気分が良くなるという気分反応性がある），過眠，食欲亢進などの典型的な症状とは逆転した自律神経症状が出現する。また，対人関係への過敏性や四肢が鉛のように重く感じる症状も特徴的である。他者の拒絶や批判に弱く，それが発病の契機となることも少なくない。

非定型うつ病は抗うつ薬が効きにくく，慢性化しやすい。また，軽躁状態を伴う双極Ⅱ型障害を併発する割合が高い。気分安定薬の投与や認知行動療法などの精神療法が有効な場合がある。

③ 女性の不安障害

不安障害の経過中にうつ病を併発することは珍しいことではないが，特に，女性では，不安障害とうつ病の併存が多い。不安障害を併存すると，うつ病は慢性化しやすく，自殺企図の危険も高まるので，両者の疾患に対するアプローチが必要となってくる。

1．全般性不安障害

全般性不安障害[2]とは，多岐にわたる過度の心配が半年以上にわたって続き，自分でも行きすぎた不安だとわかっていても止められない病態である。落ち着かず，肩コリや頭痛などの筋の緊張や睡眠障害を伴う。身体症状を訴えて，しばしば種々の身体科をわたり歩く。

治療としては，患者が抱えている環境的なストレスがあれば，家族や周囲の人々の協力を得て，それを軽減し，患者自身がそれらに対応できるようになることが患者の自信回復につながる。また，主治医が患者の不安に共感的に耳を

傾けることも治療的に作用すると思われる。薬物療法としては，SSRI が第一選択であるが，患者の不安の強さによっては，SSRI の効果が発現するまで一時的にベンゾジアゼピン抗不安薬を投与する場合がある。

2. 特定の恐怖症

特定の恐怖症[2]とは，ある特定の状況や対象に対して，過剰で持続的な恐怖を抱き続ける病態である。たとえば，高所恐怖では，恐怖のためにビルの高層階に行くことができず，仕事や交友関係に大きな支障を生じる。その場所に無理に行こうとすると，強い恐怖に襲われ，頻脈となり，その場にうずくまったり，パニック発作を起こしてしまったりする。これらの恐怖症は，「動物型（ヘビ・蜘蛛・ゴキブリなど）」，「自然環境型（高所・地震など）」，「状況型（飛行機・映画館など）」，「血液・注射・外傷型」，「その他（癌・嘔吐・仮装した人など）」に大別される。恐怖の自己治療としての飲酒によってアルコール乱用・依存症を併発することがあるので，注意を要する。

治療としては，SSRI などの薬物療法や，呼吸法，筋弛緩法などによって，恐怖を緩和しながら，恐怖の対象に段階的に曝露する行動療法を行うことが有用である。

3. 心的外傷後ストレス障害

心的外傷後ストレス障害（post traumatic stress disorder：PTSD）[2]とは，生命の危険を感じるような重大な外傷的出来事（天災や犯罪など）を経験した後，外傷的な出来事の再体験（悪夢，フラッシュバックなど），回避（回想不能，解離，現実感消失，感情麻痺など），過覚醒（不眠，易刺激性，被暗示性亢進，驚愕反応など）の症状が1ヵ月以上持続する病態である。時に，外傷的な出来事の数ヵ月あるいは数年後に発症することがある。

ほとんどの人は外傷的な出来事に晒されても PTSD を発症しない。発症にはそのストレス因を主観的にどのように体験するかという点が重要だと考えられている。

治療としては，SSRI が有効な場合がある。精神療法としては，誤った認知や罪悪感の是正が有用であると思われるが，患者が外傷的な出来事の再体験に圧倒されている場合，その回想を促すことが反治療的となることがあるので，個々の患者に合わせて支持的にアプローチしていくことが大切である。

まとめ

　性ホルモンの変動を経験する時期は，女性にとって，さまざまな役割を期待され，心理社会的ストレスも増大する時期でもある．そのため，女性の心の病気の治療では，生物学的な観点からだけではなく，女性をとりまく環境や，女性が抱える悩みや苦労に共感する姿勢が必要であると思われる．また，女性は幼少期から暴力や犯罪の「被害者」になりやすく，その心的外傷の影響はPTSDに限らず，うつ病，不安障害などの疾病化にもつながる[1]ことが知られており，社会的な観点からの予防や支援も必要である．

文献

1）立森久照，長沼洋一，小山智典，他：こころの健康に関する地域疫学調査の成果の活用に関する研究：こころの健康に関する疫学調査の主要成果．平成16〜18年度厚生労働科学研究費補助金（こころの健康科学研究事業）「こころの健康についての疫学調査に関する研究」総合研究報告書，pp17-70, 2007

2）American Psychiatric Association：Diagnostic and statistical manual of mental disorders, 4th TR ed. APA, Washington DC, 2000（高橋三郎，大野　裕，染矢俊幸 監訳：DSM-Ⅳ-TR精神疾患の診断・統計マニュアル．医学書院，東京，2002）

3）O'hara MW, Swain AM：Rates and risk of postpartum depression — a meta-analysis. Int Rev Psychiatry **8**：37-54, 1996

4）Cooper PJ, Murray L：Course and recurrence of postnatal depression evidence for the specificity of the diagnostic concept. Br J Psychiatr **166**：191-195, 1995

第4章

女性とくすり

1 薬剤と性差

東京労災病院 産婦人科　福島寛子
東邦大学医療センター大橋病院 産婦人科　久具宏司

!Point

- 医薬品の処方傾向には男女差があり，疾患の性差を反映していると考えられる。
- 薬物動態（薬剤の吸収・代謝・排泄など）にも性差が認められる。
- 薬物動態の性差が薬剤の効果や副作用発現頻度に影響を与える場合もある。
- 月経周期によって病状が変動する疾患や，月経周期やホルモン療法によって効果が変動する薬剤がある。
- 薬剤によってはその効果や副作用発現頻度の性差に留意して使用する必要がある。

　1960年代のサリドマイド，1970年代のジエチルスチルベストロール（DES）など，妊娠中の薬物使用によって児に障害が発生したことから，米国食品医薬品局（FDA）は1977年，薬物の臨床実験対象に性成熟期の女性を組み込むことは好ましくないとの通達を出した。これ以降，薬物の治験対象から女性は除外されたが，その結果に基づいて決定された投与量や使用方法は女性に対してもそのまま用いられてきた。

　1990年代以降，疾病の発生率の男女差や，発生率は同等でもその病態で男女差を認める場合があるなど，臨床上，性差を考慮した治療／管理の必要性が認識されるようになり，性差医療・医学（Gender-Specific Medicine：GSM）が発展した。

　米国では1986年にNIH（National Institutes of Health）が助成する臨床研究に女性やマイノリティーを組み込むことを提言した。1993年にはFDAが男女両性で医薬品の臨床評価を行うことが望ましいというガイドラインを出し，さらに1998年，各種臨床試験／治験に際して性差・年齢差・人種差に関する検

討を組み込むことを義務づけた。

　これらの経緯を経て近年，薬剤についても性差に関する研究結果が多数報告されるようになり，医薬品添付文書にも薬物動態・薬効・副作用についての性差情報が記載され始めている。わが国では2005年に発売されたHMG-CoA還元酵素阻害剤であるロスバスタチン（クレストール®）の添付文書に薬物動態の性差についての記述が初めて登場した[1,2]。

　ここでは，性差医療／医学のなかの，薬剤と性差について述べる。

1 薬剤の処方傾向についての性差

　2003年に千葉大学上野光一教授を中心として行われた全国9病院における医療用医薬品の男女別処方実態調査では，1ヵ月間の約69万処方についてその処方傾向の男女差を解析している[3]。

　処方薬剤は2,607種類，そのうち女性占有率7割以上の薬剤（70％以上が女性に処方されている薬剤）が531種類（20.4％），男性占有率が7割以上の薬剤は429種類（16.5％）。女性占有率7割以上の薬剤のうちでは，漢方製剤および抗不安薬・催眠鎮静剤などの中枢神経系用剤（ともに12％），次いでホルモン剤（9％）が多く，男性では血圧降下剤や高脂血症治療薬などの循環器官用剤（11％），中枢神経系用剤（9％），ホルモン剤（8％）が多い傾向にあった（図1，2）。

　中枢神経系用剤の内訳は，女性では精神神経用剤44％，アスピリンを含む解熱鎮痛消炎剤30％，催眠鎮静剤・抗不安剤16％など，男性では解熱鎮痛消炎剤43％，精神神経用剤35％，抗パーキンソン剤8％などであった。循環器官用剤の内訳は，女性では血管収縮剤および高脂血症用剤がともに29％，血圧降下剤18％など，男性では血圧降下剤48％，血管拡張剤23％，不整脈用剤8％などであり，同一薬効分類のなかでも処方傾向には男女差がみられた（表1）。

　また，女性に多く処方されている薬剤として婦人科系薬剤のほかに骨粗鬆症治療薬・抗リウマチ薬，男性に多く処方されている薬剤として痛風治療薬など，疾患の性差が処方薬剤にも影響していると考えられた。

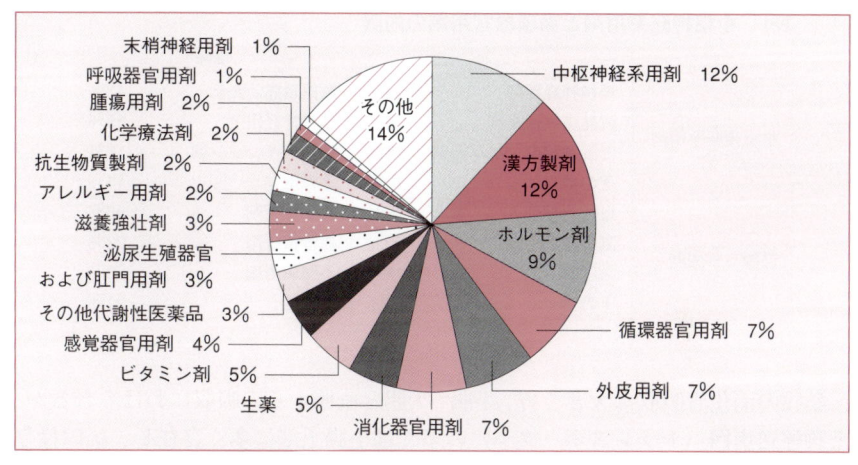

図1 女性占有率70％超薬剤の薬効分類

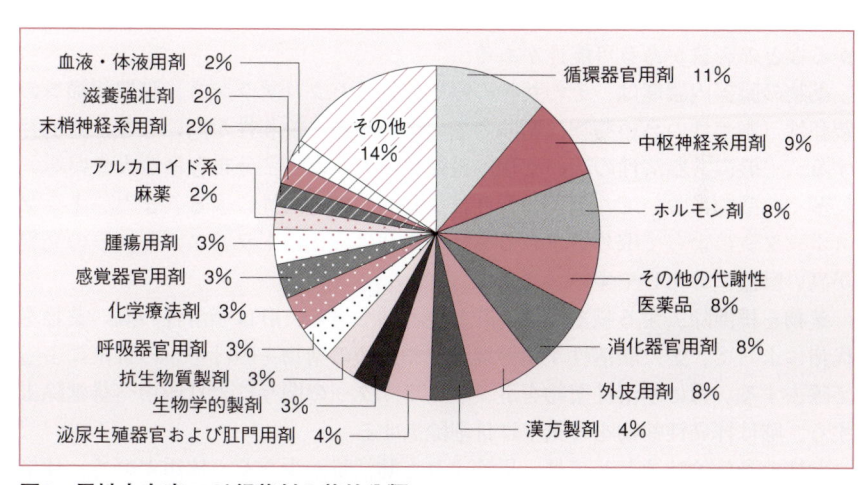

円グラフ:
- 中枢神経系用剤 12%
- 漢方製剤 12%
- ホルモン剤 9%
- 循環器官用剤 7%
- 外皮用剤 7%
- 消化器官用剤 7%
- 生薬 5%
- ビタミン剤 5%
- 感覚器官用剤 4%
- その他代謝性医薬品 3%
- 泌尿生殖器官および肛門用剤 3%
- 滋養強壮剤 3%
- アレルギー用剤 2%
- 抗生物質製剤 2%
- 化学療法剤 2%
- 腫瘍用剤 2%
- 呼吸器官用剤 1%
- 末梢神経用剤 1%
- その他 14%

図2 男性占有率70％超薬剤の薬効分類

円グラフ:
- 循環器官用剤 11%
- 中枢神経系用剤 9%
- ホルモン剤 8%
- その他の代謝性医薬品 8%
- 消化器官用剤 8%
- 外皮用剤 8%
- 漢方製剤 4%
- 泌尿生殖器官および肛門用剤 4%
- 生物学的製剤 3%
- 抗生物質製剤 3%
- 呼吸器官用剤 3%
- 化学療法剤 3%
- 感覚器官用剤 3%
- 腫瘍用剤 3%
- アルカロイド系麻薬 2%
- 末梢神経系用剤 2%
- 滋養強壮剤 2%
- 血液・体液用剤 2%
- その他 14%

❷ 薬物動態と性差

　薬物の吸収・配分・代謝排泄という生体内での薬物の動きを総称して薬物動態という。薬物動態はこれらの過程のさまざまな要素により複雑に影響をうける。

表1　中枢神経系用剤と循環器官用剤の内訳

	女性		男性	
中枢神経系用剤	精神神経用剤	44%	解熱鎮痛消炎剤	43%
	解熱鎮痛消炎剤	30%	精神神経用剤	35%
	催眠鎮静剤・抗不安剤	16%	抗パーキンソン剤	8%
	その他	10%	その他	14%
循環器官用剤	血管収縮剤	29%	血圧降下剤	48%
	高脂血症用剤	29%	血管拡張剤	23%
	血圧降下剤	18%	不整脈用剤	8%
	その他	24%	その他	21%

　薬物の消化管吸収は大きく胃，小腸，大腸と直腸からの吸収にわけられるが，薬物輸送蛋白（トランスポーター）の多くは小腸上部に多く存在し，経口投与された薬剤の吸収のほとんどは小腸上部で行われる[4]。女性は男性よりも胃酸が少なく胃内の通過時間が長く，薬剤が吸収されるまでに男性よりも時間がかかるなどの影響がある可能性がある。

　薬物の臓器内濃度は，その薬物の臓器移行性とクリアランス，臓器組織への親和性（脂溶性の高い薬物は脂肪含量の多い臓器に親和性が高いなど）に依存する。一般に，脂溶性の高い薬物は組織移行性がよく，分布容積が大きい[5]。

　多くの薬物について，臓器移行性は受動的な膜透過性による。また，トランスポーターによって取り込まれる薬物の場合は，そのトランスポーターの発現が高い臓器に分布しやすい。

　薬物を排泄除去する臓器は主に肝と腎と肺である。肝は脂溶性の高い薬物を代謝によって，また脂溶性が中等度～やや低めの薬物を胆汁中への排泄によって除去する。腎は水溶性薬物をトランスポーターの関与により尿中へ排泄除去する。肺は揮発性薬物を呼気中に排泄除去する。

　女性の身体的特徴としては，男性よりも肺活量が少なく，体重が軽く，体格が小さく（体表面積が小さく），体内水分量・循環血液量・筋肉量が少なく脂肪量が多いなどが挙げられる。そのため吸入薬は男性に吸収されやすく，水溶性薬物の分布容積は男性が大きく脂溶性薬物の分布容積は女性のほうが大きい。消化管での薬物代謝酵素活性は男性のほうが高く，腎でのクリアランスは女性のほうが小さいなど，経口投与された薬物の血中濃度は女性のほうが高くなりやすい[6,7]。

　薬物動態に関与するさまざまな要素のうち，薬物代謝酵素と薬物トランスポ

ーターは薬物の吸収・代謝・排泄に大きな影響を及ぼすため，これらによる薬物代謝の性差が注目されている。

臨床で使用される薬剤の多くが高脂溶性（膜透過性が高い）であり，薬物代謝酵素のなかでも，脂溶性の薬を酸化して水に溶けやすいかたちに代謝するシトクロム P450（CYP）とよばれる代謝酵素群は，多くの薬物の代謝に関与するため重要とされる。

シトクロム P450 は，アミノ酸配列の同一部分が 40％を超えるグループを群（ファミリー），55％を超えるグループを亜群（サブファミリー）として分類され，ファミリーを表すアラビア数字，サブファミリーを表すアルファベットをつけて表記される。またサブファミリー内に性質の異なる複数の分子種がある場合は，さらに最後にアラビア数字を付けて区別する[8]。

シトクロム P450 のなかでヒト成人の薬物代謝に関与しているものには CYP3A4, CYP1A2, CYP2C9, CYP2C19, CYP2D6, CYP2E1 などがある。

CYP3A は成人肝の総 CYP 含量の約 3 割を占め，臨床で使用される薬剤の半数以上の代謝にかかわる。CYP3A4 は CYP3A の分子種の一つで，エリスロマイシン，メチルプレドニゾロン（ソル・メドロール®），ジルチアゼム（ヘルベッサー®），ベラパミル（ワソラン®）などの代謝に関与する。これらの薬物のクリアランスは女性のほうが男性より平均 20～50％高く，女性の血中濃度は男性より低くなる。肝ミクロソームでの CYP3A4 mRNA，蛋白質の発現レベルは男性より女性のほうが 2～3 倍高かったとの報告もある（表 2）[9, 10]。一方，同じく CYP3A4 で代謝されるミダゾラム（ドルミカム®）は静注・筋注後のクリアランスには性差がないという報告もある[11]。これについては，細胞からの薬物排出を担う P 糖蛋白質（P-gp）と CYP3A4 は発現部位（小腸・肝など）と基質に重複がみられるため，上記のクリアランスの性差は CYP3A4 の性差でなく P-gp 発現の性差（男性＞女性）に原因がある，すなわち，女性では細胞内での薬物滞留時間が長くなるため結果的に CYP3A4 による代謝が増加するのではないかとの考えもある[12]。

CYP1A2 が代謝に関与する薬剤では，カフェイン，オランザピン（ジプレキサ®）などのように，一般に男性が女性よりクリアランスが大きい。しかし，テオフィリン（テオドール®，ユニフィル®）では女性のほうが男性よりクリアランスが大きく，これはテオフィリンの代謝に他の CYP も関与しているためと考えられている。

CYP2C9 はジクロフェナクナトリウム（ボルタレン®），フェニトイン（アレ

表2　動態に性差がみられる薬剤の例

	女＞男	女＝男	女＜男	代謝酵素
神経系				
クロルプロマジン			○	CYP2D6
フルフェナジン			○	CYP2D6
オランザピン			○	CYP1A2
フルボキサミン			○	CYP1A2
アルプラゾラム	○			CYP3A4
セルトラリン			○	CYP2D6／3A4
ジアゼパム	○			CYP2C19／3A4
ゾルミトリプタン			○	CYP1A2
カフェイン		○	○	CYP1A2
	○			Xanthine oxidase
クロルゾキサゾン			○	CYP2E1
ミダゾラム	(経口)	筋注	(経口)	CYP3A4
鎮痛・抗炎症薬				
メチルプレドニゾロン	○			CYP3A4
アスピリン			○	グリシン抱合
サリチル酸			○	グリシン抱合
ピロキシカム		○	○	CYP2C9
アンチピリン			○	多数
アセトアミノフェン			○	UGT1A6
循環器系				
メトプロロール			○	CYP2D6
プロプラノロール			○	CYP2C19／1A2／UGT1A9
ラベタロール			○	UGT
ニフェジピン	○	○		CYP3A4
ジルチアゼム	○			CYP3A4
リドカイン			○	CYP3A4
ベラパミル	静注		経口	CYP3A4
呼吸器系				
テオフィリン	○	○		CYP1A2／3A4／2E1
コデイン			○	UGT2B7
デキストロメトルファン	○	○		CYP2D6
抗悪性腫瘍				
イホスファミド				CYP3A4
フルオロウラシル		○	○	DPD
シクロスポリン	○	○		CYP3A4
その他				
エリスロマイシン	○			CYP3A4
ニコチン	○	○		CYP2A6

(佐久間勉, 他：薬物代謝. 月刊薬事49(8)：1109-1114, 2007[9])のp1110より改変)

ビアチン®）などの代謝に関与するが，ヒトで明らかな性差は指摘されていない。CYP2C19はオメプラゾールなどの代謝に関与し，男性のほうが女性より活性が高いとの報告もあるが，この報告については，被験者の遺伝的背景が不明のため遺伝的要因の影響を否定できないと指摘されている。

　生体膜輸送を担うトランスポーターのうち，P-gpは小腸，肝，腎，血液脳関門などに局在し，ヒト肝では男性での発現量が女性の2倍多いとされているが，ラットではメスのほうが多いなど，種差が指摘されている。また慢性リンパ性白血病患者の末梢血におけるP-gpの発現・活性は男性のほうが高く，このため女性のほうがP-gpを介した抗癌剤の効果が出やすい可能性が示唆されている[13]。

３ 女性ホルモンと薬物代謝

　エストロゲンとプロゲステロンはシトクロムP450によって代謝されるため，女性では，同じ酵素で代謝される薬剤がこれらのホルモンによって影響を受けたり，逆に併用薬剤によってホルモン療法の効果が変動する可能性がある。

　実際，女性のてんかん患者は月経の直前または月経初期に発作を起こすことがあるほか，喘息，関節炎，片頭痛，糖尿病，うつ病なども月経前に症状が悪化する傾向があることが知られている（表3）。

　女性ホルモンを含む経口避妊薬との相互作用としては，血中濃度が低下し効果が減弱する薬物としてフェニトイン（アレビアチン®）やリファンピシン（リファジン®）などがある。逆に，血中濃度が上昇し効果が増強する薬剤としてはイミプラミン（トフラニール®），プレドニゾロンやテオフィリン（テオドール®）などが知られている。

表3　月経周期に憎悪がみられる疾患

月経周期により増悪する疾患	月経周期により増悪する精神神経性疾患
にきび，急性虫垂炎，急性間欠性ポルフィリン症，アフタ性潰瘍，喘息，糖尿病，内因性アレルギーおよびアナフィラキシー，てんかん，多形性紅斑，緑内障，遺伝性血管性浮腫，過敏性腸症候群，片頭痛，多発性硬化症，発作性上室性頻拍，関節リウマチ	不安症，双極性障害，摂食障害，更年期うつ，月経前障害

月経に伴う周期的なホルモン変動によって薬物代謝酵素活性も変動している可能性が示唆されてきたが，CYP3A4 活性については変動するという報告と変動しないという報告がともにみられ，一定の見解は得られていない[14]。CYP2D6[15]，CYP2C19[16] は変動しないと報告されている。

4 薬剤と性差

現在知られている各種薬剤と性差についての知見を紹介する。

1. 向精神薬

一般に，女性のほうが向精神薬に敏感に反応し，男性よりも不快感などの副作用を含めた反応が大きく出ることがあるとの指摘がある[17]。

パキシルのような選択的セロトニン再取り込み阻害剤（selective serotonin reuptake inhibitors：SSRI）やイミプラミンは女性のほうが効果が高いとされている。

うつ病・パニック発作には，男性では三環系抗うつ薬が効果があるが，女性ではモノアミン酸化酵素阻害剤のほうが効果があるといわれる。

統合失調症治療薬のフルフェナジン（フルメジン®）の排泄速度は男性のほうが速い。

2. 睡眠薬

ベンゾジアゼピン系薬剤のトリアゾラム（ハルシオン®）・アルプラゾラム（コンスタン®・ソラナックス®）は CYP3A4 が代謝に関与しており，CYP3A4 発現の高い女性ではクリアランスが高い。oxazepam・temazepam はグルクロン酸抱合が代謝に関与し，グルクロン酸抱合活性の高い男性でクリアランスが高い。

ベンゾジアゼピン系薬剤の多くは加齢に伴いクリアランスが低下するが，トリアゾラム・アルプラゾラム・ニトラゼパム・temazepam は高齢者でクリアランスの性差がさらに拡大する。

トリアゾラムは加齢に伴うクリアランスの低下が男性で顕著であり，この変化は女性ではほとんどみられないとの報告がある[18]（図3）。めまい・ふらつき・意識障害などの副作用発症は男性のほうが高く，この傾向は高齢者で顕著である。

ゾルピデム酒石酸塩（マイスリー®）の代謝は血中テストステロン濃度に依存するため，女性のほうがクリアランスが低く，男性に比べて血中濃度が上昇

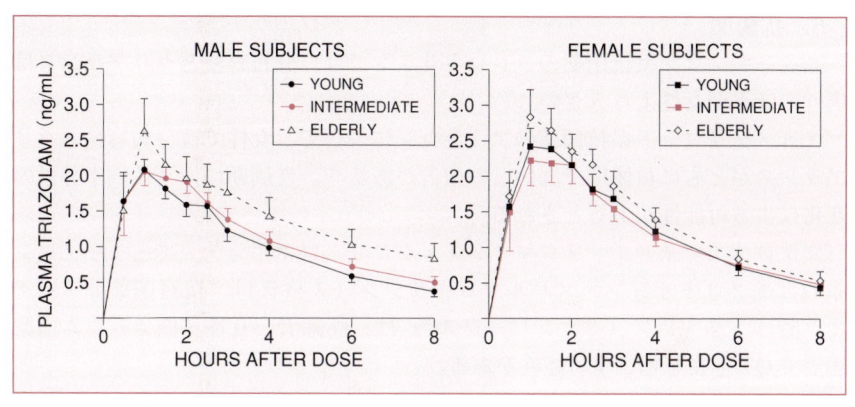

図3 トリアゾラムの血中濃度と年齢・性差の関係

しやすい。このため薬効・副作用とも女性のほうが男性よりも強く出やすいと考えられる。市販後調査では，軽微な副作用発症率に性差は認めなかったが，無効率は女性で有意に少なかった。また，服用患者の睡眠時間は女性のほうが長く，早朝覚醒も少ないなどの報告がある。重篤な副作用であるせん妄（発現率＜1％）は女性での報告例が多い[19]。

3. 循環器用剤

Ca拮抗薬（ジヒドロピリジン系）には服用1～2時間後のほてり・下肢浮腫・頭痛・動悸・めまい・便秘などの副作用があり，これらは女性のほうが強く出やすい。また，ACE阻害剤の副作用である空咳は女性に出やすく，スピロノラクトンでは乳房痛や月経不順が起こることがある。

女性ではもともと男性よりも心電図上のQT間隔が延長傾向にあるため，抗不整脈薬や一部の向精神薬，抗アレルギー薬，抗生物質による心電図上のQT間隔延長や致死性不整脈の誘発は女性のほうが多い。

Ridkerらは，低用量アスピリンの効果の性差について報告している[20]。男性では，急性心筋梗塞の予防効果を認めるが，脳梗塞予防効果は認められず，逆に女性では，脳梗塞予防効果は認められるが，急性心筋梗塞の予防効果は認められなかったとされる。

4. 糖尿病治療薬

ピオグリタゾン（アクトス®）による副作用である浮腫は女性に多くみられるため，女性やクリアランスの低下する高齢者では少量から開始するなどの注意が必要とされる。

5．抗菌薬

　ニューキノロン系抗菌薬のフレロキサシンでは，分布容積とクリアランスは男性のほうが女性より大きい．

　アミノグリコシド系抗菌薬のアミカシンについて，女性では分布容積とクリアランスがともに黄体期で高いとの報告がある[21]．性周期に伴う体内水分量の変化による可能性があるとされる．

　マクロライド系のエリスロマイシン・クラリスロマイシン，ニューキノロン系のガチフロキサシン・スパルフロキサシン（スパラ®），抗真菌薬のイセチオン酸ペンタミジン（ベナンバックス®）は，高齢者・女性・低カリウム血漿患者でQT延長を起こす可能性がある．

　また，ニューキノロン系抗菌薬の副作用（消化器症状・神経症状など）は女性のほうが多いとされる．

6．抗癌剤

　一般に，白血球減少・悪心嘔吐・口内炎など抗癌剤副作用の発現頻度は女性のほうが高いといわれている．

　フルオロウラシル（5-FU）を含む化学療法で，口内炎・白血球減少・脱毛・悪心嘔吐・下痢の発現頻度が女性に高く，そのうち一部の副作用では，重症化した患者の割合が女性のほうが高かったとの報告がある[22]．5-FUの不活性化に関与するDPDの活性は，男性のほうが高いといわれており，投与量・年齢で補正しても女性の5-FUクリアランスは明らかに男性より低いという報告がある[23]．

7．ワクチン

　ポリオワクチン接種後の副作用である麻痺は男性に多い．

　女性で効果が高いとされるワクチンとしては，（高齢者およびストレスの高い若年者での）インフルエンザ，A型肝炎，B型肝炎，（幼児・初回接種者で）ジフテリア，破傷風，風疹，（成人での）麻疹．逆に，男性で効果が高いとされるワクチンとしては，（若年成人の）インフルエンザ，肺炎球菌ワクチン，（思春期以前の若年者の）麻疹，髄膜炎，（成人の）ジフテリアが挙げられている[24]．

8．漢方薬

　漢方治療は，生薬を組み合わせた漢方薬を「証」とよばれる漢方診療上の症状に従って使用し，病気の治療や西洋医学では異常とされない未病状態を改善する．各個人の「証」が治療を決定するため，基本的に投薬時に男女差は特に

重要ではない。漢方診療上同じ病態であれば男女どちらにも同じ処方が有効である。しかし，「証」を決定する際には男女差や年齢という要素が初めから組み込まれている。漢方医学では古来より女性特有の病態に有効な処方が多く，結果的に性差医療が行われていたと考えられる。漢方古典にみる性差医療として，女性を示す文言を認める処方を**表4**に示す。

表4 女性を示す文言のみられる漢方古典条文

漢方薬	対象疾患・症候・病態	原典条文
川芎茶調散	感冒，頭痛	婦人，諸風上攻，…婦人ノ頭風（和剤局方）
小柴胡湯	感冒	婦人中風，七八日，（傷寒論・太陽病下篇）
加味逍遙散	更年期障害，心気症，虚弱	室女血弱，（和剤局方）
五積散	身体各部疼痛，更年期障害，冷房病	婦人血気調ワズ，…（和剤局方）
竜胆瀉肝湯	帯下	婦人陰癢，痒痛，…（薛氏十六種）
温清飲	更年期障害，月経不順	婦人経脉住ラズ，…（万病回春）
清心蓮子飲	帯下	婦人ノ帯下，…（和剤局方）
安中散	神経性胃炎	婦人血気刺痛小腹ヨリ腰ニ連ナリ，…（和剤局方）
小建中湯	腹痛	婦人腹中痛ムハ，…（金匱要略）
当帰建中湯	月経困難症，産後の腹痛	婦人産後虚羸不足，腹中刺痛シテ止マズ，…（金匱要略）
温経湯	月経不順，不妊症，冷え性	婦人少腹寒エ，久シク胎ヲ受ケザルヲ主ル。…或八月水来ルコト過多，…（金匱要略）
八味地黄丸	疲労倦怠	婦人病ミテ，飲食故ノ如ク，煩熱シ臥スヲ得ズ，…（金匱要略）
四物湯	貧血，月経不順，流産後遷延出血，産後疲労	月水不調臍腹痛，…妊娠シテ宿冷，…胎動カラズ，血下リテ止ラズ，…産後症ニ乗ジ，悪露下ラズ，…（和剤局方）
芎帰膠艾湯	機能性子宮出血，不正出血，切迫流産，流産後遷延出血	婦人漏下スル者アリ，半産後…下血絶エザル者アリ。モシ妊娠シテ腹中痛ムハ…（金匱要略）
帰脾湯	貧血，不眠症，虚弱	婦人経候不準，…（済生方）
滋陰至宝湯	慢性咳，痰	婦人ノ諸虚百損，…（万病回春）
半夏厚朴湯	咽喉頭異常感症	婦人咽中炙臠有ルガ如キハ（金匱要略）
女神散	周産期の不安障害，不定愁訴，月経不順	産前産後，痛治ノ剤ナリ。婦人血症ニ用イテ特験…（浅田宗伯・勿誤薬室方函口訣）
甘麦大棗湯	ヒステリー症状	婦人臓躁，…（金匱要略）
当帰芍薬散	妊娠中の腹痛，切迫流早産，更年期障害，貧血，不妊症	婦人懐妊腹中痛スルハ…。婦人腹中諸疾痛ハ…（金匱要略）
桂枝茯苓丸	子宮筋腫，月経不順，更年期障害	婦人宿癥病有リ，…（金匱要略）
芎帰調血飲	産褥期の諸病（子宮復古不全・貧血・乳汁分泌不全・疲労・マタニティブルー・うつ状態・産褥熱）	産後諸病（万病回春）

（後山尚久, 他：月刊薬事51(6)：819-822, 2009[25] /高山宏世 編著：漢方常用処方解説（新訂37版）．泰晋堂，2006[26] より改変）

まとめ

　性差医療の必要性が認識され始めてから，前述のように薬物の分野でも性差を念頭に置いた研究が広く行われるようになった．しかし，膨大な数の薬剤に対して，その成果はまだ十分とは言えない．より有効で副作用の少ない薬物治療のため，性差をはじめ，薬効などに個人差を生じさせる要因についてのさらなる研究が望まれる．

文献

1) 上野光一：薬物動態と薬力学における性差. 別冊医学のあゆみ 3：39-43, 2008
2) クレストール®添付文書.【薬物動態】性差および加齢の影響（外国人データ）
3) 平成16年度厚生労働科学研究費補助金 子ども家庭総合研究事業（分担研究者：上野光一）：Ⅱ-（7）医療薬の薬物動態における性差研究（http://www.nahw.org/Local/Lib/H16_1/2_7.htm）．全国9病院における医療用医薬品の男女別処方実態調査
4) 加藤隆一：臨床薬物動態学改訂第4版. 南江堂，東京，pp19-26, 2009
5) 上野光一, 根岸悦子：薬物代謝における性差. 治療学 39(3)：256-259, 2005
6) 上野光一, 佐藤洋美：薬物代謝における性差. 診断と治療 98(7)：1173-1177, 2010
7) 上野光一：薬剤師にとっての女性医療とは. 月刊薬事 49(8)：1103-1107, 2007
8) 生城山勝巳, 上野光一：薬物動態と性差—CYPと性差. 性差と医療 1(1)：67-74, 2004
9) 佐久間勉, 坂下真大, 根本信雄：薬物代謝. 月刊薬事 49(8)：1109-1114, 2007
10) Wolbold R, Klein K, Oliver B, et al.：Sex is a major determinant of CYP3A4 expression in human liver. Hepatology 38(4)：978-988, 2003
11) Chen M, Ma L, Drusano GL, et al.：Sex differences in CYP3A activity using intravenous and oral midazolam. Clin Pharmacol Ther 80：531-538, 2006
12) Cummins CL, Wu CY, Benet LZ, et al.：Sex-related differences in the clearance of cytochrome P450 3A4 substrates may be caused by P-glycoprotein. Clin Phermacol Ther 72：474-489, 2002
13) 堀　里子：薬物動態と性差—トランスポーターの関与. 性差と医療 1(3)：339-343：2004
14) 古田　隆, 柴崎浩美：月経周期に伴う薬物動態の変化. 月刊薬事 49(8)：1115-1120, 2007
15) Labbé L, Sirois C, Pilote S, et al.：Effect of gender, sex hormones, time variables and physiological urinary pH on apparent CYP2D6 activity as assessed by metabolic ratios of marker substrates. Pharmacogenetics 10：425-438, 2000
16) Kim MJ, Bertino JS Jr, Gaedigk A, et al.：Effect of sex and menstrual cycle phase on cytochrome P450 2C19 activity with omeprazole used as a biomarker. Clin Pharmacol Ther

72：192-199, 2002
17) マリアン・レガト 著（下村満子，山田睦子 訳）：イブに生まれて．健学社，東京，2005（Marianne J. Legato ： EVE'S RIB. 2002）
18) Greenblatt DJ, Harmatz JS, von Moltke LL, et al.： Age and gender effects on the pharmacokinetics and pharmacodynamics of triazolam, a cytochrome P450 3A substrate. Clin Pharmacol Ther 76： 467-479, 2004
19) 本間真人，幸田幸直：ベンゾジアゼピン系薬剤における体内動態の性差と臨床効果．月刊薬事 49(8)： 1121-1127, 2007
20) Ridker PM, Cook NR, Lee IM, et al.： A randomized trial of low-dose aspirin in the primary prevention of cardiovascular disease in women. N Engl J Med 352： 1293-1304, 2005
21) Matsuki S, Kotegawa T, Tsutsumi K, et al.： Pharmacokinetic change of theophylline and amikasin through the menstrual cycle in healthy women. J Clin Pharmacol 39： 1256-1262, 1999
22) Solan JA, Goldberg RM, Sargent DJ, et al.： Women experience greater toxicity with fluorouracil-based chemotherapy for colorectal cancer. J Clin Oncol 20： 1491-1498, 2002
23) Milano G, Etienne MC, Cassuto-Viguier E, et al.： Influence of sex and age on fluorouracil clearance. J Clin Oncol 10： 1171-1175, 1992
24) 上野光一，松田昌子，河端恵美子：女性とくすり Q&A．じほう，東京，pp98-100, 2008
25) 後山尚久，松本珠希：性差医療と漢方薬．月刊薬事 51(6)： 819-822, 2009
26) 高山宏世 編著：漢方常用処方解説（新訂37版）．燎晋堂，2006

2 妊娠と薬物

洛和会音羽病院 総合女性医学健康センター　佐川典正

Point

- 薬剤のみが原因の胎児奇形は分娩 10,000 例あたり数例と考えられる。
- 薬剤が胎児に及ぼす影響は使用時期によって異なる。
- 催奇形性でもっとも重要なのは胎児の器官がつくられる妊娠初期（器官形成期）であり，この時期を臨界期という。
- 妊婦への薬剤処方のポイントは使用量を必要最少量にすることである。
- 薬剤使用にあたっては添付文書の「禁忌」の項や生殖毒性に関するオンライン情報サービス（Reprotox や OTIS など）を参照する。

1 妊娠に対する薬剤の影響

1. 催奇形性

胎児奇形の約 65 ～ 70 ％は原因不明で遺伝的素因によるものが 25 ％，薬剤や放射線，感染など母体環境要因によるものが 3 ％といわれている。比較的頻度の高い奇形としては，心室中隔欠損症などの心臓の異常，外表奇形では口唇裂や口蓋裂が代表的であるが，これらは程度にもよるが，その多くは手術で十分治療することができる。このような先天奇形をすべて合わせると，奇形発生率は 100 人に約 2 ～ 3 人の割合になる。このうち薬剤や感染など環境因子が原因となるのは，奇形全体の 3 ％にすぎないといわれているので，実際に薬剤のみが原因の奇形は分娩 10,000 あたりにすると数例（0.09 ％）ということになる[1]。

2. 胎児毒性

胎児の発育や機能に悪影響することを「胎児毒性」という。多くの薬剤は胎盤を通過して胎児に移行する。胎児はまだ薬剤に対する抵抗力が弱いので薬剤の作用が強く出てしまう。さらに，diethylstilbesterol（DES）のように，胎児が成人した後まで影響が残る薬剤もある。胎児毒性については，薬剤の薬理作

用からある程度予測が可能である。たとえば、鎮痛薬の大量連用は胎児の血管を収縮させ、新生児肺高血圧症の原因となる。また、母体が甲状腺疾患で抗甲状腺薬を服用している場合には、新生児に甲状腺機能低下を生じることがある。したがって、一概に、妊娠後期に入ったから安心とはいえない。

3. 母体を介した影響

子宮や胎盤に直接作用する薬剤は、間接的に胎児の発育に影響したり、場合によっては流産や早産の原因にもなりうる。たとえば、胃潰瘍に用いるミソプロストール（サイトテック®：PGE誘導体）は、子宮を収縮させて流産を起こす危険性が高いので、妊娠の可能性のある女性には禁止されている。逆に、カルシウム拮抗薬や鎮痛薬、気管支拡張薬などでは、子宮の収縮を弱めるため陣痛を抑制し、分娩を遷延させる可能性がある。

❷ 薬剤の危険性を規定する要因

妊娠中の薬剤の危険度は薬剤そのものの「危険度」だけでは決まらず、それ以外にもいくつかの要因が関連する。もっとも重要なのは「使用時期」であり、その他に「使用期間」,「使用量」,「使用経路（内服，注射，外用）」,「併用薬」なども関係する。これらを総合的に評価して妊娠や胎児への影響度を判定する。言いかえれば、妊娠中に薬剤を使用する場合は、これらの危険要因を減らすことで、より安全性が高まる。

薬剤が胎児に及ぼす影響は使用時期によって異なる。催奇形性でもっとも重要なのは胎児の器官がつくられる妊娠初期（器官形成期）であり、臨界期ともいう。使用期間は当然、短期間のほうが影響は少なく、使用量が少ないほど危険度は低下する。したがって、処方ポイントは使用量を必要最少量（最少有効量）とすることである。使用経路としては、内服薬と注射薬は全身作用があるので妊娠中は慎重に用いるようにする。処方ポイントは可能であれば局所作用の外用薬だけですませる。また、抗てんかん薬は薬剤の種類が多くなると奇形の発現率が高くなることが知られている。抗てんかん薬に限らず、妊娠中はできるだけ薬剤の種類を少なくすることが基本といえる。

③ 使用時期による影響の違い

1. 妊娠週数の数え方

妊娠週数の数え方は「最終月経の始まった日を0週1日」とする。すなわち，排卵は2週0日頃で，実際の受精・着床が起こるのは妊娠2週から3週にかけてである。同じ薬剤でも使用する時期によって危険度がまったく違うので，正確な妊娠週数の確認が重要である。

2. 臨界期

臓器によって形成される時期が異なる。したがって，胎児の発育過程のある時期に作用して異常をもたらす因子であっても時期が異なればまったく影響しないことがあり，胎児奇形を発生する可能性のある時期は臓器によって異なる。これを臨界期という[2]。たとえば，サリドマイドであれば，最終月経開始後33日目（受精から19日目）～51日目（受精37日目）に服用した場合は四肢異常児が発生したが，受精後18日目以前，あるいは38日目以降に服用してもサリドマイド症児を発生させない。

3. 妊娠前に服用した薬剤

妊娠前に飲んでいた薬剤がその後の妊娠や胎児に影響することはまずない。ほとんどの薬剤は1～2日で体から排泄され体に残ることがない。市販されるかぜ薬や鎮痛薬も同様である。ただし，きわめて特殊な例として，角化症治療薬の「エトレチナート（チガソン®）」，抗ウィルス薬の「リバビリン（レベトール®）」，抗リウマチ薬の「レフルノミド（アラバ®）」などは，薬剤の影響がかなり長く残るので，服用後一定期間の避妊が必要となる。

4. 超初期（受精前から妊娠3週末まで）

この時期に飲んだ薬剤は，奇形という意味ではまず問題ない。受精後の2週間は単に細胞分裂するだけで，胎児の器官はまだつくられないからである。市販のかぜ薬や鎮痛薬も同様に心配いらない。ただし，前記のような一部の残留性のある薬剤は，次の臨界期に影響が残るおそれがあるので早めに中止する。

5. 初期（過敏期：妊娠4週～7週末）

奇形という意味でもっとも薬剤の影響を受けやすいのは妊娠初期のこの時期である。この時期を器官形成期といい，胎児の体形や重要な臓器が作られるため影響を受けやすい（臨界期）。特に，妊娠2ヵ月目が重要である。この時期に奇形をつくる可能性の高い薬剤としてはチガソン®などビタミンA誘導体（レチノイド），ワーファリン®，抗がん剤，特殊なホルモン系の薬剤，放射性

医薬品など一部の医療用の薬剤がある。

6．初期（妊娠8週〜15週末）

胎児の重要な器官の形成は終了しているが，生殖器の分化や口蓋の閉鎖が終了してないので，ホルモン剤やステロイド剤などの大量投与は問題となる。器官の形成には個体差があるので8週を過ぎたから絶対安全とは言い切れない。この時期はなお慎重に薬剤を選択する。

7．中期（妊娠16週〜27週末）

妊娠中期は比較的安全な時期である。胎児の体や臓器の基本的な構造はできあがっているので，いわゆる奇形の心配はもうない。しかし，薬剤によっては，かえってこのころから体の成長や機能に悪い影響を及ぼすことがある。たとえば，テトラサイクリン系抗生物質を長期服用すると胎児の骨の成長が抑制されたり，胎児の歯が黄色くなってしまうことがある。また，降圧薬のアンジオテンシン変換酵素（ACE）阻害薬やアンジオテンシン受容体阻害薬（ARB）は，胎児の腎臓機能を障害して尿量を減らし胎児死亡をきたすので妊娠中の服用は禁忌である。

8．後期（妊娠8ヵ月〜10ヵ月）

妊娠後期になると胎盤を介して薬剤が胎児に移行し直接的な作用を起こす。この際，薬剤がもたらす有害作用を「胎児毒性」という。

その代表的な例がNSAIDなど鎮痛薬である。NSAIDには血管を収縮させる作用があり胎児動脈管を早期閉鎖させ新生児肺高血圧症の要因となることがある。

9．授乳期

ほとんどの薬剤は母乳中に分泌されるが，その量はわずかであり，母乳をとおして新生児に害が出る可能性は低いと考えられる。断乳が絶対に必要となるのは母乳に大量に移行する薬剤で，しかも重い副作用を起こすおそれのある薬剤である。授乳中でも，母体合併症の治療のため投薬が必要なことがある。授乳中に安全な薬剤とは，母乳中へ移行しない薬剤，あるいは移行量の少ない薬剤，または副作用の少ない薬剤である。一般的に母乳中の薬剤の濃度が最高になるのは2〜3時間後なので，薬剤の服用直前あるいは直後に授乳をすれば新生児への影響が少なくできる。

4 薬剤危険度評価基準の考え方

妊娠中の薬剤の危険度は，臨床試験，疫学調査，症例報告，動物実験などの情報から評価する．ヒトでの臨床試験は信頼度が高いが，新薬においては倫理面から実施が困難である．一般的に，優先すべき情報はヒトでの臨床試験あるいは疫学調査，次いで症例報告，動物実験の順である．

妊娠中の薬剤危険度の具体的な評価基準としては，まず，薬剤の添付文書がある．添付文書の記載内容は公的な評価基準であり，もっとも重視されるべきものである．「妊婦，産婦，授乳婦への投与」の項を中心に関連情報が記載され，妊娠中に使ってはいけない薬剤は冒頭の「禁忌」の項にその旨が併記される．「妊婦，産婦，授乳婦等への投与」の項の記載例として，「～投与しないこと」，「～投与しないことが望しい」，「～治療上の有益性が危険を上回ると判断される場合にのみ投与すること」といった表現がよく使われる．「～投与しないこと」は禁忌にあたるので，基本的に妊娠中には使用しない．「～治療上の有益性が危険を上回ると判断される場合にのみ投与すること」は，妊娠中でも比較的安全と考えられている．

その他に，よく用いられるのが，アメリカ FDA（食品医薬品局）による「薬剤胎児危険度分類基準（FDA Pregnancy Category）」[3]がある．わが国でも，国立成育医療センターなどがホームページ[4]で薬剤の催奇形性度評価基準を提唱している．もっともよく用いられる FDA の薬剤胎児危険度分類基準を表[1, 3]に示す．ただし，FDA の category 分類は新しい情報を取り入れた改定への対応が遅いという問題があり，オンラインの生殖毒性に関するサービス（Reprotox や OTIS）など[5, 6]も参考にするとよい．

5 妊娠中に使われる薬剤

妊娠中はできるだけ薬剤を控える．しかし，母体合併症の治療や胎児の治療のために，どうしても薬剤が必要なことがある．その場合は，できるだけ安全な薬剤を選んで投与する．一般的に，安全性の高い薬剤とは，新薬よりも使用実績のある古い薬剤である．特に，規模の大きいいくつもの疫学調査で危険性がみつからなかった薬剤，何十年ものあいだ奇形などの症例報告がない薬剤は安全性が高いといえる．たとえば，ペニシリン系の抗生物質は，何千人規模の疫学調査で奇形の割合が増えないことがわかっている．しかし，時には，抗て

表 FDA薬剤胎児危険度分類基準（FDA Pregnancy Category）

カテゴリー	INTERPRETATION	評価基準
A	CONTROLLED STUDIES SHOW NO RISK ヒト対照試験で、危険性がみいだされない	ヒトの妊娠初期3ヵ月間の対照試験で、胎児への危険性は証明されず、またその後の妊娠期間でも危険であるという証拠もないもの。
B	NO EVIDENCE OF RISK IN HUMANS ヒトでの危険性の証拠はない	動物生殖試験では胎仔への危険性は否定されているが、ヒト妊婦での対照試験は実施されていないもの。あるいは、動物生殖試験で有害な作用（または出生数の低下）が証明されているが、ヒトでの妊娠期3ヵ月の対照試験では実証されていない、またその後の妊娠期間でも危険であるという証拠はないもの。
C	RISK CANNOT BE RULED OUT 危険性を否定することができない	動物生殖試験では胎仔に催奇形性、胎仔毒性、その他の有害作用があることが証明されており、ヒトでの対照試験が実施されていないもの。あるいは、ヒト、動物ともに試験は実施されていないもの。ここに分類される薬剤は、潜在的な利益が胎児への潜在的危険性よりも大きい場合にのみ使用すること。
D	POSITIVE EVIDENCE OF RISK 危険性を示す確かな証拠がある	ヒトの胎児に明らかに危険であるという証拠があるが、危険であっても、妊婦への使用による利益が容認されるもの（たとえば、生命が危険にさらされているとき、または重篤な疾病で安全な薬剤が使用できないとき、あるいは効果がないとき、その薬剤をどうしても使用する必要がある場合）。
X	CONTRAINDICATED IN PREGNANCY 妊娠中は禁忌	動物またはヒトでの試験で胎児異常が証明されている場合、あるいはヒトでの使用経験上胎児への危険性の証拠がある場合、またはその両方の場合で、この薬剤を妊婦に使用することは、他のどんな利益よりも明らかに危険性の方が大きいもの。ここに分類される薬剤は、妊婦または妊娠する可能性のある婦人には禁忌である。

（安田忠司：改訂第4版 妊婦・授乳婦とくすり—注意度別にみた同効薬の選択指針—．ヴァンメディカル，東京，pp1-16, 2009[1]/Briggs GG, et al.：Introduction. In：Drugs in pregnancy and Lactation, 7th ed. Lippincott Williams and Wilkins, Philadelphia, ppxiii-xxvi, 2005[3] より改変転載）

んかん薬などリスクのある薬剤を用いなければならないこともある。「薬剤は安全だから使用する」のではなく、「必要だから使用する」ものである。以下に日常的な病気での投薬の例を示す。

1. かぜ

かぜの治療の基本は安静と栄養摂取であるが，症状がひどいときは対症療法が必要となる．発熱にはアセトアミノフェン，咳・痰にはメジコン®，ブロチン®など，咽頭炎にはイソジン®ガーグルなどが用いられる．総合感冒薬としてはPL顆粒などがある．PL顆粒は古くから使われている総合感冒薬で，4種類の成分が配合されている．解熱・鎮痛薬のサリチルアミドとアセトアミノフェン，抗ヒスタミン薬のプロメタジン，お茶の成分のカフェインで，これらの成分は，妊娠中でも比較的安全と考えられている

2. 細菌感染

咽頭炎，気管支炎，膀胱炎など細菌感染には抗生物質を用いる．かぜでのどが腫れていたり，肺炎の恐れがあるときにも使う．その他，分娩時にクラミジアやB群溶連菌（GBS）が胎児に産道感染しないように，抗生物質で治療しておくこともある．GBSには一般的にはペニシリン系を分娩時に点滴投与する．また，クラミジアにはマクロライド系のエリスロマイシンを，トキソプラズマ症にはアセチルスピラマイシンを用いるのが一般的である．ペニシリン系の抗生物質は，海外で大規模な疫学調査が行われており，ほぼ安全性が確立されている．

3. アレルギー

じん麻疹や湿疹などで，ひどいカユミには，抗ヒスタミン薬を用いることが

☕ コラム

〜妊娠中の薬物について相談されたら〜

日本産科婦人科学会の診療ガイドライン「産科編」CQ104には，妊娠中に投与された薬物の胎児への影響について質問されたときのAnswerとして，「服用時期が重要である．最終月経だけでなく，超音波計測や妊娠反応陽性時期などから，服用した妊娠時期を慎重に同定する」（推奨レベルA）とあり，ついで「個々の薬物については表1（ガイドライン49頁），あるいは専門書やインターネットの専門サイトを参照するか，「妊娠と薬情報センター」などに相談する．患者に妊娠と薬相談センターの存在を教えるのも良い」（推奨レベルB）とある[7]．

ある。妊娠中の使用実績のあるd-クロルフェニラミンマレイン酸塩（ポララミン®）が処方される。常用量で1週間程度であれば，妊娠中でも安全に使用できると考えられる。ただし，長期の服用はさける。長びくときは，飲み薬より安全な外用薬（抗ヒスタミン軟膏，ステロイド軟膏）で対処する。

花粉症などアレルギー性の病気にも，抗ヒスタミン薬を用いることがある。新しい抗アレルギー薬の飲み薬は使用実績が少ないので積極的には使用しない。できれば，抗アレルギー薬でも局所にだけ作用する点鼻薬や点眼薬として投与する。

4．妊娠に伴う疾患

妊娠悪阻，切迫流産，切迫早産，妊婦貧血，妊娠高血圧症候群など妊娠に伴う疾患には，専門医の診断のもとに症状に応じて適切な薬剤を使用する。

5．慢性疾患合併妊娠の薬物療法

喘息やアトピー，糖尿病，膠原病，てんかん，精神神経疾患など慢性疾患合併妊婦では，各疾患の薬物療法を行いながら妊娠を継続する必要がある。一般的には，各疾患が緩解期にあるときに妊娠することが望ましい。薬剤は可能であれば中止し，また，できる限り妊娠に影響が少ないものに変更する。事前に医師と十分に相談し，計画的に妊娠・出産することで安全性が高まる。

文献

1）安田忠司：改訂第4版 妊婦・授乳婦とくすり—注意度別にみた同効薬の選択指針—．ヴァンメディカル，東京，pp1-16, 2009
2）Cunningham FG, Leveno KJ, Bloom SL, et al. eds：Teratology, Drugs, and Other Medications. In：Williams Obstetrics. McGraw-Hills, New York, pp341-371, 2005
3）Briggs GG, Freeman RK, Yaffe SJ：Introduction. In：Drugs in pregnancy and Lactation, 7th ed. Lippincott Williams and Wilkins, Philadelphia, ppxiii-xxvi, 2005
4）国立生育医療センター妊娠と薬情報センター（http://www.ncchd.go.jp/kusuri/index.html）
5）Reprotox（http://www.reprotox.org/）
6）Organization of Teratology Information Specialists（OTIS）（http://www.otispregnancy.org/）
7）日本産科婦人科学会，日本産婦人科医会 編：CQ 104：妊娠中投与された薬物の影響について質問されたら？．産婦人科ガイドライン—産科編2011．pp48-50, 2011

3 低用量経口避妊薬服用女性で気をつけること

母子愛育会 愛育病院 産婦人科　安達知子

! Point

- ■低用量経口避妊薬（OC）の避妊機序は含有するプロゲストーゲンの効果によるところが大きく，排卵抑制，着床抑制，精子の頸管内進入抑制の3つが主要な機序である。
- ■避妊以外にも女性のQOLを高めるメリットがある。
- ■低用量OCを処方する際には，はじめに対象から不適切症例を除外する。
- ■低用量OCの服薬指導では，服薬忘れや種々の副作用への対応を説明する。

発売12年を経過して，ようやくわが国でも低用量OCは，避妊法としても，また女性のQOL向上のツールとしても，世間で認められつつあり，普及し始めてきた。ここでは，低用量OC服用女性に対しての注意点，指導すべきことを解説する。

1 知っていてほしい低用量OCの基本的知識

1．作用機序とホルモン剤の特徴

低用量OCはエストロゲンとプロゲストーゲンの複合剤で，その避妊機序[1,2]は表1に示すとおりである。このうち1～3は重要で，そのなかでも特に排卵抑制作用は大切であり，その効果を高めた各種プロゲストーゲンが長い歴史のなかで開発され[3,4]，日本では現在3種類のプロゲストーゲンを含む低用量OCが使用可能である。また，世界的には低用量OCとして使用されているが，本邦では2010年月経困難症に適用が認められた低用量エストロゲン・プロゲスチン配合剤の1つに，新しいタイプのプロゲストーゲンが使用されている[5]。表2に各種薬剤と商品名を示した。なお，低用量OCのエストロゲンとしては，体内で代謝を受けにくいエチニルエストラジオールがすべてに含有されるが，

表1　低用量OCの避妊機序

1. 卵胞発育の抑制ならびに排卵の抑制
   （含有する女性ホルモンによるnegative feed back）
2. 着床の抑制
   （含有する黄体ホルモンによる内膜増殖の抑制）
3. 精子の頸管内進入の抑制
   （含有する黄体ホルモンによる頸管粘液の組成変化）
4. 卵管の運動および卵輸送への影響，子宮筋収縮の抑制
   （含有する黄体ホルモンによる平滑筋の収縮抑制）

表2　各種低用量OC（保険薬を含む）

世代	Pの種類	E/Pの配合比	代表的低用量OC
第一	NET	一相性	オーソ®M，ルナベル®配合錠*
		三相性	シンフェーズ®，オーソ®777
第二	LNG	三相性	トリキュラー®，アンジュ®
第三	DSG	一相性	マーベロン®
第四	DRSP	一相性	ヤーズ®配合錠*

E：エストロゲン，P：プロゲストーゲン，NET：ノルエチステロン，
LNG：レボノルゲストレル，DSG：デソゲストレル，
DRSP：ドロスピレノン．＊月経困難症に対する保険薬．

その含有量やプロゲストーゲンとの配合比はそれぞれ異なる[1,4]。

2．各種避妊法と比較した低用量OCの避妊法としての特徴

　低用量OCの避妊効果はきわめて高く，パール指数（100人の女性が使用開始1年間で避妊に失敗する《妊娠する》人数）は，日本の治験時のデータで各種の低用量OCの平均値は，0.27（0〜0.59）[6]とされており，卵管結紮0.5，銅付加子宮内避妊器具（IUD）や黄体ホルモン放出型子宮内避妊システム（IUS）の0.1〜0.8に匹敵する避妊効果であり（**表3**）[7,8]，しかも，服用中止によって，速やかに排卵周期が再開して妊孕性が回復する。

　使用法は，毎日服用するというきわめて単純な方法であり，コンドームなどのように男性に頼る避妊法とは異なり，女性の意思で避妊を行える利点がある。一方で，服薬忘れや胃腸炎などによって，低用量OCの吸収が低下し，含有される女性ホルモンの血中濃度が低下することによって，間脳・下垂体からのホルモン刺激により卵胞発育，内因性のエストロゲン産生や排卵が起こり，避妊効果は低下する[9]。

表3　各種避妊法の避妊効果の比較

低用量OC	0.27人＊
子宮内避妊用具：IUD（銅付加タイプIUD）	0.6〜2（0.6〜0.8）人
子宮内避妊システム（IUS）	0.1〜0.2人
不妊手術（男性）	0.1人
不妊手術（女性）	0.5人
コンドーム	2〜15人
リズム法	1〜25人
殺精子剤	6〜26人
避妊しなかった場合	85人

＊日本人女性5,049例に対するピル承認申請時のデータ（文献6）より。ピル8品目，パール指数0.00〜0.59に対して投与症例数および投与周期数を反映して修正。
パール指数＝100人の女性が使用1年間で何人妊娠するか：この指数が低いほど避妊効果は高い。
（苛原　稔：経口避妊薬．青野敏博　編：産婦人科におけるホルモン療法の実際．永井書店，大阪，pp181-200，1994）[6] / Trussell J, et al.：Contraceptive failure in the United States：a critical review of the literature. Stud Fam Plann 18：237-283, 1987 [7] / Luukkainen T, et al.：Contraception 33(2)：139-148, 1986 [8] より作成）

3. 低用量 OC の避妊以外のメリット

　低用量 OC に含有されるホルモン剤の作用を受けて，全身性の女性ホルモン作用や代謝系の変化がみられる[9]。メリットとしては，順調な28日型の月経周期になり，経血量の減少や月経痛の軽減，子宮内膜症の進行の抑制や症状の軽減，アクネの抑制，更年期症状の抑制，骨粗鬆症の予防などが挙げられる（**表4**）[9]。また，卵巣がんや子宮体がんの発生は，低用量 OC 服用中に抑制されるばかりでなく，低用量 OC 服用中止後もかなりの期間抑制されることが明らかにされている[10]。

　経血量の減少や月経痛の軽減は低用量 OC の持つ子宮内膜増殖抑制効果によるものであり，子宮内膜が薄くなり，経血量が減少するばかりでなく，子宮内膜が月経時に剥がれることによって産生されるプロスタグランディン（PG）の産生も抑制されるため，月経痛が軽くなる。同様に子宮内膜症部位でも内膜症組織の増殖が抑制されて，この部位における PG 産生も低下するため，月経困難症は軽快し，子宮内膜症の進行は抑制されるばかりでなく，治療効果も期待できる。子宮体がんの予防効果も，含有される黄体ホルモンによって，子宮内膜増殖が抑制されるからである。また，排卵が抑制されることから，上皮

表4　低用量OCの避妊以外の副効用

月経困難症	↓
過多月経	↓
子宮内膜症	↓
貧血	↓
良性乳房疾患	↓
子宮外妊娠	↓
良性卵巣腫瘍	↓
子宮体癌	↓
卵巣癌	↓
大腸癌	↓
骨粗鬆症	↓
にきび（アクネ）	↓
関節リウマチ	↓

（低用量経口避妊薬使用に関するガイドライン（改訂版）[9]より引用）

性の卵巣がんの発生は低下する[9,10]。

② 低用量OCの禁忌や慎重投与

表5に不適切な症例を示す[9,11]。女性ホルモンによって増殖しやすい腫瘍の代表として、乳がんや乳がん既往のある女性は不適切である。また、もともとエストロゲンは血液凝固作用を促進し、またプロゲストーゲンは脂質代謝異常を誘導するため、静脈血栓塞栓症や心筋梗塞などの動脈血栓塞栓症のリスクが高まる。そのため、これを助長しやすい環境として、高度肥満、運動不足、長期臥床、大手術の前後、産褥期、喫煙、高齢、血管病変や代謝異常などを有する女性は不適切である。

③ 服薬指導

低用量OCは月経周期が確立している女性であれば、月経開始5日以内に服用を開始することで、服用開始周期より避妊効果を発揮する。しかし、それより遅れて開始した場合でも、現在妊娠していないことが確実ならば、服用開始から7日間は他の避妊法を併用すれば、開始してよい[9,11]。毎日できる限り同

表5 低用量OCの適さない女性

- 乳がん既往，乳がん患者は禁忌
- 血栓症合併や血栓症を発生しやすい状況
  ①動静脈血栓症またはその既往
  　　（心筋梗塞・狭心症，動脈系の心血管系のリスクのある者，脳卒中，深部静脈血栓症，肺塞栓症，抗リン脂質抗体症候群など）
  ②長期安静臥床が必要な手術患者（大手術前4週間，後2週間）
- 35歳以上の喫煙者（15本以上は禁忌）
- 高血圧（収縮期血圧160≦または拡張期血圧100≦は禁忌）
- 肝酵素に影響を及ぼす薬剤（抗生剤，抗痙攣剤）の長期服用者（てんかんの薬，結核の薬やセントジョーンズワースなど）
- 肝硬変（非代償性では禁忌），肝腫瘍は禁忌
- DMで血管障害合併，あるいは20年以上の病歴のあるDMは禁忌
- 35歳以上の片頭痛（＋），年齢にかかわらず巣症状があれば禁忌
- 分娩3週間以内の褥婦．産褥6週間以内の授乳婦は禁忌，6週から6ヵ月の授乳婦，
- 思春期前の女性（骨成長が終了していない可能性のある女性）．妊婦

赤字は禁忌

時刻に服用するようにし，服用時刻が大幅にずれたり，服用忘れがあれば，不正出血が出現したり，避妊効果が低下することにつながることを説明する．表

☕ コラム

〜低用量 OC はいつまで続けられる？〜

　Ｑ：40代半ば過ぎですが，数年以上低用量 OC を服用しており，友人のように更年期障害もなくとても快適です．40歳代では大きな合併症も心配とのことですが，このままずっと続けていてよいでしょうか？

　Ａ：すでに数年以上低用量 OC を使用していて，今まで血圧なども含めて問題ないのでしたら，大きな合併症はあまり心配ありません．避妊のために低用量 OC を使用しているのであれば，50歳位まで使用してもよいでしょう．ただし，血圧測定，生活習慣の相談，血液検査などは，担当医に今まで以上によく指導してもらってください．

表6 低用量OCの服薬忘れへの対応

「低用量OC飲み忘れ」の状況	低用量OC使用に対する指導
実薬1〜2錠飲み忘れた場合,あるいは1〜2日飲み始めるのが遅れた場合	できる限り速やかに1錠の実薬を服用し,その後1日に1錠低用量OCを服用し続ける。他の避妊法を用いる必要はない。
実薬を3錠以上飲み忘れた場合,あるいは飲み始めるのが3日以上遅れた場合	できる限り速やかに1錠の実薬を服用し,その後1日に1錠低用量OCを服用し続ける。続く7日間実薬を7錠服用するまでの間,コンドームを併用するか,性交を控える。 1週目に飲み忘れ,コンドームなどの避妊が行われずに性交が行われた場合には,緊急避妊を行う必要がある。緊急避妊については,担当医師によく指導を受ける。 3週目に飲み忘れた場合には,実薬は最後まで飲み終える。休薬（偽薬の服用）をしないで,次のシートを開始する。
偽薬を飲み忘れた場合	飲み忘れた偽薬を捨てて,1日1錠飲み続ける。

6に服用忘れについての対応を示した。その他,低用量OC服用後2時間以内に嘔吐した女性はできる限り速やかにもう一錠服用する。24時間以上続く重度の下痢および嘔吐を認める低用量OC服用者に対しては,一般の低用量OCの飲み忘れに対するものと同様の指導を行う。また,7日間の休薬,あるいは7日間のプラセボ錠を服用中に消退出血を認めない場合でも,次のシートを通常どおりに開始し,2周期続けて消退出血のない場合は,担当医に相談するよ

コラム

〜喫煙者は低用量OCを服用できない？〜

Q：35歳,子宮内膜症のため,ひどい月経困難症ですが,タバコを毎日15本以上吸っており止められません。低用量OCがよいけれど,タバコのせいで無理といわれました,本当ですか？

A：年齢が上昇しても,また喫煙だけでも心筋梗塞のリスクは上昇しますが,残念ながら,これに,低用量OC服用が加わると,飛躍的にリスクは上昇します。低用量OCはきわめて身体に優しい,子宮内膜症の治療や症状改善の第一選択になる薬剤です。低用量OC服用のためにも,ぜひ,禁煙しましょう。

うに指導する。

表7に服薬を中止すべき症状または状態とそれによって疑われる疾患をまとめた[9, 11]。基本的には，がんを疑う所見と，低用量OCによってリスクが上昇する可能性のある心血管系の血栓・塞栓症を疑う所見である。これらが出現した場合には，適切な処置および対応を行い，必要に応じて服薬中止を検討する。

表7 服用を中止すべき症状または状態

	服用を中止すべき症状	疑われる疾患
1	片側または両側の下肢（特に"ふくらはぎ"）の痛みと浮腫	下肢深部静脈血栓症
2	胸痛，胸内苦悶，左腕，頸部等の激痛	心筋梗塞
3	突然の激しい頭痛，持続性の頭痛（片頭痛），失神，片麻痺，言語のもつれ，意識障害	出血性・血栓性脳卒中
4	呼吸困難（突然の息切れ），胸痛，喀血	肺塞栓
5	視野の消失，眼瞼下垂，二重視，乳頭浮腫	網膜動脈血栓症
6	黄疸の出現，瘙痒感，疲労，食欲不振	うっ滞性黄疸，肝障害
7	長期の悪心，嘔吐	ホルモン依存性副作用，消化器系疾患
8	原因不明の異常性器出血	性器癌
9	肝臓の腫大，疼痛	肝腫瘍
10	体を動かせない状態，顕著な血圧上昇がみられた場合等	静脈血栓症への注意

☕ コラム

〜海外旅行時に注意すること〜

Q：今低用量OCを服用中ですが，海外旅行で12時間位のフライトがあります。低用量OCによって，エコノミークラス症候群が起こりやすいと聞きました。大丈夫でしょうか？

A：低用量OC服用よりも，妊娠中はその3〜5倍静脈血栓塞栓症が高率で，エコノミークラス症候群のリスクは高まります。妊婦が飛行機に乗るのを禁止されていることはなく，低用量OC服用者で海外旅行ができないことは決してありません。しかし，低用量OC服用の有無にかかわらず，長時間のフライトでは，まめにトイレに行って歩いたり，脚を動かしたり，足首を曲げたり，伸ばしたりの足背の運動をして，下半身の血液循環をよくして，血栓症を予防することは大切です。

一方，はじめて低用量 OC を処方する場合，対象女性の背景によって，どのくらいのシートを処方するかについては医師の判断による．しかし，静脈血栓塞栓症などの重大な合併症は服用を開始した比較的早期に出現しやすい[12]ことからも，2 シートくらいを処方して，早期に服薬状況や身体の変化のチェックを行うことは安全性を高めると考える．フォローアップ時に必ず行う基本的検査は，問診（服薬状況，副作用発現のチェック），血圧測定，心血管系の症状発現をチェックすること，である[9, 11]．

まとめ

　低用量 OC は高い避妊効果を有し，服用中止によって速やかに妊孕性が回復する，特に，若い女性に適した長期間安全に使用できる薬剤である．また，避妊作用以外にも女性の QOL を向上させるような副効用がある．それぞれの特徴をよく理解して，臨床の場で活用していただきたい．

文献

1) 安達知子，菅　睦雄 編著：低用量ピルハンドブック．医学書院，東京，1999
2) 田中俊誠：OC の作用機序と有効性．Hormone Frontier in Gynecology **7**：121-127, 2000
3) Runnebaum B, Rabe T：New progestogens in oral contraceptives. Am J Obstet Gynecol **157**：1059-1063, 1987
4) Dickey RP：Managing Contraceptive Pill Patients. 8th ed. Essential Medical Information Systems Inc. USA, 1994
5) 安達知子：月経周期の調節・月経困難症．臨婦産 **64**：1546-1549, 2010
6) 苛原　稔：経口避妊薬．青野敏博 編：産婦人科におけるホルモン療法の実際．永井書店，大阪，pp181-200, 1994
7) Trussell J, Kost K：Contraceptive failure in the United States：a critical review of the literature. Stud Fam Plann **18**：237-283, 1987
8) Luukkainen T, Allonen H, Haukkamaa M, et al.：Five years' experience with levonorgestrel-releasing IUDs. Contraception **33**(2)：139-148, 1986
9) 低用量経口避妊薬使用に関するガイドライン（改訂版）．日本産科婦人科学会ホームページ（www.jsog.or.jp/kaiin/pdf/guideline01feb2006.pdf）
10) Hannaford PC, Iversen L, Mactarlane TV, et al.：Mortality among contraceptive pill users：cohort evidence from Royal College of General Practitioners' Oral Contraception Study. BMJ

2010 Mar 11 ; 340 : c927 doi : 10.1136/bmj.c927
11) 安達知子：低用量ピル検査の簡略化．周産期医学 **38** : 489-495, 2008
12) Adachi T, Sakamoto S : Thromboembolism during hormone therapy in Japanese woman. Semin Thromb Hemost **31** : 272-280, 2005

第5章

予防医学

1 女性と予防接種

東京大学医学部 産科婦人科学　　川名　敬

! Point

- 予防接種は，性差なく年齢を問わず不可欠な知識であるが，生殖可能年齢の女性には特有の予防医学の知識が必要となる。予防医学のなかで，ワクチン接種によって予防可能な疾患を vaccine preventable diseases（VPD）という。
- 女性特有の重要な VPD には，妊娠時の母子感染が問題となるものと妊婦の重症化が問題となるものがある。
- 母子感染が問題となる病原体は風疹ウイルス，水痘帯状疱疹ウイルス，B 型肝炎ウイルス，ヒトパピローマウイルス（HPV）であり，妊婦の重症化が問題となる病原体はインフルエンザウイルス，麻疹ウイルスが挙げられる。
- 子宮頸癌をはじめとする HPV 関連疾患は，近年の HPV ワクチンの開発により VPD と位置づけられるようになった。HPV ワクチンは，女性にとってもっとも脅威である子宮頸癌の予防ワクチンという側面があることからそのインパクトはきわめて大きい。
- 女性に特有の VPD に限らず，すべてのワクチンが妊婦もしくは妊娠の可能性がある女性に対して接種する場合は十分に注意を払う必要がある。
- 妊婦はインフルエンザ感染症のハイリスク群であり，不活化ワクチンであるインフルエンザワクチンの優先対象として推奨される。

　生殖可能年齢かそれ以下の女性における重要な VPD は 2 つに大別すると理解しやすいと考える（表）。女性が感染することによって，その女性から産まれてくる児への母子感染が問題となる感染症と，妊娠中に感染した場合に母体の重症化が問題となる感染症である。これらの感染症は，予防接種を事前に行うことによってそのリスクを低下もしくは回避できると考えられる。事前とは妊娠前もしくは妊娠したら早期にということになろう。
　それらに加えて，最近 10 年ぐらいで開発が進んだヒトパピローマウイルス

表　わが国における女性にとって重要なVPD

問題となる疾患		ワクチン				その他の注意
		種類	定期接種の有無	定期接種の時期	妊婦への接種	
母子感染が問題となる病原体						
風疹ウイルス	先天性風疹症候群	生ワクチン(MR)	定期（2回）	生後12〜24ヵ月、5〜6歳	禁忌	接種後4週間は妊娠を避ける
水痘帯状疱疹ウイルス	周産期水痘、先天性水痘	生ワクチン	任意		禁忌	
B型肝炎ウイルス	児のHBVキャリア化	不活化ワクチン	任意		可	HBV陽性妊婦：出生児へHBIVとワクチン接種
ローリスクHPV (HPV6, 11型)	若年性呼吸器乳頭腫症	粒子蛋白質	任意		禁忌	3回接種後（残りの接種は産後）
妊婦の感染重症化が問題となる病原体						
麻疹ウイルス	麻疹	生ワクチン(MR)	定期（2回）	生後12〜90ヵ月、5〜6歳	禁忌	接種後4週間は妊娠を避ける
水痘帯状疱疹ウイルス	水痘	生ワクチン	任意		禁忌	
ムンプスウイルス	流行性耳下腺炎	生ワクチン	任意		禁忌	
インフルエンザウイルス	インフルエンザ	不活化ワクチン	任意（高齢者定期）	65歳以上は定期	可	流行期は妊婦への接種を推奨
その他の女性特有のワクチン						
ハイリスクHPV (HPV16, 18型)	子宮頸癌、外陰癌、腟癌など	粒子蛋白質	任意		禁忌	3回接種後（残りの接種は産後）

(HPV) ワクチンによって，子宮頸癌や尖圭コンジローマなどの疾患がVPDと位置づけられるようになった。これらのHPV関連疾患は，生命が危険にさらされるだけでなく，妊孕性を失うリスク，母子感染のリスクと女性にとってはもっとも重要なVPDである。なお，HPVワクチンについては，「第5章　予防医学-3」（244ページ）でハイリスクHPVを中心に詳説する。

1 母子感染が問題となる病原体

1. 風疹ウイルス

①風疹と先天性風疹症候群（CRS）

風疹は冬から初夏にかけて流行し，5年おきに大流行するといわれている。潜伏期間は2〜3週間で発熱・発疹・リンパ節腫脹などの症状を呈することが多い。ただし3〜4割は不顕性感染であることを念頭に置く必要がある。

先天性風疹症候群（CRS）が問題となるのは，妊婦が感染した妊娠週数が16週以前の場合である。8週以前で感染妊婦の30〜50％，8〜12週で10〜

30％，12～16週で10％，16週以降では先天異常はほとんどみられない。一方，CRSの児を出産した妊婦の15～20％は無症候性感染であるので血清抗体検査が重要である。

②風疹ワクチン定期接種の"谷間世代"

CRS発生予防を主眼に1977～1994年までは女子中学生のみに風疹ワクチンを集団接種し，1989～1993年までは麻疹・ムンプス・風疹（MMR）の3種混合ワクチンが幼児に接種された。1994年の予防接種法改正に伴い，1995年以降は生後12～90ヵ月未満の男女に定期（個別）接種されることになった（標準接種年齢：12～36ヵ月）。2006年以降は麻疹・風疹（MR）2種混合ワクチンが生後12～24ヵ月，5～6歳の2回定期接種され，さらに2008年から5年間の経過措置として13～18歳を対象にMRワクチンの接種が行われている。

これらの予防接種事業の結果，妊婦における風疹HI抗体保有率は大きな変遷をたどっている。20代～30代の生殖可能年齢における抗体保有率は，2001年までは90～95％を維持していた。これは1994年まで続いた女子中学生への集団接種の影響が大きい。実際，CRSの発症は日本で年間0～1例まで食い止められていた。しかし，1995年に8～13歳の世代（1982～1987年生まれ）では，どの時期の定期接種からも漏れてしまっている。当時の任意接種の接種率も20～30％程度と低かったために，この世代の抗体保有率は85％程度に低下している[1]。そして，この世代が生殖可能年齢になり，かつ局地的に風疹が流行した2004年にはCRSが全国で10例報告された。この世代（2011年現在24～29歳）がこれから妊娠していく可能性が高いことから，抗体陰性妊婦

コラム

~女性にとって重要なVPD~

21世紀は「予防医学」の時代といわれています。VPD（vaccine preventable diseases）とはワクチン接種によって予防しうる疾患のことです。女性にとって重要なVPD（226ページの表参照）は，いずれも生殖可能年齢の女性や学童・思春期女子に対するワクチン接種によって予防できます。この世代の女性を診療する際には，積極的な情報提供，啓発が大きな意味を持つのです。

の増加とCRS罹患率の上昇が懸念される。

　生殖可能年齢もしくはそれ以前の女性を診る際にCRSは大変重要なVPDである。上述の根拠をもとに，年齢に幅を持たせて1979～1989年生まれの女性（2011年現在22～32歳）に対しては，風疹HI抗体検査や風疹ワクチン接種を勧めることが，予防医学の観点から非常に重要である。

　③妊娠中の風疹HI抗体の意味と対応

　風疹HI抗体価については妊娠初期に検査される。①256以上の場合は，風疹IgM抗体と時期をおいて採血したペア血清のHI抗体を測定する。IgMが強陽性の場合やHI抗体価が4倍以上上昇している場合は最近（2～3ヵ月以内）の風疹罹患を疑い妊婦管理する。HI抗体価が不変でIgM抗体陰性の場合は，風疹の既往と考える。②32～128の場合は，発疹や風疹患者との接触がない限り問題ない。③16以下の場合は，風疹患者から罹患をうけやすいので接触しないように注意を促し，同居家族へのワクチン接種を勧める。また次回妊娠時に備え分娩後に早期にワクチン接種を推奨する。

　母体の風疹ウイルス感染が疑われた場合，感染時期によっては人工中絶も考慮されるが，胎児検査がまだ汎用されていないため胎内感染の確証を得ることは難しく，専門家による十分なインフォームドコンセントが必要である。

　④成人女性に対する風疹ワクチン接種の実際

　風疹ワクチンは弱毒化生ワクチンであるため，妊婦には禁忌である。また風疹ワクチンを成人女性に接種した場合は，接種後4週間は妊娠を避けることが

コラム

～風疹ワクチンには"谷間世代"がある～

　わが国の風疹ワクチン接種事業には時代の変遷があります。その過渡期に予防接種がきちんと実施されていない世代があるのです。1995年に8～13歳の世代（1982～1987年生まれ）では，どの時期の定期接種からも漏れてしまっています。実際，風疹抗体保有率も低いのです。年齢に幅を持たせて1979～1989年生まれの女性（2011年現在22～32歳）に対しては積極的な風疹HI抗体検査や風疹ワクチン接種が予防医学の観点から重要です。

勧められている。しかし実際には，妊娠直前・妊娠初期に誤って風疹ワクチンを接種された1,500例以上の報告では，1例もCRSや胎児への影響はみられなかった[2,3]。風疹ワクチンによる胎児への経胎盤感染のリスクはきわめて低いといえる。誤って妊娠直前（4週間以内）や妊娠初期に風疹ワクチンを接種された場合には，胎児への理論的な危険性について説明するが，通常は中絶の適応とするべきではないと米国ACIP（Advisory Committee on Immunization Practices）はコメントしている[4]。分娩後の授乳期の風疹ワクチン接種は安全であると考えられている。

2. 水痘帯状疱疹ウイルス（VZV）

①成人女性における水痘と母子感染の可能性

わが国における成人の95％は，小児期にVZV抗体を獲得する。したがって妊娠中にVZVに感染する可能性は非常に低く，1,000～1,500分娩に1例程度の頻度で水痘合併妊婦を経験すると推定される[5]。水痘は感染症発生動向調査に基づく五類感染症定点把握疾病に属するが，その患者報告数は成人と小児がまとめられているため，成人における罹患者数の推移は不明である。しかし近年，子供同士の接触の低下と低い予防接種率のため，成人での水痘発症や水痘合併妊娠が高くなっている可能性を念頭におく必要がある。

②VZVの母子感染

わが国では，先天性水痘症例は報告されていないが，周産期水痘はしばしば経験されているようである[6]。海外の報告によると，垂直感染率は母体が水痘を発症した妊娠週数によって大きく異なっている。先天性水痘の発生率は，妊娠0～12週で0.4％，妊娠13～20週で2.0％，妊娠21～36週では発生しない[7]。周産期水痘の発生率は，母体が分娩前4日～分娩後2日の間に水痘を発症した場合で約50％にも及ぶ。一方，同じVZVでも皮膚病変しか呈さない帯状疱疹合併妊娠は児への影響はないと考えられる[7]。

a. 先天性水痘

母体が妊娠20週以前に水痘を発症した場合に考える。頻度は2.0％以下。胎盤を介して胎児に移行したVZVは，神経節に潜伏した後にウイルス血症となり，全身に広がる。皮膚瘢痕，眼症状，四肢低形成，IUGR，精神発達遅滞が出現する。

b. 周産期水痘

母体が分娩前後に水痘を発症した場合に考える。分娩前4日～分娩後2日のごく限られた時期に集中している。経胎盤的に直接VZVが児へ移行し，母体

からのVZV-IgG抗体が胎盤を介して児に移行する前に分娩に至ってしまうために，非常に重症化しやすい。出生児に対して適切な処置が行われないと30％近くが致死的であるという報告もある[8]。

③母体の水痘重症化

妊婦が水痘に罹患した場合，母体死亡率は10〜20％で肺炎を合併するとさらに40％に上昇するという報告がある[9]。このためVZV抗体を保有しない女性に対しては，妊娠前に水痘ワクチンを接種しておくことが望まれる。

④水痘ワクチンの実際

水痘ワクチンは弱毒株生ワクチンなので妊婦には禁忌である。接種前1ヵ月は妊娠していないこと，接種後2ヵ月は避妊すること，が必要であると勧告されている。しかし，妊娠前〜妊娠中に誤って水痘ワクチンを接種された約300例の報告では，先天性水痘を発症した例はなく，ワクチンとの因果関係がある児の異常もなかった[6,10]。したがって，この時期に妊娠が水痘ワクチンを接種された場合でも絶対的な中絶の適応とはならない。

VZVに対する免疫がない妊婦の子供に水痘ワクチンを接種する場合，子供を介した水痘罹患の可能性がゼロとはいえない。しかし，野生株に感染するよりはワクチン株に感染するほうが軽症ですむといわれている。地域での流行がなければ，妊娠中に子供への接種は避けることが望ましい。地域で流行している場合は，免疫のない子供には水痘ワクチンを接種しておくことが望ましい（子供を介して妊婦が野生株に感染するのを防ぐため）。

3. B型肝炎ウイルス（HBV）

母子感染防止対策事業としてワクチンがもっとも有効であった病原体の1つがB型肝炎ウイルス（HBV）である。HBVの母子感染の95％は分娩時の血液感染，5％は胎内感染である。HBVキャリア（s抗原陽性）妊婦の頻度は，全妊婦の約1.6％で，そのうち22％はe抗原陽性である。e抗原陽性妊婦では，e抗体陽性妊婦に比べ血中HBVウイルス量が100万倍多いといわれ，母子感染のリスクもきわめて高い。無処置の場合，e抗原陽性妊婦とe抗体陽性妊婦の児における母子感染率は95％：10％といわれる。1994年まではe抗原陽性妊婦の児に対して，分娩直後にHBIG（抗HBsヒト免疫グロブリン）投与とHBワクチン接種を行っていたが，1995年以降はe抗原の有無によらずHBV陽性妊婦から生まれたすべての児に対して同様の予防措置を行うようになった。これらの対策によって，e抗原陽性妊婦の場合で母子感染率が92.5％から6.3％に，キャリア化率は84％から3.6％に激減した。e抗体陽性妊婦の場合

は，ほぼ0％である。その結果，わが国でのHBVキャリア数はこの母子感染防止対策事業を行う以前の約10分の1になった。5％ほどこの処置を施しても母子感染を予防できない場合があり，胎内感染で児に感染したか，ワクチン不応例であった可能性が高い。この場合はHBVキャリアとして長期フォローが必要となる。HBVキャリアの多くは無症候性に生涯を経過するが，約10％は慢性肝炎を発症する。

輸血後感染，母子感染がほぼ予防できる現代では，HBVの感染経路の多くは性行為感染であるといわれている。もし性交渉のパートナーがHBs抗原陽性の場合や，B型肝炎を発症している場合はHBVを排出していることを想定し，性交渉後早期にHBIG投与＋HBワクチン接種が勧められる[11]。早期でない場合（2週間以降）はHBワクチンのみとなる。ワクチン接種後にはHBs抗体陽転化を確認する。

4．ローリスクHPV

妊婦にとって問題となるのは，尖圭コンジローマの原因となるローリスクHPVである（HPV6型/11型が90％）。尖圭コンジローマは，わが国では2000年以降，漸増傾向と思われる。わが国におけるHPV関連の腫瘍性疾患の罹患率をみると，全年齢層10万人に対して尖圭コンジローマは30人であるが，もっとも発生率の高い20歳前後では10万人に100人以上となる[12]。特に女性では，10歳代，20歳代にピークにあり，この年齢では圧倒的に女性が発症している。病変を伴った状態で妊娠・出産をむかえる女性が多いことが予想され，かつ後述するように尖圭コンジローマの病変を伴った状態で経腟分娩することは母子感染症のリスクとなる。

ローリスクHPV（HPV6/11型）による母子感染症としては，出生児の若年性再発性呼吸器乳頭腫症（Juvenile-onset recurrent respiratory papillomatosis，以下JORRP）がもっとも問題となる。JORRPは，小児の良性咽頭・喉頭腫瘍のなかではもっとも多い耳鼻科疾患で，小児の嗄声の原因の第2位である[13]。米国では年間2,000例以上発生しており，気道粘膜にびまん性に形成される良性乳頭腫が，喉頭・咽頭・気管支・細気管支に至るまでのどの気道粘膜にも発生し得る。摘出術が基本であるが，いくら取っても再発する難治性の疾患である。嗄声が初発症状になることが多く，重症例では広汎な細気管支へ進展し，時に致死的となる。

2011年に発売された4価HPVワクチン（MSD社のガーダシル®）には，HPV16型/18型に加えてHPV6型/11型のワクチン抗原もカクテルされてお

り，臨床試験でも尖圭コンジローマの疾患予防効果が示された。HPV6型/11型が感染すると60％近くが1年以内に尖圭コンジローマを発症することから，ワクチンの有効性は顕著に現れる。今年オーストラリアからの発表されたデータでは，尖圭コンジローマの発生率はオーストラリア在住の女性ではすでに減少してきている[14]。これは，26歳までのオーストラリア在住の女性に対して2007年から数年間ガーダシル®の無料接種キャンペーンを実施した成果といえる。ガーダシル®によって，HPV6/11型感染女性が減少すれば，HPV母子感染による次世代への影響も断ち切ることができる。実際，ガーダシル®は世界のHPVワクチンのシェアーの80％を占めていることからも，尖圭コンジローマの疾患としての重要性がうかがえる。

❷ 妊婦の感染重症化が問題となる病原体

1. 麻疹ウイルス

　麻疹ウイルスは伝染力が強く，高熱と発疹といった強い症状（はしか）を引き起こす。ワクチンがなかった時代にはほとんどの小児が罹患する子供の病気であった。麻疹・ムンプス・風疹（MMR）や麻疹・風疹（MR）ワクチンが，予防接種法の定期接種（一類疾病）として乳幼児に接種されるようになってからは小児の患者数は減少した。かわって成人麻疹患者が増加傾向にある[15]。小児の患者数の減少に伴い，麻疹ウイルスに曝露されないまま成人となる者が増えてきている。また，新たに麻疹ワクチンを接種する機会がなく，以前に受けたワクチン接種で獲得した抗体価が時間とともに低下しているため，であろう。現在は麻疹（MR）ワクチンを2回接種（12〜24ヵ月と就学前）するようになっているが，幼児期に1回しか接種されていない場合は抗体価が成人まで持続しないと考えられる。庄田らの2004年の報告では，妊婦の麻疹HI抗体を測定したところ，妊婦の30％が抗体陰性，24％が8倍となり，半数以上の妊婦はHI8倍以下で，麻疹ウイルスに感染するリスクがあることがわかった[16]。

　それに伴い妊婦麻疹が問題となってくる。麻疹ウイルスに対する抗体を持たない妊婦から産まれた児は，母体からの受動免疫がないため新生児麻疹（水平感染）が問題となる。妊婦麻疹では，妊娠時期によっては流産のリスクがある（児に奇形を起こすことはまれ）こと，母体の麻疹が重症化（肺炎の併発等）して入院加療を要すること，が心配される。近年，麻疹の流行がしばしば発生しているが，麻疹ワクチンは生ワクチンであるため，たとえ流行期でも妊娠中

に麻疹ワクチンを接種することはできない。家庭内に麻疹患者が発生した場合は問題となろう。

そこで、生殖可能年齢の女性に対しては、風疹と同様に麻疹の血清抗体検査を積極的に検査して、抗体陰性者では妊娠する前に麻疹ワクチンもしくはMRワクチンを接種しておくことが望まれる。その場合、接種後4週間は妊娠しないように指示する[17]（表）。

2. インフルエンザウイルス

米国CDCや米国産婦人科学会は、世界的大流行（パンデミック）における調査から妊婦はインフルエンザ感染症のハイリスクグループであると位置づけ、1999年以降はインフルエンザワクチンの優先対象として推奨している。

妊娠中のインフルエンザ感染症では肺炎を併発しやすく重症化するリスクがある。入院を要するレベルは非妊時と比べて妊娠中期だと1.4倍、妊娠末期だと4.7倍に上昇する[18]。過去の香港風邪（H3N2）のときには妊婦の死亡例も問題となった[19]。このような背景をうけ、2004年以降、米国CDCは妊娠週数を問わずすべての妊婦にインフルエンザワクチン接種を推奨している。その結果多数例の妊婦への副反応や胎児への影響に関する情報が発信され、妊婦への接種の安全性と胎児への催奇形性はないことが明らかとなった[20]。海外では妊婦への接種は有益性が上回るとの結論に至った。国内でも2009～2010年の新型インフルエンザ（A/H1N1）の流行以降、妊婦へのインフルエンザワクチン接種の必要性と安全性が認知されるようになってきた。国内の安全性に関しては、山口らがアジュバントを含まない不活化インフルエンザワクチンの安全性を評価し公表している。それによると妊娠週数によらず接種による副反応、流早産のリスク、奇形がないことが確認された[21]。

以上のデータから、インフルエンザウイルスに対しては、妊婦への感染が重症化し時に致死的であることを予防する必要性が高く、一方で安全性も担保されている不活化ワクチンは妊婦に優先的に接種されるべきである。生殖可能年齢の女性で、妊娠の可能性が否定できない場合でも流行期のように感染リスクが高い時期は接種することを躊躇する必要はないと考えられる。

まとめ

感染症への対応とその予防は、女性にとっては非常に重要な問題である。妊娠・出産という感染症に対する感受性の高い時期を経験するからである。さら

には子宮頸癌をはじめとするHPV関連疾患も女性にとっては脅威である．特に，ワクチンという予防法がある感染症（VPD）に関する知識は女性を診るうえで重要である．何かの症状に対する診療行為ではなく，あくまでもVPDを未然に防ぐための対策であることから，医師のほうからの積極的な啓発が欠かせない．

文献

1) 伴　文彦，増井幸雄，板橋愛宜，他：20-39歳女性の年齢別風疹抗体保有状況，1999-2007年―臨床検査会社のデータから―．感染症学雑誌 **83**：386-391, 2009
2) Enders G：Rubella antibody titers in vaccinated and nonvaccinated women and results of vaccination during pregnancy. Rev Infect Dis **7**：S103-107, 1985
3) Rubella vaccination during pregnancy ― United States, 1971-1983. MMWR **33**：365-368, 1984
4) Rubella vaccination during pregnancy ― United States, 1971-1986. MMWR **36**：457-461, 1987
5) 川名　尚，川名　敬：妊娠と水痘．産婦人科の実際 **45**：101-106, 1996
6) 中野貴司，神谷　齊：妊娠中の感染症の取り扱い―水痘―．産婦人科の実際 **50**：1107-1114, 2001
7) Enders G, Miller E, Cradock-Watson J, et al.：Consequences of varicella and herpes zoster in pregnancy：prospective study of 1739 cases. Lancet **343**：1548-1551, 1994
8) Meyers JD：Congenital varicella in term infants：Risk reconsidered. J Infect Dis **129**：215-217, 1974
9) Paryani SG, Arvin AM：Intrauterine infection with varicella-zoster virus after maternal varicella. N Engl J Med **314**：1542-1546, 1986
10) American Academy of Pediatrics：Committee on infectious diseases. Recommended children immunization schedule ― United States. Pediatrics **105**：148-151, 2000
11) CDC：The Pink Book 11th edition（Epidemiology and Prevention of Vaccine-preventable Disesases），Chapter 8, Hepatitis B, pp99-122, 2009
12) 熊本悦明，塚本泰司，利部輝雄，他：日本における性感染症（STD）サーベイランス-2001年度調査報告．日本性感染症学会誌 **13**：147-167, 2002
13) Kimberlin DW：Current status of antiviral therapy for juvenile-onset recurrent respiratory papillomatosis. Antiviral Res **63**：141-151, 2004
14) Donovan B, Franklin N, Guy R, et al.：Quadrivalent human papillomavirus vaccination and trends in genital warts in Australia：analysis of national sentinel surveillance data. Lancet Infect Dis **11**：39-44, 2011
15) 高山直秀，菅沼明彦：成人麻疹入院患者の臨床的検討：小児麻疹入院患者と比較して．感染

症学雑誌 **77** ：815-821, 2003
16) 庄田亜紀子，岡崎隆行，高山直秀，他：妊婦における麻疹抗体保有状況．Progress in Medicine **26** ：3297-3300, 2006
17) CDC：Measles, Mumps, Rubella (MMR) -Vaccine use and strategies for elimination of Measles, Rubella and congenital Rubella syndrome and control of Mumps：Recommendations of the ACIP. MMWR **46** ：32-33, 1998
18) Hartert TV, Neuzil KM, Shintani AK, et al.：Maternal morbidity and perinatal outcomes among pregnant women with respiratory hospitalizations during influenza season. Am J Obstet Gynecol **189** ：1705-1712, 2003
19) Widelock D, Csizmas L, Klein S, et al.：Influenza, pregnancy, and fetal outcome. Public Health Rep **78** ：1-11, 1963
20) Munoz FM, Greisinger AJ, Wehmanen OA, et al.：Safety of influenza vaccination during pregnancy. Am J Obstet Gynecol **192** ：1098-1106, 2005
21) 山口晃史，久野　道，堀谷まどか，他：妊娠中のインフルエンザワクチン接種の安全性．感染症誌 **84** ：449-453, 2010

2 知っておくべき乳がん検診のポイント

聖マリアンナ医科大学附属研究所 ブレスト＆イメージング先端医療センター
附属クリニック 院長　　福田　護

!Point

- 乳がん検診では対策型検診と任意型検診を明確にわけて考えることが必要である。
- 検診で行うのは，死亡率減少効果が証明されているマンモグラフィ検診である。現在のところ乳房エコーを用いた検診は任意型検診に限られる。
- 検診には利益だけでなく，不利益があることを理解する。
- マンモグラフィ検診では，精度管理が重要である。
- 自己検診の限界と不利益を理解する。

2000年3月「がん予防重点健康教育及びがん検診実施のための指針」（老健第65号）で50歳以上の女性にマンモグラフィ検診が導入されから10年間が経過した。この間，2007年6月にがん対策推進基本計画が決定し，2009年に乳がん検診無料クーポン券が個人宛に送付された。また，乳がん啓発運動であるピンクリボン運動が盛んになり，マンモグラフィを用いた乳がん検診の認知度は高くなった。しかし，他のがん検診と同様乳がん検診の受診率は低く，乳がん死亡率の上昇に歯止めがかかっていない。また，乳がん検診にはさまざまな問題がある。

そこで，日常診療の際に知っておくべき乳がん検診のポイントを述べたい。

1 乳がんの増加

増加するがんのなかでも，乳がんの増加は著明である。乳がんは30歳から64歳における日本女性のがん死亡率の第1位であり，大都市での死亡率が高く，働く女性の最大の死亡原因になっている。2009年の乳がん死亡数は11,918人，2005年の推定罹患数は50,695人である。現在の年間罹患数は約6

万人に達すると考えられている。

2008年次に日本乳癌学会に登録された乳がん症例数は30,297人である。以前より日本の乳がんは，45～49歳に発症のピークがあるとされてきたが，2008年次の登録では，45～49歳と55～59歳の2峰性になっており，日本でも欧米のように閉経後乳がんが増加する傾向がみられる。

乳がんの増加は，初潮年齢の低齢化，閉経年齢の高齢化，初産年齢の高齢化，出産回数の減少，授乳期間の短縮など，日本女性を取り巻く社会情勢や環境の変化が複合的に影響している。そのため，当分の間は日本の乳がん罹患率は上昇すると考えられる。したがって，乳がん死亡率の増加を抑制するために有効な乳がん検診が必要である。

2 対策型検診と任意型検診の選択

がん検診は，対策型検診（住民検診型）と任意型検診（人間ドック型）に大別される（**表1**）。このうち，対策型検診は，検診の対象集団において検診を行ったがんによる死亡が減少することを目的としている。したがって，対策型検診では死亡率減少効果が証明される検診方法を用いる。乳がん検診として市町村が行う住民検診・個別検診や職域の法定健診に付加して行われる乳がん検診がこれにあたる。費用の一部あるいは全額に公的資金が使用される。利益と不利益を考慮し，集団にとっての利益を最大化しなければならない。

一方，任意型検診は，個人の死亡リスクの減少を目的とする。そのため死亡

表1　対策型検診と任意型検診

	対策型（住民検診型）	任意型（人間ドック型）
目的	集団全体の死亡率減少	個人の死亡リスクの減少
検診方法	死亡率減少効果が証明される方法	死亡率減少効果が明確でない方法を使用する場合もある
検診提供者	市町村が行う住民検診・個別検診	検診機関における総合健診や人間ドック
検診費用	費用の一部あるいは全額に公的資金	公的資金を使用しない
検診対象者	無症状で特定された集団の構成員	無症状であること以外条件は特になし
利益と不利益	限られた資源のなかで，利益と不利益のバランスを考慮し，集団にとっての利益を最大化する	個人のレベルで利益と不利益を判断する

率減少効果が明確でない方法を使用する場合がある．検診機関における総合健診や人間ドックがこれにあたる．公的資金を使用しない．利益と不利益は個人のレベルで判断する．

　対策型検診でも任意型検診でも無症状の人を対象としており，症状のある人は保険診療で診療を受けることを徹底する必要がある．また，医療者は，対策型と任意型のなかで適切な検診を，受診者に勧める必要がある．

③ 死亡率減少効果が証明されている検診方法

　がん検診の適正化に関する調査研究事業では，日本と欧米のデータより，視触診単独検診とマンモグラフィ検診の死亡率減少効果を検討している．その結果，視触診単独検診は無症状の場合に検診で発見された乳がんの生存率が外来で発見された乳がんより高いことが示唆されるものの，死亡率減少効果がないとする相応の根拠があるとしている．一方，マンモグラフィ検診については，50歳以上では，死亡率減少効果を示す十分な根拠があり，40歳代については，死亡率減少効果を示す相応な根拠があるとしている．

　日本乳癌学会の乳癌診療ガイドライン「疫学・診断編」2011年版の推奨度では，視触診単独乳がん検診が推奨度D，50歳以上のマンモグラフィ検診が推奨度A，40歳代のマンモグラフィ検診は推奨度Bである．しかし，乳がん罹患率のピークが40歳代の後半にある日本では，40歳代のマンモグラフィ検診の相対的有用性が高く，日本の疾病構造を反映した検診モデルの構築が重要であるとしている[1]．

④ 検診の不利益と40歳代検診の問題

　2009年11月，米国予防医学専門委員会（US Preventive Services Task Force：USPSTF）が，「40歳代の女性に対しては，マンモグラフィを用いた定期的な乳がん検診を行うことを推奨しない」と，推奨度をグレードCに格下げした（表2）[2]．USPSTFによると，マンモグラフィ検診には，利益（Benefit）と不利益（Harm）が存在し，40歳代のマンモグラフィ検診では，利益から不利益を引いた真の利益（Net benefit）が十分でないというのが，その格下げ理由である．この場合の，マンモグラフィ検診の主たる利益は，乳がん死亡率の減少，不利益は偽陽性や経過観察の増加による精神的負担，追加の

表2　年齢別マンモグラフィ検診の推奨度

対象	40～49歳	50～74歳	75歳以上
推奨度	定期検診を推奨しない　各自の事情や考えで行う	2年ごとの検診を推奨	推奨するエビデンスが不十分
	グレード：C	グレード：B	グレード：I

(US Preventive Services Task Force：Ann Intern Med 151：716-726, 2009[2]）より引用）

画像診断や生検の増加による負担や合併症などである。USPSTFは，40歳代に対するマンモグラフィ検診の死亡率減少効果（15％の減少）を認めたうえで，不利益がそれを上回るとしたことより，日本における40歳代のマンモグラフィの不利益についての検証が必要となった。

笠原は，5県の調査で，40歳代は他の年齢層に比べ要精検率が高く，乳がん発見率が変わらず，陽性反応的中度が低く，偽陽性率が高く，組織診施行率が高いことを示した[3]。したがって，日本でも他の年代に比較し，40歳代のマンモグラフィ検診の不利益が高いことになる。しかし笠原は，米国の報告に比べ，40歳代の偽陽性，追加の画像診断，組織診の率は低く，乳がん発見率がむしろ高いことより，40歳代の検診の真の利益は日本のほうが良好であるとしている[3]。

現在，日本乳癌検診学会は，「わが国における科学的根拠に基づいた推奨度の改訂を行うまでは，当面現行の推奨を継続することが妥当である」との見解を示している。

5 乳がん検診の評価システム

乳がん検診の質を確保するためには，早期乳がん発見率を高め，不必要な精密検査を減らす必要がある。2007年の6月，がん検診事業評価の手法に関する厚生労働省の検討会中間報告で，がん検診を3つの指標で評価することになった（表3）[4]。がん検診は死亡率減少効果以外，すべて不利益になる可能性がある。したがって，乳がん検診においても，アウトカム指標である死亡率の減少を得られる検診にしなければならない。良いアウトカム評価を得るためには，目標とする技術・体制的指標やプロセス指標を達成する必要がある。

この高い技術・体制的指標の達成を目的に活動してきたのが，NPO法人マンモグラフィ検診精度管理中央委員会（精中委）である。

表3 がん検診の事業評価：3つの指標

1. 技術・体制的指標
    - 検診実施機関の体制の確保
      （設備，医師・技師などの要件など）
    - 実施手順の確立　など
2. プロセス指標
    - がん検診受診率
    - 要精検率
    - 精検受診率
    - 陽性反応適中度
    - がん発見率　など
3. アウトカム指標
    - 死亡率

（市町村事業におけるがん検診の事業評価の手法について　がん検診に関する検討会中間報告．平成19年6月[4]より引用）

6 低い受診率と無料クーポン券

　わが国のがん検診受診率が，先進国のなかで低いことが問題になっている．乳がん検診も例外でなく，平成19年の国民生活基礎調査によると，日本の乳がん検診受診率は視触診も含めて20.3％であり，がん対策推進基本計画が目標とする50％以上の受診率から，程遠いのが現状である（図）．

　2009年より受診率向上を目指して，乳がん検診無料クーポン券の個別送付が開始された．各年齢の無料クーポン利用者数を前年度の市町村検診受診者数

コラム

～NPO法人マンモグラフィ検診精度管理中央委員会（精中委）～

　平成24年3月現在，NPO法人マンモグラフィ検診精度管理中央委員会（精中委）が認定したマンモグラフィ読影医は12,087名，マンモグラフィ撮影技師は11,546名，マンモグラフィ機器は2,113台である．

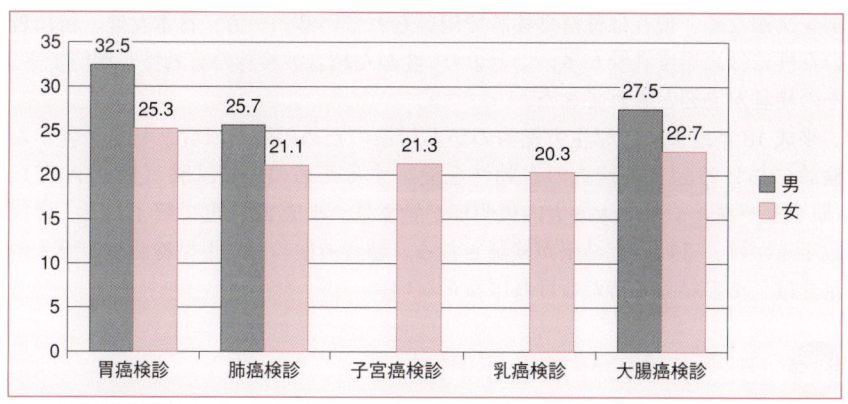

図　がん検診受診率

注：1）入院者は含まない。2）子宮癌検診には20歳以上，その他のがん検診は40歳以上を対象としている。
（平成19年国民生活基礎調査より）

と比較すると，約3〜4倍の住民がクーポン券を利用していることより，無料クーポン券は一定の効果を示している[5]。ただ，無料クーポン券対象年の翌年には，検診受診率が大きく低下することも考えられ，受診率向上に対する無料クーポン券の有効性の評価には時間が必要である。

7 超音波検診は任意型検診

乳がん超音波検診は対策型検診に用いるために必要な死亡率減少効果のエビ

コラム

〜乳がん検診無料クーポン券〜

平成21年度，乳がんと子宮がんを対象に，女性特有のがん検診推進事業が開始された。乳がん検診無料クーポン券は，40, 45, 50, 55, 60歳の約450万人に個人宛で送付された。平成24年度も継続中である。

デンスがなく，現在は任意型検診で用いられている。一方，日本女性，特に若い女性には高濃度乳腺が多いことより，乳がん超音波検診の有効性が期待でき，その検証が必要とされてきた。

　平成18年度より，厚生労働省のがん対策のための戦略研究として「乳がん検診における超音波検査の有効性を検証するための比較試験（J-START）」（研究リーダー：東北大学大内憲明）が始まり，平成22年度で終了した。今後数年をかけ，この研究結果が検証される。超音波検診の対策型検診への導入の是非は，その結論を待たなければならない。

8　自己検診の利益と不利益

　乳がん自己検診の目的は，乳がんの早期発見，乳がん検診後の中間期乳がんの発見，乳房温存療法後の温存乳房内再発の発見，乳がん治療後の反対側乳がんの発見などである。

　しかし，無作為比較試験で，自己検診指導群とコントロール群に乳がん死亡率に差がなく，自己検診指導群には精密検査を受ける人が多くなったと報告されている。したがって，自己検診には不利益が多く，真の利益がないとして，USPSTFは自己検診を推奨してはいけないとしている[2]。

　一方，日本乳癌学会の全国乳がん患者登録調査報告（2008年次症例）によると，自己発見が全乳がんの63.8％，検診発見が28.4％である。わが国では

コラム

～自己触診の心得～
- 最初はなるべく頻繁に行う。
- 日頃の乳房の状態を知る。
- 月経周期による乳房の変化を知る。
- 長期的には月1回行う習慣をつける。
- 乳房が軟らかいときに行う（月経開始5日目から1週間）。
- 異常を見つけた場合，専門医を受診する。
- 異常を見つけた場合，乳がん検診を待たない。

検診受診率が低く，検診発見乳がんがまだ少ない．したがって，自己検診を正しく理解して施行することにより，乳がんや自分の健康に関心を持ってもらい，それを検診受診につなげることが，現実的である．

文献

1) 日本乳癌学会：乳癌診療ガイドライン2―疫学・診断編　2011年版．金原出版，東京，pp4-73，2008
2) US Preventive Services Task Force：Screening for breast cancer：US Preventive Services Task Force recommendation statement. Ann Intern Med **151**：716-726, 2009
3) 笠原義郎：乳癌検診の不利益―マンモグラフィ検診擬偽陽性例の実態調査．日乳癌検診学会誌 **20**：18-21，2011
4) 市町村事業におけるがん検診の事業評価の手法について．がん検診に関する検討会中間報告．平成19年6月
5) 高岡志保：がん検診に関する政府における最近の動向．日乳癌検診学会誌 **20**：22-29，2011

3 HPVワクチンについての相談

東京大学医学部 産科婦人科学　　川名　敬

❗ Point

- ヒトパピローマウイルス（HPV）は性交経験があれば男女を問わずだれでも感染する。女性ではHPV感染から子宮頸癌を発症しうる。発症のピークは30〜40歳と若い。

- HPVワクチンは子宮頸癌，尖圭コンジローマの発症リスクを下げられる。特に性交未経験のうちにHPVワクチンを接種すると最大限の効果を発揮する。

- 性交経験があっても高悪性度のHPV16，18型に感染していなければHPVワクチンの有効性が期待できる。HPV16，18型に感染していればHPVワクチン接種の意義は少ない。

- HPVワクチンによってすべての子宮頸癌が予防できるわけではない。20歳以降のがん検診は必須である。

- HPVワクチン接種後の追跡期間は7〜8年であり，まだわかっていないことが多い。

1 HPVとは

　HPVは，ヒトにのみ感染することができる。HPVはもっとも小型なDNAウイルスで，ウイルス遺伝子はたった8つしかない。HPVは，100種類以上の"genomic type（遺伝子型ともいう）"にわけられる。HPVは，感染する部位が皮膚と粘膜で棲みわけがあり，粘膜に感染するHPVを粘膜型HPVという。粘膜型HPVは，性的接触によって生殖器粘膜や外陰部皮膚に感染する。湯船や銭湯で感染することはない。その理由は，HPVは粘膜や皮膚の重層扁平上皮の基底層にある基底細胞を標的細胞としているために，重層扁平上皮に微細な傷がつかないと基底層まで侵入できないからである[1]。

　粘膜型HPVのうち，子宮頸癌，肛門癌，外陰癌，腟癌などから検出されるHPVをハイリスク（high-risk）HPVとよび，尖圭コンジローマなどの良性乳

頭腫から検出されるHPVをローリスク（low-risk）HPVとよぶ。HPVタイプによって症状も疾患も異なる。HPVは，帯下増量や出血などの顕性の炎症症状を呈することはない。"パピローマ"とは「乳頭腫もしくは疣贅」の意であり，パピローマウイルスとは，イボを作るウイルスである。しかし，ハイリスクHPVの一群だけはイボを作らず無症状のままである。

「HPVは性感染症なのか？」という議論を耳にする。上述したように粘膜型HPVは，性行為によって感染することから性行為感染（sexually transmitted infection：STI）を起こす病原体である。疣贅という症状（これを尖圭コンジローマという）を呈するローリスクHPVの一群は，感染による症状を有することから感染"症"となり，これを性感染症（sexually transmitted diseases：STD）といっている。しかし，ハイリスクHPVは感染自体で症状を呈することはないことから，STIの病原体であっても，STDとはいえないと著者は考えている。

2 HPV検査の解釈

近年，HPVが粘膜の一番奥（基底層）に潜伏感染することがわかってきた。ここでは，HPVはほとんど複製することなく数コピーで存在し，感染細胞が分裂しても脱落しないように新しい細胞に付いていく仕組みを持っている[2]。免疫サーベイランスから逃れるためにHPVウイルス蛋白質はほとんど発現させずに宿主細胞の複製システムを巧みに利用している。

HPV検査とは，HPVの遺伝子の一部をPCR法によって増幅して検出する

☕ コラム

～HPVの感染時期と経路～

男女を問わず，性交経験がある人ならだれでもHPVを保有しています。初めての性交経験のときからHPVに感染していると考えておいたほうがよいです。感染したHPVのタイプによっては，感染後10年ぐらいで子宮頸癌に至る可能性があるため，早いと20歳代で子宮頸癌になってしまうのです。

DNA検査であり，HPVの疫学研究はすべてこの方法に基づいたデータである。しかし，潜伏感染状態ではHPV検査は陰性になる可能性がある。最近の研究では，性交渉のない女性のHPV検査が陰性化し，再び陽性化する場合があることが臨床的に証明されている[3]。これを"HPVの再活性（reactivation）"とよんでいる。潜伏感染がありうることの証明である。

「HPVは一過性感染であって，感染してもその90％は数年以内に排除される」とよくいわれている。これは正確にいうと「HPV検査が数年以内に90％陰性になった」という意味である。多くの疫学研究で同様のことが示されており，HPV-DNAが数年以内に陰性化することはコンセンサスが得られている[4]。問題は，HPV-DNAの陰性化を"排除"と訳していることである。HPV疫学者の間では，便宜上HPV-DNAが陰性になることを"クリアランス"と定義し，HPV-DNAが一時的に陽性になることを"一過性感染"と定義してきた。潜伏感染という考え方が実証されつつあることから，"クリアランス"を"排除"と解釈するのは危険である。HPVが感染後早期に"潜んでしまう"ために検査上のHPV-DNA陽性者が減少する，と考えることもできる。このことは，HPVワクチンの有効性や成人女性への接種にかかわってくるので頭にとどめておいていただきたい。

③ HPV感染の実態

このようなHPV（DNA）検査に基づいた疫学データであるという前提にたって，HPV感染の実態を考えてみる。健常成人女性の生殖器からのHPV-DNAの検出率は，先進国・開発途上国によってばらつきはあるが，20〜46％

☕ コラム

〜HPVワクチンの対象は学童児だけとは限らない〜

性交経験のない学童児がもっとも確実に効果が得られますが，思春期以降でも性交経験がない場合は学童児と同じ効果が得られます。性交経験がある成人女性でもHPV16，18型に感染していなければ，HPVワクチンを接種する意義があります。

と報告されている[5, 6]。HPV-DNAを検出する前向き研究では，3年以内にHPV陰性者の約40％でHPVが陽性化している[7]。米国からの別の報告で，血清疫学調査とHPV-DNA検査を組み合わせた解析によると，米国の全女性の70〜80％はHPVに感染したことになるという[6]。性交経験のある女性はほぼすべての女性がHPVに感染したことがあるといっても過言ではない。男性のHPV陽性率を追跡したコホート研究でも同様の疫学結果が得られており，男女が共有していることは明らかである。

　年齢別の日本女性におけるHPV-DNA検査の陽性率は，10代がもっとも高率で30〜40％にも及ぶ。その後，20代で20〜30％，30代で10〜20％，40代で5〜10％，と年齢とともにDNA陽性率は見かけ上は減少する[8]（図1）。一方，日本における年齢別の性交経験率は，15歳で10％，18歳で40％，22歳80％となっている[9]。まさに初交年齢に一致する15〜25歳ぐらいにHPVの初感染のピークもあるといえる。すなわち初めての性交時にHPVは感染し，

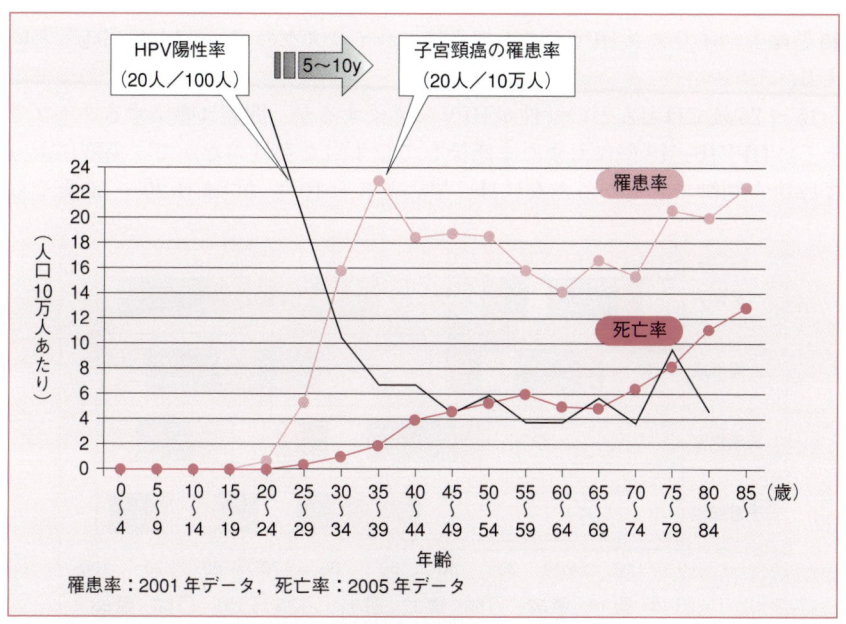

図1　日本人におけるHPV感染と子宮頸癌罹患率
(Inoue M, et al.：Int J Gynecol Cancer 16：1007-1013, 2006[8]）／国立がんセンターがん対策情報センター（厚生労働省第3次対がん総合戦略研究事業）[13] より引用）

まだ潜伏する前である15〜20歳でもっともHPV-DNA陽性率が高いということであろう。

❹ HPVワクチンの必要性

　子宮頸癌をはじめとする癌と関連性のあるハイリスクHPVには、少なくとも10種以上のタイプがある。16, 18, 31, 33, 35, 39, 45, 51, 52, 56, 58, 66, 68型が代表的なハイリスクHPVである[1]。子宮頸癌ではハイリスクHPVがほぼ100％に検出され、そのうち約45％はHPV16型、15％はHPV18型が原因である[10]（図2）。HPV52, 58, 31, 33型がこれに続いている。子宮頸癌の相対危険度はHPV16型、18型が特に高く、HPV陰性と比べて200〜400倍といわれる[6]。しかもHPV16型、18型は感染してから子宮頸癌に至るまでに要する期間も短い[11]。実際、20〜40歳代の子宮頸癌は16型、18型が70〜80％を占めており[12]進行の速さがうかがえる。以上のことから、HPV16型、18型は、ハイリスクHPVのなかでも特にハイリスクの"very high-risk"といえる。

　15〜25歳でほとんどの女性がHPVに感染するが、問題は感染するタイプである。HPV16, 18型にたまたま感染してしまった女性のなかで、免疫によって感染を制御できなかった女性は、早いと5〜10年（つまり20〜30歳ぐら

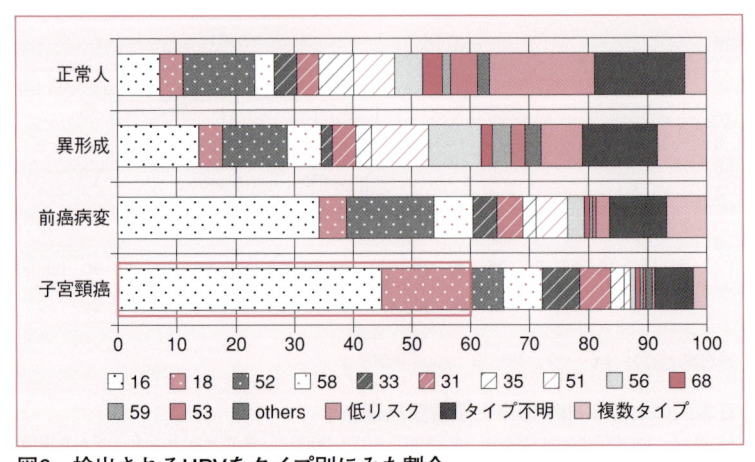

図2　検出されるHPVをタイプ別にみた割合
赤枠で示したところが現行のHPVワクチンで予防し得る範囲である。

い）で癌に至ってしまうのである。もちろん，HPV16，18型に感染したら必ず子宮頸癌になるというわけではなく，HPV16，18型でもその約70％は宿主免疫によって進行しないように制御される。現行のHPVワクチンは，このHPV16型，18型の感染を予防するためのワクチンである。このワクチンによって，very high-risk であるHPV16，18型に感染する女性を減らすことができるのである。現在，日本の子宮頸癌罹患のピークである30〜40歳の女性を守るという意味でHPVワクチンのインパクトは非常に大きい（図1）[13]。

5 HPVワクチンとその接種方法

　米国のMerck（MSD）社と欧州のGlaxo Smith Kline（GSK）社によって現在，世界各国で販売されている。そのうち2009年秋に日本で認可されたHPVワクチンは，GSK社のサーバリックス®である。Merck社のガーダシル®も2011年7月に認可され，8月から使用可能となった。いずれのワクチンも同じワクチン抗原を用いている。HPVウイルスの殻（キャプシド）を模倣した蛋白質であり，ウイルス様粒子 virus-like particle（VLP）とよぶ。外観はウイルス粒子とほぼ同様の立体構造をしているが中身は空で感染性はまったくない。
　接種方法は筋肉（上腕三角筋）注射（1回は0.5mL）で3回接種である。現在発売されているサーバリックス®はHPV16，18型のVLPをカクテルにした2価ワクチン，ガーダシル®は16，18，6，11型のVLPをカクテルにした4価ワクチンである。HPV6，11型は尖圭コンジローマの原因ウイルスである。いずれのHPVワクチンも3回接種によりはじめて高い抗体価が得られるので，現時点では3回接種が必須であると考えている。接種間隔は，1回目の1〜2ヵ月後に2回目，1回目の6ヵ月後に3回目を接種する。3回目はブースター接種であり，2回目接種から数ヵ月以上開ければ効果は得られる。

6 HPVワクチンの有効性

　HPVワクチンの特徴としては，①10〜55歳の接種者の99％以上に高力価のHPV抗体が誘導され，その力価は自然抗体の数〜10倍にも達する。つまりnon-responderがいないという優れたワクチンである。②15〜26歳を対象にした大規模臨床試験（世界数十ヵ国）では，ワクチンタイプ（16/18もしくは6/11/16/18）に未感染であれば，ワクチンタイプの感染とそれによる前癌病

変の発症はほぼ100％予防される[14,15]。これらの臨床試験においては，ワクチンタイプすべてのDNAと抗体がともに陰性である集団を"未感染者"（per-protocol efficacy：PPE群）と定義している。**表1**に現行の2種類のHPVワクチンの有効性（HPV16もしくは18型による前癌病変の予防効果）をまとめた。Intention-to-treat（ITT）群とは，何かしらの介入がある"雑多な集団"の意で，DNAもしくは抗体が陽性とか接種未遵守の症例が含まれている。予防効果は約50％になっていることがわかる。ワクチン群で前癌病変が発生しているのは，ほとんどがHPV16，18型の既感染者である。

2007年からガーダシル®を学校で学童女子に集団接種（接種率約90％）し，さらに15～26歳の女性に2年間の無料接種キャンペーンを実施したオーストラリアでは，尖圭コンジローマ患者が減少し始めている[16]。すでに疾患予防効果が目に見えて現れていることは大きなインパクトがあるといえる。

現行の2価もしくは4価ワクチンは，子宮頸癌の原因となるHPVタイプをすべてカバーしているわけではない。予防できる子宮頸癌はHPV16型，18型による子宮頸癌であって，それは日本における子宮頸癌の約60％である（**図2**）[10]。残りの約40％の子宮頸癌は現行のHPVワクチンでは予防できないと考えられる。4価ワクチンの他のHPVタイプの感染に対する予防効果（交差性）は**表2**に示したように低いものであった[17]。

7 HPVワクチンの接種対象

1．学童女子

HPV感染の生活環と疫学の限界を鑑みると，確実に未感染と断言できるのは"性交未経験者"である学童女子である。性交経験が始まる年齢を考慮する

表1 現行HPVワクチンのHPV16/18型による疾患予防効果

予防効果 （発症数比）	2価（GSK） サーバリックス® （vaccine vs placebo）	4価（MSD） ガーダシル® （vaccine vs placebo）
年齢	15～25	16～26
PPE群	92.9% （1 vs 53）	100% （0 vs 45）
ITT群	52.8% （82 vs 174）	53.0% （79 vs 168）
	（Paavonen J：Lancet, 2009）	（Muñoz N：JNCI, 2010）

表2 検出されるHPVをタイプ別にみた割合

PPE群	予防効果：発症数比（vaccine vs placebo）
HPV6/11/16/18	95.6%（ 2 vs 45）
HPV45	7.8%（24 vs 26）
HPV52	18.4%（50 vs 61）
HPV58	5.5%（35 vs 37）
HPV31	46.2%（31 vs 57）
HPV33	28.7%（15 vs 21）

各タイプの単独感染に対する予防効果（4価ワクチン）
(Wheeler CM, et al.：J Infect Dis 199：926-935, 2009 [17])

と11〜14歳ぐらいまで学童女子が最適なHPVワクチン接種対象といえる。

　HPVワクチンは，子宮頸癌以外にも肛門癌，膣癌，外陰癌，陰茎癌，中咽頭癌など多くの癌の予防につながると期待される。海外で普及しているHPVワクチン（MSD社のガーダシル®）は，子宮頸癌に加えて尖圭コンジローマの原因であるHPV6，11型の予防効果も備えていることから，米国等では男性・学童男子への接種が承認・推奨されている。日本でも近い将来，学童男子もHPVワクチンの対象になることが予想される。

2．15〜26歳はHPVワクチンの優先対象

　優先接種対象年齢である学童期（多くは11〜14歳）に打ち損ねた女性（15〜26歳）に対してキャッチアップ接種としてHPVワクチンを接種することを強く推奨する。その理由は，1つはこの世代では性交未経験者が多く含まれること，もう1つは性交経験がありHPVに感染していても，それが16，18型である可能性が高くないこと，である。20〜25歳の日本人女性では，DNA陽性率は16，18型合わせて10％程度，抗体陽性率は30％程度である[18]。ということは20〜25歳の約70％がDNA陰性かつ抗体陰性者ということになり，これは臨床試験でいうPPE群，つまりこれらの女性は理想的なワクチン効果（93〜98％の予防効果）が得られると考えてもよい。**表1**をみると，ITT群（雑多な集団）ではHPV16，18型による前癌病変の予防効果は50〜55％であり，15〜26歳女性ではHPV16，18型感染者がそれなりに含まれていることが窺える。残念ながら接種者個々の感染の有無を知ることはできないが，集団としてみると15〜26歳のキャッチアップ接種は推奨されるのである。

3．ワクチンタイプの既感染者には有効性は乏しい

　成人女性のなかにはHPV16型，18型にすでに感染している女性が含まれる。

上述のごとく臨床試験の現時点までの追跡結果では，HPV16もしくは18型のHPV-DNA陽性者では子宮頸癌予防効果はあまり期待できない．さらに，DNA陰性，抗体陰性というPPE群ですら，年齢の上昇とともにHPVワクチンの予防効果が落ちる[19]．これは潜伏感染者が年齢とともに増えるためであると著者は考えている．また40歳以降になると，既婚者が増え性活動も減少することから，新たなHPV感染が起こらなくなり，ワクチンで感染を予防する必要性が低くなる．

8 接種上の注意点

1．有害事象

問題となる有害事象は接種時の局所反応と迷走神経反射である．局所反応は注射部位の疼痛，腫脹等が80％以上にみられ，発熱，倦怠感などの全身症状もみられる．臨床試験ではプラセボ群との間に発症率の差はなくHPVワクチン特有の有害事象ではなかった[20]．サーバリックス®のほうがガーダシル®よりも頻度は高い[21]．迷走神経反射は注射による痛みによって誘発されるもので，失神，気絶という症状となる．学童女子はもっとも反射が起こりやすい集団であることが知られている．ガーダシル®の臨床試験の有害事象報告やサーバリックス®の市販後調査でも10万人当たり数名の失神が発症しているが，これはHPVワクチンに特有というよりは接種者の年齢的なものも考えられる．事前に痛みを伴うことを説明したうえで接種することが予防法である．

2．妊娠の可能性がある女性への接種

妊娠が判明している女性へのHPVワクチン接種は禁忌となっている．HPV

☕ コラム

~子宮頸癌の予防のために！~
　現行のHPVワクチンはあくまでも子宮頸癌の一部を予防するワクチンです．すべての子宮頸癌を予防できるわけではありません．HPVワクチンを接種しても子宮頸癌の癌検診は必須です．HPVワクチンをきっかけとして癌検診の意識を高めましょう．

ワクチンを接種している間に妊娠した場合は残りの接種を産後に接種すればよい。つまり，HPV ワクチンを接種した間に妊娠しても，最初から接種しなおす必要はない。臨床試験の段階で HPV ワクチンを接種されてしまった妊婦が千人規模で存在するが，それらの妊婦において流産率，奇形率は上昇しないと報告されている[20]。

3. 癌検診

現行 HPV ワクチンの学童女子への接種が普及しても，子宮頸癌の癌検診は欠かせない。別のハイリスク HPV による子宮頸癌が発生しうるからである。20 歳ぐらいで多くの女性が HPV に感染し終えるわけであり，そこから 10 年（20〜30 歳）の間がもっとも子宮頸癌を未然に発見できるチャンスなのである。生殖年齢における子宮頸癌を減少させるためには，この世代の癌検診が不可欠である。HPV ワクチンの導入に際して，もっとも重要なポイントであり，ワクチン接種者もしくはその親に伝えるべき必須事項である。

⑨ 行政の取り組み

2009 年 10 月にサーバリックス®が承認され，これに合わせるように 2009 年 10 月には日本産科婦人科学会，日本小児科学会，日本婦人科腫瘍学会の 3 団体が協議して，共同でステートメントを発表し，HPV ワクチンを推奨することと公的助成を求めた。その後各自治体で医師会，議会，などが中心となり，HPV ワクチンに対する公的助成が始まり，2011 年度からは国が 13〜16 歳の女子を対象として HPV ワクチンの公的助成を開始し，それとともに国内全自治体で同世代女子の HPV ワクチンに対する公的補助がうけられるようになった。HPV ワクチンの普及が一気に加速すると期待される。

⑩ 将来の HPV ワクチン

ガーダシル®の販売会社の MSD 社では，16，18，31，33，52，58，45，6，11 型の VLP をカクテルにした 9 価ワクチンの第Ⅲ相臨床試験を終え，追跡の結果を待っている。また，ハイリスク HPV をすべて予防できる L2 ワクチンの開発も進められている。これらのブロード HPV ワクチンなら，ほぼすべての子宮頸癌は予防できることになるため，子宮頸癌検診の必要がなくなるのではないかと期待される。

文献

1) zur Hausen H : Papillomavirus and cancer : from basic studies to clinical application. Nat Rev Cancer **2** : 342-350, 2002
2) Pittayakhajonwut D, Angeletti PC : Analysis of Cis-elements that facilitate extrachromosomal persistence of human papillomavirus genomes. Virology **374** : 304-314, 2008
3) Theiler RN, Farr SL, Karon JM, et al. : High-risk human papillomavirus reactivation in human immunodeficiency virus-infected women : risk factors for cervical viral shedding. Obstet Gynecol **115** : 1150-1158, 2010
4) Franco EL, Villa LL, Sobrinho JP, et al. : Epidemiology of acquisition and clearance of cervical human papillomavirus infection in women from a high-risk area for cervical cancer. J Infect Dis **180** : 1415, 1999
5) Burk RD, Ho GY, Beardsley L, et al. : Sexual behavior and partner characteristics are the predominant risk factors for genital human papillomavirus infection in young women. J Infect Dis **174** : 679, 1996
6) Bosch FX : Human papillomavirus and cervical cancer—burden and assessment of causality. J Natl Cancer Inst Monogr **31** : 3-13, 2003
7) Ho GYF, Bierman R, Beardsley L, et al. : Natural history of cervicovaginal papillomavirus infection in young women. N Engl J Med **338** : 423, 1998
8) Inoue M, Sakaguchi J, Sasagawa T, et al. : The evaluation of human papillomavirus DNA testing in primary screening for cervical lesions in a large Japanese population. Int J Gynecol Cancer **16** : 1007-1013, 2006
9) 松浦賢長：北九州都市圏における青少年を対象とした性感染症に対する認識・行動調査（2）. 性と健康 **6** : 26-32, 2007
10) Miura S, Matsumoto K, Oki A, et al. : Do we need a different strategy for HPV screening and vaccination in East Asia? Int J Cancer **119** : 2713-2715, 2006
11) Vinokurova S, Wentzensen N, Kraus I, et al. : Type-dependent integration frequency of human papillomavirus genomes in cervical lesions. Cancer Res **68** : 307-313, 2008
12) Wheeler CM, Hunt WC, Joste NC, et al. : Human papillomavirus genotype distributions : Implications for vaccination and cancer screening in the United States. J Natl Cancer Inst **101** : 475-487, 2009
13) 国立がんセンターがん対策情報センター（厚生労働省第3次対がん総合戦略研究事業）
14) Paavonen J, Naud P, Salmerón J, et al. : Efficacy of human papillomavirus (HPV) -16/18 AS04 -adjuvanted vaccine against cervical infection and precancer caused by oncogenic HPV types (PATRICIA) : Final analysis of a double-blind, randomised study in young women. Lancet **374** : 301-314, 2009

15) Muñoz N, Kjaer SK, Sigurdsson K, et al.: Impact of Human papillomavirus (HPV) - 6/11/16/18 vaccine on all HPV-associated genital diseases in young women. J Natl Cancer Inst **102**: 325-339, 2010
16) Donovan B, Franklin N, Guy R, et al.: Quadrivalent human papillomavirus vaccination and trends in genital warts in Australia: analysis of national sentinel surveillance data. Lancet Infect Dis **11**: 39-44, 2011
17) Wheeler CM, Hunt WC, Joste NC, et al.: The Impact of Quadrivalent Human Papillomavirus (HPV; Types 6, 11, 16, and 18) L1 Virus-Like Particle Vaccine on Infection and Disease Due to Oncogenic Nonvaccine HPV Types in Sexually Active Women Aged 16-26 Years. J Infect Dis **199**: 926-935, 2009
18) Konno R, Dobbelaere KO, Godeaux OO, et al.: Immunogenicity, reactogenicity, and safety of human papillomavirus 16/18 AS04-adjuvanted vaccine in Japanese women: interim analysis of a phase II, double-blind, randomized controlled trial at month 7. Int J Gyne Cancer **19**: 905-911, 2009
19) Muñoz N, Manalastas R Jr, Pitisuttithum P, et al.: Safety, immunogenicity, and efficacy of quadrivalent human papillomavirus (types 6, 11, 16, 18) recombinant vaccine in women aged 24-45 years: a randomised, double-blind trial. Lancet **373**: 1949-1957, 2009
20) Slade BA, Leidel L, Vellozzi C, et al.: Postlicensure safety surveillance for quadrivalent human papillomavirus recombinant vaccine. JAMA **302**: 750-757, 2009
21) Einstein MH, Baron M, Levin MJ, et al. on behalf of the HPV-010 Study Group: Comparison of the immunogenicity and safety of Cervarix™ and Gardasil® human papillomavirus (HPV) cervical cancer vaccines in healthy women aged 18-45 years. Human Vaccines **5**: 702-716, 2009

索引

● B
Bonney 試験······················79
BRCA1······························61
BRCA2······························61
B 型肝炎ウイルス（HBV）············230

● C
climacteric syndrome ·················36

● D
Davis 紫斑·······················116
DNA のミスマッチ修復遺伝子·········59

● F
FDA Pregnancy Category ············210
follicle stimulating hormone（FSH）
　······························40
　─産生腫瘍　14

● G
gestational diabetes mellitus（GDM）
　····························166
gonadotropin-releasing hormone
　（GnRH）······················13
growth hormone（GH）産生腫瘍···14

● H
HDL コレステロール ················151
hormone replacement therapy（HRT）
　···················39, 42, 101, 147, 155
hot flash（hot flush）···········36, 37
Human papillomavirus（HPV）···53, 244
　──DNA　246
　─の再活性　246
　─ワクチンの公的助成　253

ローリスク─　231

● I
ID Migraine ·····················67
intrauterine devise（IUD）···········59

● K
Kupperman menopausal index
　（Kupperman 閉経期指数）············37

● L
LDL コレステロール ················151
luteinizing hormone（LH）···········40

● N
Netherton 症候群 ·················121
non-steroidal anti-inflamatory drugs
　（NSAIDs）·················4, 70

● O
oral contraceptives（OC）······7, 16, 55
Overactive Bladder Symptom Score
　（OAB 症状スコア）················82

● P
parathyroid hormone（PTH）·········100
polycystic ovary syndrome（PCOS）
　···························13, 57
post traumatic stress disorder（PTSD）
　····························188
premenstrual dysphoric disorder
　（PMDD）··················20, 185
　─の研究用基準案　22
premenstrual syndrome（PMS）
　························4, 19, 31

—の診断基準　22
premenstrual tension ······················19
pruritic urticarial papules and plaques
　　of pregnancy（PUPPP） ············118

●Q
Q-tip 試験 ································79
quality of life（QOL） ····················65
　女性の—　214

●R
rectocele ·································88

●S
selective estrogen receptor modulator
　　（SERM） ·························58, 100
selective serotonin reuptake inhibitor
　　（SSRI） ············21, 25, 180, 186, 188
serotonin and noradrenaline reuptake
　　inhibitor（SNRI） ·····················180

sexually transmitted infections（STI）
　　··55

●T
Transobturator Tape（TOT）手術 ···80
Tension-free Vaginal Tape（TVT）手術
　　··80

●U
US Preventive Services Task Force
　　（USPSTF） ·····························238

●V
vaccine preventable diseases（VPD）
　　··225

●W
Women's Health Initiative（WHI） ···43

●あ
アンチエイジング ……………………48

●い
医師―患者関係 ……………………179
萎縮性腟炎 …………………………36
一次性頭痛 ………………………39, 65
遺伝性非ポリポーシス大腸がん ……59
インテグラル理論 ……………………84
インフルエンザウイルス ……………233

●う
うつ ……………………………………5
うっ滞性皮膚炎 ……………………116
うつ病 …………………………23, 39, 185
　　産後― 186
　　非定型― 187
運動療法 ……………………………171

●え
エストラジオール ……………………39
エストロゲン
　………5, 39, 42, 151, 153, 158, 214

●お
黄体形成ホルモン ……………………40

●か
カウンセリング ………………………40
過活動膀胱 …………………………77
角層下膿疱症 ………………………119
下肢静脈瘤 …………………………102
下垂体腫瘍 …………………………12
下垂体性無月経 ……………………12
家族療法 ……………………………184
過多月経 ……………………………72
過敏性腸症候群 ……………………92
下部尿路症状 ………………………77

汗管腫 ………………………………121
環境因子 …………………………54, 57
がん検診事業評価 …………………239
肝疾患 ………………………………15
関節痛・腰痛 ………………………37
がん対策推進基本計画 ………236, 240
肝斑 …………………………………120
漢方療法 ……………………24, 40, 147

●き
器官形成期 …………………………207
奇形 …………………………………167
　　―腫 14
キスペプチン ………………………13
蟻走感 ………………………………37
喫煙 ……………………………54, 217
機能性月経困難症 ………30, 69, 70
機能性出血 …………………………75
機能性身体症候群 …………………178
希発月経 ……………………………12
気分安定薬 …………………………187
キャッチアップ接種 ………………251
急性腹症 ……………………………27
強迫性障害 …………………………184
筋弛緩法 ………………………181, 188
緊張型頭痛 …………………………71

●く
クッシング症候群 …………………14

●け
経血量の減少 ………………………216
経口避妊薬 …………………7, 16, 55
　　低用量― 16, 24, 214
茎捻転 …………………………6, 32
血液凝固系 …………………………75
血液疾患 ……………………………75
血管運動神経症状 ……………35, 37

索　引　259

月経 ……………………………………3, 11
　　─異常　11
　　─周期　65, 68
　　過多─　72
　　希発─　12
　　潜伏─　7
　　早発─　11
　　遅発─　11
　　頻発─　75
月経関連片頭痛 …………………………68, 69
月経困難症 ……………………………………4
月経前緊張症 ………………………………19
月経前症候群 ……………………4, 19, 31
月経前不快気分障害 ……………20, 185
月経痛の軽減 ……………………………216
血算 ……………………………………………73
血糖管理目標 ……………………………171
血糖値 …………………………………………6
下痢 ……………………………………………90
原発性骨粗鬆症 …………………………95
原発無月経 …………………………………11

●こ
降圧目標 ……………………………………159
抗がん剤 ……………………………………16
高血圧治療ガイドライン 2009 ……157
抗コリン剤 …………………………………77
甲状腺機能低下症 …………………………6
甲状腺疾患 …………………………………14
高所恐怖 …………………………………188
抗精神病薬 …………………………8, 13, 15
抗てんかん薬 ………………………………16
行動療法 …………………………………188
更年期 ………………………………………35
　　─角化症　119
　　─障害　35, 42, 46, 160
　　─症候群　36
　　─症状　35

　　─女性　159
抗不安薬 ……………………………………25
高プロラクチン血症 ……………………13
高齢 …………………………………………217
呼吸法 ……………………………………188
国民生活基礎調査 ……………………240
呉茱萸湯 ……………………………………71
骨粗鬆症 ………………………42, 47, 94, 130
　　原発性─　95
骨盤臓器脱 …………………………………78
骨盤底筋 ……………………………………77
　　─体操　80
骨盤内感染症 ……………………………32

●さ
催奇形性 …………………………………206
産後うつ病 ………………………………186

●し
シーハン症候群 ……………………12, 14
シェーグレン症候群 …………………119
色素失調症 ……………………………120
色素性痒疹 ……………………………117
子宮外妊娠 …………………………………5
子宮筋腫 ………………………49, 69, 74
　　─の変性　33
子宮性無月経 ………………………12, 15
子宮腺筋症 ……………………………33, 75
子宮体癌（がん） …………………8, 34
子宮内避妊器具 …………………………59
子宮内膜癌 ………………………………43
子宮内膜症 ………………………6, 33, 49, 69
　　─の進行の抑制　216
自己検診 ………………………236, 242
脂質異常症 …………………………42, 47, 151
視床下部─下垂体─副腎皮質系ホルモン
　……………………………………………175
視床下部性無月経 ………………12, 13

視触診単独検診	238	睡眠障害	37
死亡率減少効果	236, 237	スタチン製剤	154
自由診療	127	頭痛	37
出血性黄体	31	一次性—	39, 65
循環器領域における性差医療に関する ガイドライン	157	緊張型—	71
		二次性—	68
掌蹠膿疱症	118	薬物乱用—	71
静脈血栓	7	ストレス	14
静脈血栓塞栓症	7, 217		
静脈瘤	116	●せ	
食事療法	171	生活習慣病	129
女子深在性紫斑	116	性差	193
女性のQOL	214	精神疾患	5
女性の男性型脱毛	121	精神症状	68
自律訓練法	181	精神分析的精神療法	184
自律神経機能	175	性ホルモン結合蛋白	16
人格障害	23	切迫性尿失禁	81
心悸亢進	37	線状皮膚萎縮	119
心筋梗塞	217	全身倦怠	37
神経因性膀胱	78	全身性エリテマトーデス	119
神経質	37	全人的医療	175
神経性食欲不振症	13, 134	喘息	5
神経性大食症	182	選択的エストロゲン受容体 モジュレーター	58, 100
神経性無食欲症	182	選択的セロトニン再取り込み阻害薬 （再吸収阻害剤）	21, 25, 180, 186, 188
神経脱落症状	68		
心血管疾患	151		
進行性指掌角皮症	114	前兆のある片頭痛	66
人工乳房	126	前兆のない月経関連片頭痛	69
心身症	174	前兆のない純粋月経時片頭痛	69
身体表現性障害	178	前兆のない片頭痛	66
心的外傷後ストレス障害	188	全般性不安障害	187
深部静脈血栓症（DVT）	102	潜伏月経	7
腎不全	15	浅部組織血流量	146
蕁麻疹様血管炎	117		

●す

●そ

水痘帯状疱疹ウイルス（VZV）	229	早期乳がん発見率	239
髄膜刺激症状	68	双極Ⅱ型障害	187

索引　261

総合医学 …………………………………175
早発月経 …………………………………11
早発閉経 ………………………………12, 15
続発無月経 ………………………………12

● た
対策型検診 ……………………236, 237, 238
胎児毒性 ……………………………206, 209
大腸癌 ……………………………………49
耐糖能異常妊娠のリスクファクター
　…………………………………………167
タイミング仮説 …………………………45
多嚢胞性卵巣症候群 ………………13, 57
タモキシフェン …………………………16
単純性紫斑 ………………………………116

● ち
知覚障害様症状 …………………………37
恥骨頸部筋膜 ……………………………77
遅発月経 …………………………………11
中性脂肪 …………………………………151
朝食欠食者 ………………………………130
釣藤散 ……………………………………71
直腸瘤 ……………………………………88
治療の好機説 ……………………………45
治療への動機づけ ………………………179

● て
低出生体重児 ……………………………130
低侵襲治療 ………………………………123
低用量経口避妊薬 ………………16, 24, 214
　―の禁忌　217
　―の慎重投与　217
　―の避妊以外の副効用　217
　―の服薬指導　217
　―の服薬忘れへの対応　219
低用量経口避妊薬使用に関する
　ガイドライン ……………………………217

手湿疹 ……………………………………113
鉄欠乏 ……………………………………72
　―性貧血　74
てんかん ………………………………5, 14

● と
頭蓋喉頭腫 ………………………………14
統合失調症 ………………………………39
糖尿病 ………………………………13, 166
　妊娠時に診断された明らかな―　169
　妊娠―　166
トリコチロマニア ………………………121
トリプタン系薬剤 ………………………70

● な
内臓脂肪蓄積 ……………………………136

● に
二次性頭痛 ………………………………68
二重エネルギー X 線吸収測定法
　（DXA 法）………………………………96
日本女性心身医学会 ……………………181
日本乳癌学会 …………………………237, 242
日本乳癌検診学会 ………………………239
乳癌 ………………………………………43
乳がん検診 ………………………………236
　―のアウトカム指標　239, 240
　―の技術・体制的指標　239, 240
　―のプロセス指標　239, 240
　―の受診率　236
　―無料クーポン券　236, 240, 241
乳癌診療ガイドライン …………………238
乳がん超音波検診 ………………………241
乳癌皮膚転移 ……………………………121
乳汁漏出 …………………………………14
尿意切迫感 ………………………………81
尿道過可動 ………………………………79
尿閉 ………………………………………6

任意型検診 …………………236, 237, 238
妊産婦のための食生活指針 …………133
妊娠 ………………………………5, 12
　子宮外― 5
妊娠許可基準 ………………………168
妊娠高血圧症候群 …………………162
妊娠時に診断された明らかな糖尿病
　……………………………………169
妊娠性疱疹 …………………………118
妊娠性痒疹 …………………………118
妊娠糖尿病 …………………………166
　―診断基準　168
　―スクリーニング　171
認知行動療法 ………………184, 187
妊孕性 ………………………………215

● ね
寝汗 ……………………………………37
粘膜下筋腫 ……………………………74

● の
脳腫瘍 …………………………………14

● は
パール指数 …………………………215
肺癌 ……………………………………49
肺塞栓症（PE）……………………102
排卵痛 …………………………………31
発汗 ……………………………………37
パニック障害 …………………………23

● ひ
冷え症 ………………………………144
ひきこもり …………………………184
非ステロイド性抗炎症薬 ………4, 70
ビスホスホネート …………………99
非定型うつ病 ………………………187
ヒトパピローマウイルス ……53, 244

避妊機序 ……………………………214
皮膚筋炎 ……………………………119
肥満 …………………………7, 126, 129
ピンクリボン運動 …………………236
貧血 ……………………………7, 72
頻尿 ……………………………………81
　夜間― 81
頻発月経 ………………………………75

● ふ
フィブラート製剤 …………………155
風疹ウイルス ………………………226
風疹ワクチン定期接種の谷間世代 …227
腹圧性尿失禁 …………………………77
副甲状腺ホルモン …………………100
腹式呼吸 ……………………………181
腹部膨満感 ……………………………6
不定愁訴 ……………………………145
不眠 ……………………………………37
フラッシュバック …………………188
プロゲストーゲン …………………214
プロラクチン産生腫瘍 ………………14
分娩後脱毛 …………………………121
分娩後の管理 ………………………172
分娩後のフォローアップ …………172

● へ
閉経 …………………………………40, 65
　―後乳がん　237
米国予防医学専門委員会 …………238
ペッサリー ……………………………80
片頭痛 …………………………………5, 65
　―スクリーナー　68
　月経関連―　68, 69
　前兆のある―　66
　前兆のない月経関連―　69
　前兆のない純粋月経時―　69
　前兆のない―　66

便通障害 …………………………………86
便秘 ………………………………………86

●ほ
豊胸術 ………………………………… 125
疱疹状膿痂疹 ………………………… 118
母子感染 ……………………………… 226
ホットフラッシュ …………………36, 37
ボツリヌス菌毒素 ……………… 124, 125
ホルモン補充療法
　　……………… 39, 42, 101, 147, 155

●ま
麻疹ウイルス ………………………… 232
慢性頭痛の診療ガイドライン ………70
マンモグラフィ検診 …………… 236, 238
　　─精度管理中央委員会　239, 240
　　─の精度管理　236
　　─の真の利益　238
　　─の利益と不利益　238

●む
無月経 …………………………………… 12
　　下垂体性─　12
　　原発─　11
　　子宮性─　12, 15
　　視床下部性─　12, 13
　　続発─　12

●め
明細胞がん ……………………………… 7
メタボリック症候群
　（メタボリックシンドローム）
　　……………………………… 136, 166
メトホルミン ……………………………13

めまい ……………………………………37

●も
モンドール病 ………………………… 115

●や
夜間頻尿 …………………………………81
薬剤胎児危険度分類基準 …………… 210
薬物治療 ……………………………… 204
薬物動態 ……………………………… 195
薬物乱用頭痛 ……………………………71

●ゆ
憂うつ ……………………………………37

●ら
卵巣炎 ………………………………… 15
卵巣癌 ………………………………… 34
卵巣出血 ……………………………… 32
卵巣腫瘍 ……………………………… 32
卵巣囊胞 ……………………………… 32
卵胞刺激ホルモン ………………………40

●り
臨界期 …………………………… 207, 208

●れ
レイノー症候群 ……………………… 115
レイノー病 …………………………… 115
レーザー治療 ………………………… 125
レプチン …………………………………13

●ろ
ローリスク HPV ……………………… 231

編者略歴

武谷 雄二（たけたに　ゆうじ）

昭和 22 年 6 月 1 日生まれ
昭和 48 年 3 月　東京大学医学部医学科卒業
昭和 48 年 4 月　東京大学医学部附属病院産婦人科教室にて診療・研究に従事
昭和 55 年 11 月　医学博士の学位授与（東京大学）
昭和 55 年 12 月　米国 NIH へ留学
昭和 60 年 7 月　東京大学 講師
昭和 61 年 11 月　東京大学 助教授
平成 4 年 4 月　東京大学 教授
平成 11 年 4 月　東京大学医学部附属病院 病院長（〜平成 13 年）
平成 19 年 4 月　東京大学医学部附属病院 病院長再任
　　　　　　　（2 期 4 年間，平成 23 年 3 月 31 日まで）
平成 24 年 4 月　独立行政法人 労働者健康福祉機構 理事長

ⓒ2012　　　　　　　　　　　　　第 1 版発行　2012 年 7 月 31 日

女性を診る際に役立つ知識

（定価はカバーに表示してあります）

検印省略	編　著　武　谷　雄　二
	発行者　　　林　　峰　子
	発行所　株式会社 新興医学出版社
	〒113-0033　東京都文京区本郷 6 丁目 26 番 8 号
	電話 03 (3816) 2853　FAX 03 (3816) 2895

印刷　株式会社 藤美社　　　ISBN978-4-88002-828-6　　　郵便振替　00120-8-191625

- 本書の複製権・上映権・譲渡権・公衆送信権（送信可能化権を含む）は株式会社新興医学出版社が保有します。
- 本書を無断で複製する行為，（コピー，スキャン，デジタルデータ化など）は，著作権法上での限られた例外（「私的使用のための複製」など）を除き禁じられています。研究活動，診療を含み業務上使用する目的で上記の行為を行うことは大学，病院，企業などにおける内部的な利用であっても，私的使用には該当せず，違法です。また，私的使用のためであっても，代行業者等の第三者に依頼して上記の行為を行うことは違法となります。
- JCOPY〈(社) 出版者著作権管理機構 委託出版物〉
本書の無断複写は著作権法上での例外を除き禁じられています。複写される場合は，そのつど事前に，(社) 出版者著作権管理機構（電話 03-3513-6969，FAX 03-3513-6979，e-mail : info@jcopy.or.jp）の許諾を得てください。